新文京開發出版股份有限公司

NEW WCDP

新世紀．新視野．新文京 — 精選教科書．考試用書．專業參考書

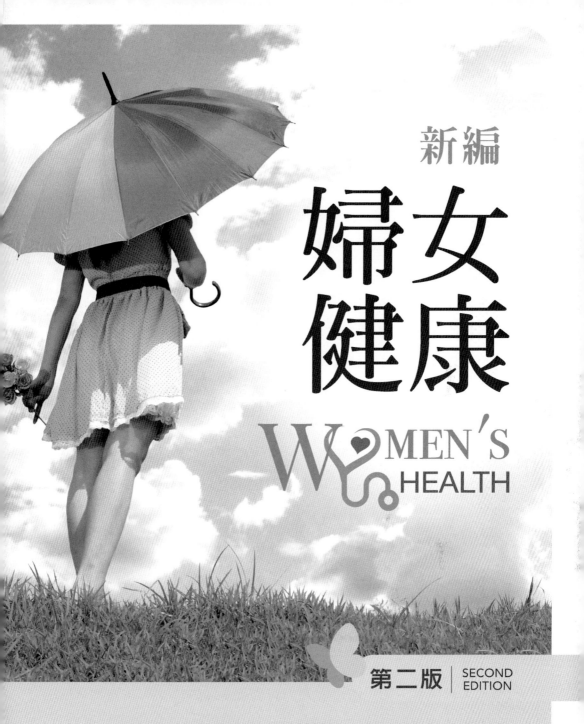

新編

婦女健康

WOMEN'S HEALTH

第二版 | SECOND EDITION

林靜佩、黃良圭、陳麗玲、房　琦
蘇怡娟、黃淑真、吳文正、陳怡靜
蘇俊賢、劉新莉、盧玉嬴、林辰禧

編著

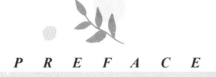

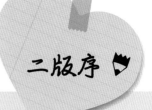

　　健康是多面向的且具有主觀思想融入其中。不僅要身體舒適，還要穩定的經濟、愉快的心情……等。「婦女健康」這個詞語給讀者的第一印象多半是懷孕、生產、婦科疾病之類的討論。多年以前確實是以生理健康的訴求為主要取向。近幾年來，社會型態快速轉變，許多以往婦女不會去過問或參與的事務，如今都不乏由女性來主導、決策。所以有關婦女的健康事業就不只是生理的安康而已。舉凡營造幸福家庭、政治參與、團隊領導、法律、人權意識提升都是當前婦女們所關心的議題。

　　《新編婦女健康》集結各方面的專業人士（護理、文學、法律、心理……等）從不同層面來探討婦女健康及其存在意義，有別於只單純著眼於生理、疾病的問題。

　　《新編婦女健康》結合國內外知識，以本土化、生活化觀點進行編寫，力求生動活潑，以使讀者了解國內外婦女健康趨勢、婦女健康理論基礎、探討相關研究發現，文章開始以相關新聞導引主題，內容著重敘述婦女的身心及社會健康發展議題，以達到學習建立預防、保健、輔導的策略。內容中穿插『知識補給站』及『思考工作站』，介紹國內外風俗、常見的相關知識與仍有爭議的問題等，增加內容的討論性，使讀者更具多方向的思考空間。每章章末附上『心情點滴』，

呈現溫馨小語、小故事或影片分享以使讀者思索生命的多元性，『動腦時間』讓讀者加深學習印象，並藉由討論活動應用所學於生活中。

第二版依最新的政策與數據修訂更新，並增補新知，如同、異性家庭暴力事件的自我保護。期望本書能使讀者從實際生活面來了解婦女健康議題，從而學習以客觀、多元、包容的心態來看待女性的價值，並做到彼此尊重、和諧。這將是本書撰寫的宗旨。

《新編婦女健康》得以出版要感謝作者群的努力及新文京開發出版股份有限公司的全力相助。期望各方讀者、專家不吝指教。

林靜佩 謹識

A B O U T   T H E   A U T H O R S

作者簡介

林靜佩　學歷　高雄醫學大學護理研究所碩士
　　　　　現任　立功補習班護理師證照考試輔考講師
　　　　　經歷　高雄醫學大學附設醫院護理師
　　　　　　　　樹人醫護管理專科學校護理科講師

黃良圭　學歷　中山大學社會科學博士
　　　　　現任　中臺科技大學護理系助理教授

陳麗玲　學歷　中國醫藥大學護理系
　　　　　現任　樹人醫護管理專科學校護理科臨床指導老師
　　　　　經歷　育英醫護管理專科學校臨床指導老師
　　　　　　　　沙鹿光田醫院護理師

房　琦　學歷　輔英科技大學護理系
　　　　　現任　樹人醫護管理專科學校護理科助教
　　　　　經歷　國軍高雄總醫院護理師
　　　　　　　　台中童綜合醫院護理師

蘇怡娟　學歷　高雄醫學大學口腔衛生科學研究所
　　　　　　　　弘光科技大學護理系
　　　　　現任　樹人醫護管理專科學校護理科臨床指導老師

黃淑真　學歷　高雄醫學大學口腔衛生科學研究所
　　　　　　　　輔英科技大學護理系
　　　　　現任　樹人醫護管理專科學校護理科臨床指導教師

吳文正　學歷　台灣大學法學博士
　　　　　　　　東吳大學法學碩士
　　　　　　　　中國醫藥大學醫學士
　　　　　現任　衛生福利部嘉南療養院院長
　　　　　　　　輔仁大學醫學院、法律學院兼任助理教授

	經歷	衛生福利部附屬醫療及社會福利機構管理會
		（醫福會）副執行長
		衛生福利部八里療養院代理院長、副院長
		台北醫學大學醫管系兼任助理教授
		台北護理學院兼任講師、助理教授
		行政院衛生署醫事處醫事法規科科長
		美國哈佛大學訪問學者

陳怡靜	學歷	高雄醫學大學護理研究所產科組
		台北護理學院護理系社區組
	現任	嘉義市政府衛生局心理健康科科長
	經歷	台北榮民總醫院、高雄榮民總醫院護理師
		敏惠醫護管理專校講師
		嘉義市東區衛生所護理長

蘇俊賢	學歷	高雄師範大學諮商輔導所碩士
	現任	勞委會職訓局核心職能課程講師
		慈惠醫院臨床心理師

劉新莉	學歷	美國杜比克大學護理學碩士
	現任	中臺科技大學護理學系助理教授

盧玉嬴	學歷	澳洲昆士蘭科技大學護理哲學博士
	現任	國立臺北護理健康大學護理系所副教授

林辰禧	學歷	國立臺北護理健康大學碩士
	現任	國防醫學院護理學系講師
	經歷	三軍總醫院護理部護理師

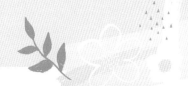

CONTENTS

目錄

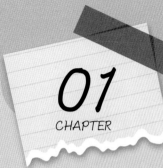

01
CHAPTER

緒 論

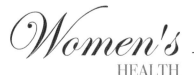

Women's
HEALTH

林靜佩 / 編著

　　依據聯合國世界人口統計，男女性比例約為 101:100，而我國於 2013 年由於女性外籍配偶的移入，使得女性人口首度超越男性（男：女比率為99.9:100），因此，許多制度與政策的頒布、施行應當同等考量兩性實際的需求，也就是性別平等的思想。相較於過去，當前的社會制度對於女性權益維護確實有相當的進步。在性別主流化的思潮推動下，世界衛生組織(WHO)於2002 年推動性別健康政策，也促進了世界各國女性健康政策的改善，女性的健康不僅關係到個人，更影響了下一代的健康，因此，婦女的健康對家庭、社會都是意義重大的。

1-1　婦女健康的意義

　　要明確定義女人與健康之間的關係以及它所涵蓋的範圍，實在不是容易之事。健康是一種不斷變動的狀態，在不同的境遇中，個人對健康的感知也是不同的。這些變化與時代更迭及思想的改變有密切關係。就「生產」來說，古代執掌接生工作的人是產婆，所以助產是女人的工作；而今日產科醫師大多數是男性，這是時代不同而呈現的差異，也是人們對性與生殖觀念的明顯改變。

　　健康所觸及的範圍相當廣大，也充滿主觀意識。以客觀立場來看，健康是身、心、靈、社會功能皆處在安舒的狀態。然而「安舒」又是個人主觀的感受，例如：以一位脊髓損傷導致下半身癱瘓的人來說，健康就是能自在跑跳；但是對一位四肢健全的盲人而言，也許健康就是有健全的視覺。若某一種「失去」對個人產生意義之時，個體便自覺不健康。因此，貧窮、孤單等社會狀態的改變，也會對健康造成影響。

　　「婦女」是人類族群中相當重要的一個群體，而不同的年齡、種族、教育程度、家庭結構、社會階層、文化風俗等，婦女會有其獨特的角色與功能，當然也會面臨不同的健康問題，包括青春期的變化、懷孕生產前後、節育、不孕、更年期問題、老年照護等。目前世界先進國家經由婦女健康運動的倡導與行動，對婦女健康的注意已不再拘限於生育、身體健康，而是更在乎心理與社會層面之安適與滿足。

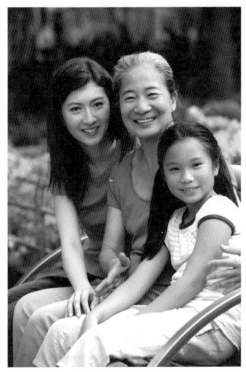

✳ 圖 1-1　不同年齡的婦女會面臨不同的健康問題

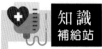

知識 補給站

　　世界衛生組織(WHO) Dr. Flavia Bustreo 於 2015 年提出有關婦女健康的十大議題(Ten top issues for women's health)，包含：

1. 癌症（乳癌、子宮頸癌）。

2. 不安全的性行為，缺乏正確的避孕措施。

3. 並非所有國家都有良好的孕產婦保健政策。

4. 愛滋病。

5. 性病的預防與治療。

6. 婦女遭受身體及性暴力。

7. 焦慮症、憂鬱症。焦慮症、憂鬱症導致自殺。

8. 吸菸、酗酒、藥物濫用、車禍、肥胖。

9. 青少女懷孕、不安全的墮胎行為。

10. 年老導致貧窮、失智。

　　從以上 10 項議題，可明顯看出心理社會的健康問題占了半數。身體疾病顯而易見，反而容易及早處置，經由藥物治療或手術就能得到改善。反觀受虐、憂鬱症、藥物濫用、青少女未婚懷孕，這些議題在台灣也是屢見不鮮，然而我們似乎任由這些問題存在卻不積極幫助這些個案。原因是什麼呢？筆者提出以下幾種原因：

1. 有些個案被認為是不學好，自小就誤入歧途，才會染上毒品、吸菸、酗酒、藥物濫用。固然有一部分個案行為偏差，不願意接受別人對他們說教、輔導、關心；但是有一大部分的案例是被父母忽略。父母離異或是沉溺於賭博、酗酒，兒童時期就沒受到應有得關注、照顧、沒有好榜樣可學習。這些人學校成績也不盡理想，又受到同儕孤立或老師排擠。兒童為了得到所屬感就進入幫派、黑道，導致行為偏差。

2. 那是當事人的事，旁人不要插手。雖然社會已是很進步、開明，青少女未婚懷孕，仍然被視為是行為不檢。處理未婚懷孕不外乎墮胎、懷孕直到分娩，這兩道方式，但是這都不是旁人能插手決定的。其實處理的方法並不是幫她或她的家人做決定，而是把這兩種方法個別的利與弊讓她與其家人明白，並提供可幫助的機構、資源，再讓當事者及其家人共同決定。不論決定採哪一種方式處理，協助者要盡可能關心少女後來身心狀況。這樣才能減少這類事件的發生。

3. 怕被貼標籤，所以不敢表示。精神醫學進步，只讓人們了解常見精神疾病的原因、行為、治療，但事實上並沒有讓世人除去對精神病者的歧視。例如：求職困難、職場上被排擠、保險公司拒絕理賠。因此，遭受精神疾病困擾的民眾不敢向他人傾訴、求助。

4. 冷漠的社區，守望相助已成過往。早年的台灣社區，家家門戶敞開；左鄰右舍互通有無，守望相助。反觀現今，大門深鎖，病死家中亦無人知曉。更何況失智、孤獨死這一類的憾事。

　　科技進步確實帶來許多便利、改善物質條件，卻也換來層出不窮的社會問題。這種傷害不僅威脅婦女健康，更是全人類的災難。女人該如何自處與利他，在在考驗女人的智慧。

1-2 健康對女性的意義—過去與現在

一、健康的促進與維持

　　在人類的歷史裡，女性對家人始終有照護的責任，也可以算是「天職」。換句話說，假如男人是負責讓人們溫飽；則女人是維護人們的健康。儘管很久以前就有男人從事護理工作，然而護理人員一直都是以女性為絕大多數。就維護人們健康一事而言，古時候的女子是對家族負責，而今卻成為一種工作—護理人員，其所負責的範圍是所有需要健康照護的人。

「維護健康」定位了女性的存在價值，這個價值是偉大的，因為它與生死息息相關。懷孕讓女人主導生命的開始，照護行為讓生命的品質得以維持直到見證生命的消逝。我們總以為照護工作沒有偉大到足以歌頌，視之為很普通的事，那是因為只看到照護的「行為」本身，而沒有看到生命的價值。行為是死的而生命是活的，死氣沉沉的東西給人的感覺就是沒有價值；而活生生的存在是會令人感動。因此女人主宰生命的流轉，由此可以知道女性之於宇宙間的意義。

二、軀體的價值定位

女人的身體除了男女皆共同具有的器官之外，隆起的乳房與孕育胎兒的子宮是女人特有的身體構造。評斷女人是否健康，能否懷孕及泌乳是個重要因素。除了沒有病痛之外，女人還在意能否懷孕？能否哺乳？這種擔憂從古到今似乎都存在。清代名醫吳謙所撰《醫宗金鑑》對不孕的原因有以下之述：「不子之故傷任衝，不調帶下經漏崩。或因積血胞熱寒，痰飲脂膜病子宮。」意指女人患不孕之症，乃是任衝之脈受邪所傷，致月經不順、經血過多或赤白帶下的症狀（帶：即子宮頸黏液）。或因陳舊的經血未能排出而久滯於子宮內，阻礙新的子宮內膜之生成就會發生不孕。或者因為過寒或過熱，阻礙受精與著床，這都是不孕之因。現代不孕症的治療方法不斷開展，足見懷孕一直都是人類存在著重要價值。

前段述及孕養生命奠定女性的生命意義，而不孕症將剝奪存在的意義，因此所擔憂的不是後代的有無，而是此生的根本價值。事物存在本質不會因時空的轉換而消失或轉變，正如太陽是發光、發熱，給人類希望的感覺，這是宇宙的本然樣態，也是大道運轉而生生不息的原因。萬物存在皆有其大道所賦予的目的，若目的沒有實踐則存在無所依託。花

朵因為要呈現嬌艷的色澤與特有的芬芳，所以花朵要綻放。綻放是宇宙賦予花朵的使命，嬌艷與芬芳是實踐綻放使命之後的本然結果，花朵是為了綻放而存在，不是為了展現色澤與香氣。女人懷孕是為了實踐天地間的價值，而不是產下後代。若女人懷孕是為了傳宗接代，則女人就成了生產工具，工具不是生命，若為生子而懷孕則女人活在沒有生命的狀態。而這個孩子是工具所造，不是來自生命的本體，所以母子之間沒有人倫之情，造成許多未婚懷孕而墮胎者不會為墮胎感到難過與歉疚，因此她會一犯再犯。

　　若懷孕是實踐天地所賜予的價值，則女性的存在意義就是證明大道的生生不息。女人的生命是活潑的，她是自由與偉大的。懷孕生子不是受家庭、社會制度的宰制，而是讓自己實現生命的價值。她所孕養的生命，即是她的生命，也是大道的生命，而母子之情不僅存在她的心中，更廣存於天地之間。

　　乳房大概是女人身上最具有多重意義的器官。其一為「哺乳」，這是乳房的實質功能。它分泌乳汁哺育生命使之成長。若子宮是創造生命之處，則乳房是使生命茁壯的源頭。人類是哺乳動物，所以抱著嬰兒讓嬰兒吸吮乳汁應是自然的行為，是天經地義之事。但是這樣的行為在今天似乎是一件「隱蔽」的事情！筆者記得在小時候常常看到許多家庭主婦聚集聊天，她們很隨性自在地在聊天的情境之下哺乳。

　　反觀今日，哺乳要在哺乳室。許多公共場所設有哺乳室，這是礙於法令的規定，然而它的使用率是極低的，就因為如此，許多公共場所裡的哺乳室外圍環境看來就髒髒舊舊的，顯然是為了應付政府推廣餵母乳的政策，而在現有的環境裡找一個最沒有在使用（或者早就被遺忘）的空間敷衍了事。這樣的行為也表示餵母乳這天經地義的行為已是被人們變異的思想給扭曲了。

　　為何一個再自然不過的餵母乳行為會變了調？這是因為時代轉變，乳房被賦予另類意義。「色情」的思想掩蓋過哺育的意義。許多書報媒體皆以豐滿的乳房做為來表示「性」。性亦是人類自然的欲望，在增添婚姻生活的樂趣一事上，性確實有其正面的意義。但是禮教拘束不再，自我界線不斷擴展。至此，性的偉大被貶抑為「色情」與「縱欲」，而乳房就等同於色情，一切關於乳房的行為就得偷偷地進行。就像偷嚐禁果一樣，雖然不會備受批評，但是心裡知道這是個不當、錯誤的行為。哺乳也成了與色情有關的事，不再是上天所賜予的母愛表現。

　　多年前歐洲某個國家的政府官員在舉行常務會議，其中一位官員因為正值產後，為了照顧嬰兒之需所以抱著嬰兒與會，會議進行中嬰兒因為餓了而大哭，於是就當場讓寶寶吸吮母乳，與會的眾多男性官員視之為不當，故而將她趕出會場。從這種事件可知：性的崇高被降為色情；哺乳是母愛的表現卻與色情混為一談，這是人類思想的重大謬誤。

　　乳房的另一個特殊意義是：「女人的象徵物」。人們在這個象徵物上大作文章。醫學人士鼓吹隆乳，使女人甘願撒下辛苦掙來的白花花鈔票，甘願冒開刀麻醉的風險、情願忍受手術的痛苦，只為了增加乳房的大小！？製造胸罩的商人打著「托高集中」、「豐滿堅挺」的廣告，搞得人們以為「這才是美」、「這才是符合標準」，而女人更以此為標竿！實不知人類女性的乳房本來就是稍為偏向外、向下，正常的胸部是可以清楚看到胸骨的位置，而乳房的範圍是延伸到腋下（腋中線），更不該以緊身的胸罩將乳房硬是推擠到胸部中央。殊不知這種怪異的緊繃會對腋下淋巴液及血液的循環有不良的影響，且有礙胸廓的活動，造成呼吸不順暢。人類自詡為萬物之靈，高唱人定勝天的口號，然而許多行為卻很愚蠢，手術隆乳、穿調整型內衣就是一個例子。

　　身體器官的價值被冠上另類目的，甚至這些目的的重要性高過其原本的生理功能！為什麼會如此？也許人類早已忘記自己的本來面貌，意思是人本來的「質性」。早年時代人們生活在困頓、匱乏的情境中，但是卻能從缺乏與刻苦之中去看到生命的價值，這是「內觀」的成果。反看現在，物質豐富一切的焦點向外，人們只關心外在的事物，而忽視內在的本性。一切行為只求符合大多數人的期望或標準，卻沒有智慧去看這些期望或標準的意義何在？也從不去懷疑它，似乎大家怎麼做，自我就跟著去符合。

　　女性的「自覺」並不是要在站上高峰，而是發現存在天地之間的不變本質，唯有如此才可能達到精神歸宿。盲目地符合多數人的標準，無非是陷入永無止境與毫無意義的追逐。

三、女性的社會價值

　　完美的生命是對整體生命歷程感到滿足。在生命最末之時沒有遺憾與恐懼，這是宗教思想所追求的，也就是善終的理念。但就儒家思想並無將生命的終極追求放在末了的階段，不是關心死前的生命與死後的世界，而是在活著的每一分秒讓自己實踐仁、義、禮、智、信。

1. 「仁」是指對世間事物賦予愛，不忍見生命遭受不幸和痛苦。

2. 「義」是指行為合乎良心，不行不當之事，不因利誘或威脅而做出違背良心之事。

3. 「禮」是為維繫家庭與社會秩序的所形成的制度與規範，它並不八股，也不落伍，只是時代不同，在某些狀況下需要改變。我們贊同古代的禮制，並不是在於將之「用」於約束當今人們的行為，而是要學習了解其中精神，進而知道如何領導一個家庭、公司、國家，使當中

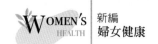

的成員都能獲致幸福。其實儒家所講的禮，就是西方哲學所談論的「倫理」。只是倫理止於哲學思辨的層次，而禮是將達到至善、至福之道，並施行於生活中。

4. 「智」即智慧，也就是在制度之下行事要發揮智慧。因為制度是人定的，是一個時間點上所規劃而成的，不變的制度勢必無法因應變動的時勢，而智慧則能解決這種困境。在智慧的指引之下，即使犧牲個人權益與生命亦不會損及達於至善的目標。

5. 「信」則為「誠信」，其思想為誠，其外在為信任與責任。

　　健康的生命並非只止於肉體與精神的安適，尚有社會的意義在其中。也許我們常常以為健康在社會的意義是意味著有穩固的社交生活，這確實可以增進生活的樂趣與解決生活上的一些難題，但是這是表淺的目的。健康的社會生活之於個人的意義是要促成「善」的社會，換句話說，這是人的責任。婦女在這一方面則要實踐仁、義、禮、智、信的修養。她應當表現對人友愛，成為世人行仁的表率。做事符合道德，小至遵守法，大至形成社會正義的風氣。與人互動的過程中要知所進退。我們常聽到有婦女會大聲疾呼「女人是弱勢者」目的為了要爭得某些特權。當然社會上確實有許多婦女身陷痛苦、歧視，她們亟待救助，而吾人也應當關心她們。但是，若以「弱勢者」為手段而樣樣好處都想要女士優先，則不免過於忽視人際間的倫常。切勿為了爭取而爭取，使整個過程與結果讓眾人覺得無理也無禮。

　　要以智慧處事，更勝於以聰明做事。智慧一方面來自於讀書，另一方面得自對生活的體認。雖然現在教育管道良多，大學生的人口數也逐年增加，兩性受教育的機會已無落差，女性不再被教育拒於門外。但是擁有知識也要懂得以知識造福眾人。將知識用於正道，則知識將可昇華

為智慧，讓行為後的結果沒有怨悔與遺憾。然而，豐富學識並非唯一之道，能從生活中體認生命的價值是成就智慧的另一法門。處於知識爆炸的時代，如何成為一位有智慧的女性，是女人的重要課題。

誠信是個人尊重自我的表現，更是一種高深的修養。想做到百分之百信實是很不容易的事。一位充滿誠信的女子將受人尊重，而家庭、社會、國家也才能委以重任，而女性亦能不辜負所託。

仁、義、禮、智、信是婦女對促進社會健康的必要修養，在講求性別平權的同時，女性更當重視良好的社會修養，則平權就能更彰顯其正面意義。

四、女性之於健全家庭的意義

在西方國家的思想認為「個體」是偉大的，個人應該備受他人尊重，這包括個人權利、個人自主（決定）、個人言論、個人行為等，同時也要求個人要獨立、負責。我國傳統觀念則重視「家庭」，「個人」不被單獨看重。「喬家大院」、「板橋林家花園」都是以家族為主體的例子。

西方講求個人主義，儒家的道德和形上學觀念認為「家庭」才具有本體論上的優先性。…個人只有在家庭中才活得自在，且家庭才是我們賴以理解個人的基礎實在性（范，2011）。

儘管西方學術思想大舉進入東方國度，西方文化不斷進入亞洲人的生活，而儒家的天地人和諧的觀念仍然穩固地紮根在當今我們的思想與生活之中。台灣人嫁娶兒女，雖然是兒女長大，成家立業，但是父母的心中對兒女永遠視之幼小的孩子而不斷關心。這是以家為主體的行為，唯有整個家庭好，個人才會好。所以個人除了與天地配合之外尚須與家人配合，所求的是整體的完美而非個人的成就。

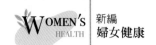
　　家庭是個人習慣養成之處，舉凡兒童的口頭禪、習慣動作，幾乎都是學自父母。時下許多年輕學子很容易「出口成髒」，其實他並非有惡意，只是一種自然的表達習慣。然而，旁人大多立刻覺得此人絕非善類，很少會去想到他學自他的家庭環境，而心生體諒與憐憫。於此可知，不良的家庭教育環境實會令下一代陷入悲哀情境。

　　母親是與孩子互動最主要也是最親密的角色，其言行舉止最容易讓孩子學習，因此身為母親者其品行就顯得極其重要。吾人不應只是把母親的角色放在照料孩子的生理需求，很重要的，她必須教導下一代良好的品行與氣質，而非等到學齡期才由學校教育介入。所以母親對下一代所施予的行為道德教育，將決定個人在長大後能否負起穩定家庭及社會的責任。因此，國民的品德素養之優劣與母親施予的教育有深遠的關係。

　　現在許多女人意識到生活的價值不是為自己爭取利益，而是為他人貢獻，其中之一是家人。權威、名望所贏來的不是幸福而是壓力與徬徨，重回對生命的愛與貢獻才是最終的目的與依歸。

　　健康的意義是多面向的，隨著時光流轉，許多現象、制度已改變，其中不變的是女人在維持及促進自己及他人的健康這一事，她始終肩負這個責任。欲了解婦女與健康之間的關係，必須從多元角度來認識。跳脫已往身體生理層面的框架，從人倫道德、法律規範、心理需求、社會期許等視角來了解，將會對女性的存在價值有一番嶄新的體認。

知識 補給站

　　國際婦女節（國際勞動婦女節）在每年的 3 月 8 日，為慶祝婦女在經濟、政治和社會等領域做出的重要貢獻和取得的巨大成就而設立的節日（維基百科，2013）。而 5 月 28 日為國際婦女健康行動日 (The International Day of Action for Women's Health)，是 1987 年於哥斯大黎加舉辦的第五屆世界婦女健康會議中決議的（台灣女人健康網，無日期）。設立的目的是提醒大家注意婦女健康的重要性，各國在這天也都會針對婦女的健康問題做出行動與討論，內容也涵蓋生育環境與權益、青少女健康、女性友善就醫環境、全民健保、瘦身美容等攸關女性健康的議題（李宜芳，2011）。

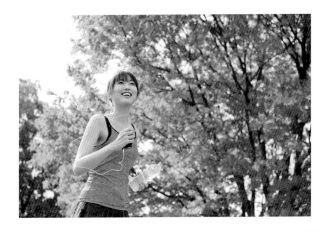

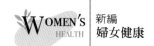
"動腦時間" BRAINSTORMING

1. 有關婦女健康的敘述，下列何者錯誤？(A)人們對於性別與健康的概念會隨著教育普及而改變　(B)健康是身、心、靈、社會皆處於安舒的狀態　(C)貧窮、孤獨、失業等狀態的改變，不會對健康造成影響　(D)婦女健康不僅關心到個人，更會影響下一代的健康

2. WHO 提出之 10 大婦女健康問題，不包括：(A)女性心臟病比例高於男性　(B)高比例的暴力及性侵受害　(C)發展中國家的青少女懷孕問題　(D)婦女抑鬱症的心理健康問題

3. 何者不是健康對女性的意義：(A)健全家庭　(B)孕育生命　(C)健康的維持　(D)成為丈夫的賢內助

4. 女性的價值應著重於實踐仁、義、禮、智、信，下列說明何者有誤？(A)仁：對世間事物賦予愛　(B)禮：行為合乎良心　(C)智：即智慧　(D)誠：有誠信、受人信任

5. 關於哺乳及哺乳室的設置，何者正確：(A)女性只能在哺乳室內哺乳　(B)多數公共場所哺乳室環境清潔，使用率極高　(C)公共場合哺乳有礙觀瞻，應加以制止　(D)女性有在公共場所哺乳的權利

6. 下列敘述何者為非：(A)乳房的意義隨時代變遷多了「色情」的暗示　(B)生育是女性唯一生命意義　(C)女性價值不應盲目符合多數人意見　(D)懷孕生子不應受家庭、社會的宰制

7. 為什麼仁、義、禮、智、信是婦女對促進社會健康的必要修養？(A)可藉由讓大眾了解「女性是弱勢者」爭取更多權益　(B)因為可成為眾人的表率，掌握政治權力　(C)促成「善」的社會，形成正義的社會風氣　(D)爭取女性受教權益

8. 西方國家認為個體是：(1)偉大的 (2)重視家庭 (3)應受他人尊重 (4)重視規矩與習性的涵養 (5)強調個人獨立發展。(A) (1)(2)(5)　(B) (2)(3)(4)　(C) (1)(3)(5)　(D) (3)(4)(5)

9. 各年齡層的婦女會面臨不同的健康問題，包括：(A)不孕　(B)更年期問題　(C)青春期的變化　(D)以上皆是

10. 健康雖是基本人權，但是婦女健康卻未被保障，哪一個不是主要原因？(A)社經地位低而被疏忽　(B)文化制度歧視所致　(C)婦幼健康只重視孕產婦　(D)生物科技只重視治療而忽視社會建構的傷害

掃描QR Code
觀看解答

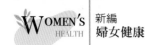

台灣女人健康網（無日期）·*世界婦女健康行動日邀請函*。
http://www.twh.org.tw/event_word.asp?moveid=00230&movecatid=00002&
movecatnm=528%A5@%AC%C9%B0%FC%A4k%B0%B7%B1d%A6%E6%B0%CA
%A4%E9&movecat2id=&nouse=3252

行政院性別平等會（無日期）·*婦女健康政策*。http://www.gec.ey.
gov.tw/cp.aspx?n=EA186390AD5FB943

李宜芳（2011，8月）·*528 國際婦女健康行動日，檢視婦女自主生產權*。
http://doula.shop2000.com.tw/edm/21719

范瑞平(2011)·*儒家家庭主義的生命倫理意蘊*·於范瑞平，當代儒家生命倫理
學·北京大學出版社。

張玨（無日期）·*婦女健康權益報告書*。https://www.iwomenweb.org.tw/
Upload/RelFile/58/22/dc0921fb-242a-4b89-bce4-e6dea8900bb7.pdf

維基百科(2013)·*國際婦女節*。http://zh.wikipedia.org/
wiki/%E5%9B%BD%E9%99%85%E5%A6%87%E5%A5%B3%E8%8A%82

羅貫中（元朝）·*三國演義*·世一。

WHO (2015). *Ten top issues for women's health*. https://www.who.int/life-course/
news/commentaries/2015-intl-womens-day/en/

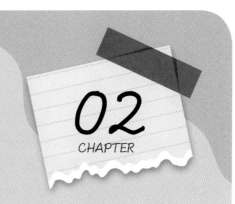

02
CHAPTER

女性主義概述

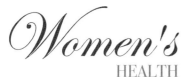

Women's
HEALTH

黃良圭、林靜佩 / 編著

　　小婷與阿智在眾人的祝福與期盼下結婚了，由於兩人年紀尚輕，於是婚後與公婆同住，新婚不久，兩人過得有如神仙般的生活，加上公婆的疼愛，小婷覺得自己是全世界最幸福的人。一年後，婆婆無意問起小婷要不要生小孩？小婷猛然驚醒，過去都以順其自然來回答周遭親朋好友的關心，但結婚已經過年餘，也有正常的性生活頻率，是不是自己真的不孕？小婷心裡想：一定要生小孩嗎？有生小孩才是正常的女人嗎？一切的疑慮被阿智堅定眼神打散。到婦產科醫師處初步了解後，由量基礎體溫開始，整整量了半年，證明小婷是有排卵週期的，而小婷也要阿智去做男性精液檢查，但是阿智堅決不去，認為生不出孩子應該是女人的事，男人去做檢查是懷疑自己的能力，有損自己的男性雄風，但日子久了小婷還是強迫阿智去做了檢查，檢查的結果雙方都是正常的。媽媽跟小婷說若生不出孩子阿智外遇是可以被接受的，幾經思量，於是小婷決定接受國內不孕症權威的治療，開始每天注射促排卵針，忍受身體的不適，並接受人工科技受孕，由人工授精做到試管嬰兒，即使造成小婷身體水腫、腹水、呼吸急促，小婷仍咬牙忍耐，但是仍無法做人成功，在此同時小婷無意間聽到婆婆跟阿智說：若是阿智在外面有跟別的女人生小孩，也可以帶回來讓婆婆養，小婷聽到後淚如雨下，面對阿智的無可奈何與公婆及諸親友的眼光，小婷不知該如何與阿智攜手繼續走下去…

2-1 何謂女性主義

　　女性主義起源於 1960 年代，在當時的歐、美各國及世界各地都興起所謂的婦女解放運動，其原因來自於婦女感受到在社會中受到許多不平等待遇，通常在提到西方國家的三波女性主義時，都將第一波視為是主要爭取婦女在政治與經濟上取得與男性相同公平權利的婦女運動；第二波則是增加顛覆父權文化意識的女性主義文學批評和理論；到了第三波則是針對某些女性主義批評和理論的反彈或辯證，進而主張跨越性別認同的女性主義論述（邱，2010）。事實上，1960~1970 年的第二波女性主義興起之前，有許多女性研究者是被社會視而不見的，例如海莉耶·馬汀諾(Harriet Martineau, 1802~1876)，雖然她的著作《美國社會》(Society in America, 1837)在現今被視為是經典鉅作，但在當時，卻因為她的女性身分而被忽略；而且，即使是女性研究者的理論被關注，也是由傳統對女性刻板印象出發所進行的討論，雖基於人道主義的思考模式，使得人們開始意識到社會中男女的不平等，但值得注意的是，「Feminism」（女性主義）這個詞彙最早出現於 1890 年，但在這之前「女性抵抗父權體制」的意識就已經存在，「女性主義」的英文字Feminism，源自於法文的 Feminisme，其拉丁字根為 Femina（女人），把這個字彙加上 ism（主義），是與社會主義相關聯的。1880 年代法國婦女參政權會社的法國女子奧克蕾(Hubertine Auclert)最先公開提出了這個詞彙。1890 年代，法國婦女團體或婦女刊物雖然時常引用它，但是溫和派的婦女平權倡導者往往要與它保持距離，自稱她們的組織是「女性的」，而非「女性主義的」（楊，1999），甚至「女性主義」這個字眼還被拿來當作是對於一些言論或行為較突顯女子的揶揄或諷刺。為美國女性爭取投票權與組織了「全美婦女選舉權聯合會」的凱特(Carrie

Chapman Catt)對女性主義所下的定義是：「反抗全世界用法律或習俗強行阻礙婦女享有自由的一切人為障礙」，甚至認為：「女性主義是一種進化…且因各個地區的特殊需求與目的不同，而有不同的含意」，也由於女性主義其意義的複雜與包容性，直到二十世紀初，「女性主義」這個詞彙才被法國各派爭取婦女選舉權運動者所接受。

　　學者強調正向以及人道的對待婦女是女性主義的重點，主張人類皆無階層性、反身性以及行動的實踐，希望由此論述加速社會的改革，女性主義亦曾被視為是由此種思潮作為發想的。有許多女性主義的學者認為，女性因為生物性別的不同，加上長久以來，以男性為主導的社會環境，造成女性在社會中處於附屬地位，女性的自覺延伸出女性主義，而也由於女性為自身爭取權力與地位，造成許多衝擊與抗爭，在女性主義的諸多訴求中，影響到許多政治權力、經濟及其他資源的重新分配，無論國內外，皆是許許多多秉持女性主義，意圖打破男女不平等的婦女運動先行者篳路藍縷所打下的基礎，時至今日，女性主義的理論與社會科學中的功能論、衝突論與符號互動論三大理論結構相提並論，女性主義理論家所做的努力與建構，非一般可論，而所謂的女性主義的觀點，其實就是社會價值觀對於婦女地位的反思與婦女人權重視的開端。

　　女性主義理論的發展是基於提升婦女的生活品質與地位，而分析婦女社會地位的理論，除了改變男人對於女人的看法，也希望能改變女人對於女人的觀點，讓女性由傳統窠臼的束縛中解放出來，至今有許多女性主義的研究者，由自身的經驗出發，使得研究成果逐漸累積，而使女性主義理論自成一脈，已建構一個卓然有成的理論視角，也由性別角度出發，檢視社會上其他影響婦女地位的元素，例如族群與階級等，女性主義不僅關心婦女的能見度，也有其各主張獨特的理論基礎與方法論。

2-2 女性主義理論及流派

一、自由主義女性主義(Liberal Feminism)：亦稱為改革派女性主義

　　自由主義女性主義是許多女性主義流派做為改革的起點，亦是所有女性主義發想的源頭，自由主義女性主義顧名思義為由自由主義思潮發展而來的女性主義思想；為了讓女性擁有與男人相等的公民權，有些女性主義者支持平等權，反對社會只賦予男人權利，或是設計一些保護女人的法律與做法。此派女性主義者崇尚自由與理性，認為人人生而平等，主張男女之間要達到「性別公平」（李，2000）在認知到形式上的平等之後，她們也認為應該要通過法令禁止對女性作為的歧視作法，並賦予女性有理由可以離開職位，而不影響其該有的薪資與福利。

　　自由派的女性主義者主張既然女性也是人，便應該和男人一樣享有相同的權利，性別與女性的權利並無相關，女性也是具有全人的理性，因此也應被賦予完整的人權。但是，女性卻因為她們的性別差異，而在東西方社會中遭受不平等待遇；也就是說，由於男女間因生理結構上的限制所造成的不平等，致使女性長期生活在男性的權力下，古人俗諺云：「男尊女卑；男主外、女主內」，代表長久以來，只要一個人是女性，她就會備受環境限制，進而被剝削自身人權的權利與義務。自由主義女性主義理念較偏向批判社會中法律與型式層面的不平等，強調人人生而平等，認為雖然有個人能力特質上的差異，也應該有自由、財產及人身平等的立足點。根據自由、自主、與自我存在的原則，自由主義女性主義認為女性須自我實現，獨立自主，而非依附別人而活，女性存在的目的是為了自己而非他人，並不是為了做別人的妻子或母親而存在。

在社會學的領域中，自由主義的女性主義者一直想要證明人們所看到的兩性差異並非天生存在，而是社會或與環境所造成性別角色制約的結果。因為從一出生，女孩和男孩就被以不同的方式教養，長大之後也成為不同的男人或女人，擔負著不同的性別角色功能，這樣的性別發展，非常可能會阻礙女性去拓展她們完整的人類潛能，以及在社會與制度上身為人所應享有的權利，自由主義女性主義者認為女性應從私人領域走入公共領域，故她們在從事婦女運動時，特別強調女性應與男性有相同的參政權、投票權、財產權、受教育權、工作權及身體自主權；較後期的自由主義女性主義者更是呼籲婦女們不要畫地自限，滯留在家庭中而陷入一成不變的家庭事務中，她們鼓勵婦女走出家庭成為職業婦女，但其用意並不是鼓勵婦女放棄家庭，而是期望女性能兼顧家庭與事業，當男性與女性皆回到家庭後，應共同來分擔家中事務（李，2000），這樣的理念頗有「性別平權」的雛形，但是自由主義女性主義本身充滿了自我矛盾與兩難的情勢，「平等」是自由主義的核心，但所追求的是男女兩性的「真平等」還是「假平等」？為了一味強調平等而未顧及兩性間彼此的差異，強迫位於社會中弱勢的女性，去符合主流社會中的男性標準，也就是說，女性需多麼符合男性所訂定的標準或法令，才能使得女性的特質不被壓抑或隱藏？為了公平與平等，女性需以男性為標準才能得到權利，差異性的存在又使得女性的處境與需求被另眼相看或特別處理，成為需特別關照的依賴性別，這就是自由主義女性主義矛盾之處。

二、烏托邦社會主義(Socialist Feminism)／馬克思主義女性主義(Marxist Feminism)

　　西方女性主義最早為自由主義與社會主義，自由主義主張「女性平權」；而社會主義則注重「婦女解放」；但烏托邦社會主義與馬克思主義女性主義兩者雖常被相提並論，但 Bryson (1992)定義卻不一樣，其認為烏托邦社會主義的女性主義是自十九世紀以來，凡是認為婦女解放必須透過政治、社會、與經濟結構來全面性改造的女性主義思潮就是烏托邦社會主義的女性主義；如此說來，馬克思主義女性主義則是烏托邦社會主義的女性主義的分支。

　　社會主義與女性主義的關係一直密不可分，女性主義者(feminist)這個字是由法文而來，是由法國烏托邦社會主義者 Charles Fourier (1772~1837)（圖 2-1）所創，烏托邦社會主義的女性主義者認為：男女不平等與社會制度（包括家庭、婚姻、政治、經濟制度等）有很大的關聯，學者們深信婦女解放必須將所有的社會傳統制度（如人際關係的支配與男性霸權下的附屬地位）完全徹底改變，基本上有幾個共同訴求：包括革除婚姻家庭制度、提倡自由戀愛、組織人民公社、

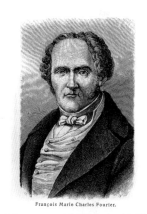

François Marie Charles Fourier.

＊ 圖 2-1　法國烏托邦社會主義者 Charles Fourier (1772~1837)

廢除私有財產制、破除男女分工；由於當時的女性處於附屬地位，男權高漲，已婚婦女的地位如同奴隸，全由先生全面掌控身體、財產與勞力，婦女們沒有政治權、公民權甚至子女監護權，先生可以對妻子動輒打罵，即使離婚，孩子也不會歸給母親，因此烏托邦社會主義的女性主義思潮鼓勵婦女不要再依賴男性，不要再視婚姻為長期飯票，學者們相

信女性只要能夠在經濟上獨立，就可達到與男性平等的地位，所以鼓勵婦女不要只在家庭中從事養育子女及家庭勞務等工作，應該直接進入社會求職，進而取得經濟來源。

馬克思主義女性主義會去強調男性與女性的不平等，是因為「社會階層」不平等所引起，馬克思主義的女性主義思潮，來自於女性希望藉著馬克思主義的理論，來突顯社會階層對於女性的壓制，但社會主義女性主義者則擴展其範圍，認為除社會階層不平等之外，「性別壓制」也是女性地位處於劣勢的原因；馬克思主義的女性主義思潮主張者認為：人根本不可能生而就是平等的，因此機會均等的論調是一種不切實際的意識型態，馬克思主義的思想模式著重在「歷史唯物論」，提出家庭與兩性關係就如同其他社會制度一樣，僅是某個歷史時期的產物，而「歷史唯物論」關注的是社會經濟層面的分配，而非僅家庭與兩性關係（如婚姻、家庭）。馬克思主義因批判資本主義，強調階級制度，認為自有歷史以來，人類社會就有兩種階級，一是握有一切資源（如土地、機械、權力等）的上層階級（如資方），另一則是沒有任何資源只能付出勞力的下層階級（如勞方），而通常上層階級所付給下層階級為其工作的報酬，與下層階級所付出的勞力不成比例，上層階級藉由握有資源而壓榨下層階級，勞資雙方是如此；男性與女性也是如此，認為婦女的被壓迫是階級壓迫的另一種型式。

馬克思主義女性主義者對於女性在資本主義社會中，所受的剝削與壓制提出了適當的解釋：女性並不是在資本主義之下，逐漸成為受到宰制的一群，而是在階級中就已經被宰制了；馬克思主義的女性主義者認為：當代社會最根本的特徵就是資本主義，女性在資本主義中所受的壓迫具有一種特定形式；這個型式就是她們在家庭領域中扮演了複製生產關係的角色，但是她們是被排除在薪資勞動之外，也就是說，婦女是提供勞力的角色，無償的背負起照顧與撫養下一代工人的工作，這樣的形

式有利於資本主義的運作，雖說個別的男性也可從中獲利，但從婦女的無償勞動中謀取利益的主要角色是資本主義，經由馬克思主義可了解資本主義有關生產結構、特別職業結構與主流意識型態，認為婦女之所以受到壓迫是因為婦女與生產的關聯性（或無關聯的成為附屬）。

馬克思所使用的概念雖然看似中立，其實是有性別盲點的；他並未提出任何論點來說明為何婦女在家庭內外都必須附屬於男性，而不是男性附屬於女性；婦女在資本主義中所受到壓迫，是一種特殊形式的壓迫；也沒有分析性別的差異性與性別的意識型態。雖然他所使用的是勞動力之類的抽象範疇，但從他實際上的分析可知，他所指的只是男性的薪資勞動力，以勞資雙方（亦即上下階層）的觀點來看待男女兩性，這是在這個理論中無法說明的。

三、存在主義女性主義(Existentialist Feminism)

存在主義女性主義著重於女性的意識與主體性，以法國西蒙·波娃(Simone de Béauvoir, 1908~1986)（圖 2-2）的著作《第二性》為代表，這部巨著於 1949 年在法國出版，探討女性從古至今在男性所掌控的世界中成為被控制者，是處於第二性的階層地位，她提出一句重要的話語：「女人不是天生而來，而是逐漸形成的(One is not born, but rather becomes, a women.)」，也就是說人在出生時並沒有性別之分，而是成長期間後天環境的對待以及所賦予對人的要求，才形成的性別角色；其主張沒有永遠不變的女人氣質或是女性宿命。存在主義女性主義以存在主義的理念深入探討女性角色，認為傳統上女性因受男性的掌控，而淪為第二性的地

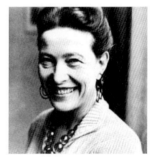

＊圖 2-2 Simone de Béauvoir (1908~1986)

位，強調女性必須覺醒並認知自己的存在，並視自己為自由的主體，而透過自我覺醒與努力改變周遭環境，女性仍可以證明自我存在的價值，而也藉由自我肯定自己存在的價值，全面的參與傳統一直由男性所主導的世界，進而需爭取女性自我實現的機會（李，2000）。存在主義中與女性主義相關的概念包含存在與他者，強調人心靈的自我意識，其中「他者」的概念與存在主義女性主義最為相關，因黑格爾認為心靈需要視身體為他者，自我需要視他人為他者，以定義自己為主體，因此「他者」便有貶抑的意味存在（鄭，2000），原本的自我存在，自我找尋存在價值，卻需直接或間接的將別人定義為他人來確認自己的主體性，因此便產生了自我與他者的權力衝突，每個人都需要靠矮化他人來證明自己存在的價值，因此當宗教、階級、族群對抗時，弱勢者就變成了「他者」。波娃認為即使到了二十世紀中葉，女性仍處於「他者」的角色，例如家庭主婦，她們只能認同先生的行動，並將先生的成就假想到自己身上，而婚姻與母職更制度化的殘害了女性。波娃強調女性的經濟自主，因女性在經濟自主之後，勢必造成社會、文化、道德制度的改變，到了兩性真正平等之時，男女性才能將對方互相承認主體性，而各自也是相互依賴的他者。波娃在其書中所論述的三個方向：性別差異的起源、性別差異極不平等的內涵與延伸的意義與兩性應該如何相處，現今依然是女性主義所討論的重點。

四、激進派女性主義(Radical Feminism)：亦稱為基進／革命的女性主義

「個人即是政治」(personal is political)的口號最能說明激進派女性主義的內涵，在女性主義的各流派中，有些女性主義者認為「激進派女性主義」才能真正的表達女性主義的觀點。激進派女性主義者最痛恨父

權體制，認為女性為何到今日這種地位，都是因為千年以來父權體制所壓迫造成的，她們的中心信念是：性別不平等是父權體制的必然產物，是一種最重要的社會不平等，婦女的不滿是對於一個系統化貶抑、壓迫與剝削的社會結構提出意見，激進派女性主義以父權體制來解釋男性支配女性的社會體系，認為父權體制是男性間一套具有物質基礎的社會關係，而不同階級、種族的男性在階層性的父權社會中相互連結共享支配與宰制(dominance)女性的關係，而其最基本的物質基礎是男性對於女性勞動力的支配，不僅不讓女性取得重要的生產資源（如有薪資之工作），還限制了她們的性（如男性對女性的性騷擾、媒體中提供性感的女性、女性若要生育下一代，則必須仰賴男性方能達成等）。她們指出：在男性支配的體制中，必然會有某種性別分工的功能，再支持與強化這種支配。父權是一種無所不在的、男性支配女性的體制。激進派女性主義本質上乃是一場為了婦女解放而戰的革命運動，激進派女性主義者認為，這個社會中沒有任何領域能倖免於男性的宰制，因此，一切認為歧視女性為天生自然的現象都應該被質疑、被檢視，並且找出新的解決方法。激進派女性主義者認為，理論是女性主義實踐不可或缺的部分，理論是從實踐中誕生，並且必須持續以經驗來印證，不斷地修正，因此，解放婦女的革命對於激進派女性主義者而言，是存在於每日的實務實踐之中的，女性長期受父權及階級意識所壓迫及宰制，這種根深蒂固的父權體制無法被去除和改變，最好的方式就是將父權體制徹底毀壞。激進派女性主義者認為，社會應該剷除由男性主導的政治與法律權力，連社會文化制度、家庭體制都應全然推翻，甚至認為女性應徹底地脫離父權主義，與男性分離或劃分界線，提倡女性不要與男性一同生活。而隨著科技的進步，跟誰在一起、是否發生性行為、是否懷孕、墮胎、是否生兒育女等也可以由女性自行決定，此派女性主義者十分重視

女性自身的經驗與自主權，認為女性要能解放與掌控自己，讓自己有能力做決定，如：強調女性可自由決定自己的性關係，而不一定需要有男性存在，可以自己處理或與女性發生，因而倡導女同性戀，要女性積極行動以改變她們的生活、解除壓迫。

　　馬克思主義的女性主義者強調，女人在家庭中受剝削有利於資本主義，而激進女性主義者強調，這種剝削實有利於男人，因為在父權體制下，他們可以享受女人的無償勞動。但這兩派女性主義者都相信，家庭壓迫女人，女人在家中受到剝削與支配。他們認為，女性在家庭身為妻子／母親的地位，使得女性被男人／父親所支配。

五、精神分析女性主義

　　精神分析女性主義者對佛洛依德(Freud)（圖 2-3）所提出的性心理發展理論給予非常嚴厲的批判，因為佛洛依德在精神分析的理論中所提到的「陰莖羨慕」、「閹割恐懼」等理論觀點，表示女性對男性的生殖器產生的注意與欽羨，是一種貶低女性的論調，精神分析女性主義者認為佛洛依德有很強的大男人本位主義，對女性的地位不利，其認為女性長久以來因受限於父權體制的壓制，而在潛意識中形成

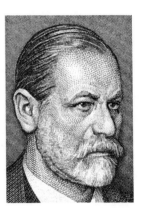

✱ 圖 2-3　佛洛依德

被壓迫感。受壓迫的理由是一個人在伊底帕斯情結(Oedipus complex)時期，孩童會與母親產生一種依附的共生關係，男童必須強迫自己結束這樣的依附關係，以免因為與父親競爭母親而遭閹割，女童會認為自己原來是有陰莖的，但因小時候做了壞事而被拿掉，雖不會有閹割恐懼，但日後女性喜歡購置裝飾自己身體的東西（如衣服、首飾）就是在尋回當

年所失去的陰莖，也因為她們沒有閹割恐懼，所以是女童不易切割獨立的原因。女童與母親間的依附關係會維持較久，分離較緩慢，這種較為長久的依附關係，會使女童潛意識裡，受到母親影響的程度較大。這也使得社會化過程較不完整且依賴，更容易受壓抑，在社會上及性格上容易被邊緣化，被主導而成為附屬。

精神分析女性主義者認為佛洛依德提出的心理分析理論過度以性的角度來解釋女性的人類發展過程，故引起很大的爭議，進而主張去除此論調，精神分析女性主義者希望從佛洛依德的理論中重新思考，強化女性的自我認同感，另外找到女性對性別認同的途徑，希望在女性社會化過程中及發展性別概念時，應給予正確與適切的性別教育，使女性藉由觀念的建立免除性與男性父權的壓迫。

六、當代社會主義女性主義

當代社會主義女性主義又被稱為「雙元論」，著重於經濟與性別兩種體制，而這兩種體制又是各自獨立的，父權主義被認為是超越歷史的，意即男性在各個年代所有社會中都對女性施展他們的權力，當代社會主義女性主義者意圖去理解男性如何形塑資本主義的經濟體制結構，當代社會主義女性主義認為性別、年齡、階級、種族國籍等因素都造成對於女性的壓迫，女性在資本主義社會中所受到的迫害乃是源於特定的社會經濟系統，女性在公共與家庭領域中受到控制而失去自身的自由，而要解放女性，唯有消滅一切領域中的社會性別分工，也就是男性與女性的社會關係。

當代社會主義女性主義者認為傳統的馬克思主義的女性主義忽略了女性在勞動市場之外的勞力（如家務），及女性在勞動市場上工作的性別定義，因而模糊了父權體制對於女性的支配，如女性在勞動市場所領的較

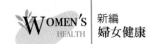
低薪資與無償性的家庭勞務；而女性被摒除在有薪的勞動市場之外，進而就喪失了法律財產權，也無法進入社會的統治階層，而男性就在無女性存在的公領域中開發了許多新的權力，故將女性置於附屬地位。

當代社會主義女性主義認為父權與資本社會的立義並不一致，兩者最大的矛盾是對於女性勞動力的剝削；父權主義認為女性應該留在家裡，而資本主義則認為女性應到勞動市場工作，因為可以付給她們較低的薪資，這樣的發展以致有利於女性主義運動，使女性享有工作權。

❖ **女性主義與婦女健康運動**

女性主義思潮與婦女議題雖在十八世紀末被多次提及與討論，婦女運動與女性主義卻是無法輕易分割，婦女運動開始於 1960~1970 年代，幾十年來，「婦女解放運動」被誤解、嘲笑、扭曲，甚至被賦予負向的形象與內容，事實上，婦女運動是要突顯社會制度與結構對於婦女的不平等待遇與限制，喚醒女性的自覺與意識，將婦女由傳統的性別限制中釋放出來，將兩性置於相通的權利義務中去建構社會；更要積極的將婦女從內在的自我壓抑中解放出來，將長期以來女性被視為是附屬的客體中翻轉過來，使之成為肯定自我價值的主體，其中，「賦權」(empowerment)的概念是非常重要的，賦予女性權力，將兩性由單一性別主宰的父權社會中解放出來，進而打破性別體制中「男／女」、「公／私」、「主外／主內」的對照系統，將女性由隔離性別中釋放出來，給予相對平等的待遇。其主要的目的就是要促進婦女健康，而隨著時代更迭，全世界經歷了一次又一次關注婦女健康的運動，在全球女性爭取人權、受教權、工作權、選舉權等權利的同時，婦女健康權的探討逐漸為世人所重視，婦女健康運動起源於婦運人士感受到女性受到不平等的待遇，認為女性受到男性父權的宰制已久，因此開始關注與性別相關的議題，許多以女性主義為基礎的女性自我改造運動因而產生。二次大戰期

間（1980 年代），北美、紐澳與歐洲的婦女健康運動受到各國政府的重視，當時因為透過第二波的女性主義思潮所帶動婦女運動，進而使許多與婦女健康相關的議題獲得改善；第四屆的全球婦女會議宣言中提到：所有的婦女應有控制自身健康的權利，尤其是生育權，這是對婦女最基本的賦權，而婦女健康的範圍是包含歷史、政治、文化、發展、社會、經濟等多項層面的，並不僅僅是生殖、生育、子宮、乳房等疾病的照護而已，還要強調疾病的預防與健康的促進。現今，婦女運動對促進婦女健康的貢獻良多，其努力的成果已受到各方重視，台灣的婦女健康運動是由許多女性主義者所推動，女性主義思想目的在促使男女之間能公平競爭、合作與和諧，並非與男性爭權奪利或強出頭，目前在許多大專院校也都有開設有關婦女健康或女性主義的相關課程。

2-3　女性主義與兩性平權

　　近年來因社會結構的改變、教育水準的大幅提升，與國際化、全球化的結果，使得婦女健康與性別的議題逐漸被重視，許多女性團體也因此成立，這些團體希望藉由鼓勵與幫助女性重視自身的權益，真正落實性別平權的概念。而女性主義的論述也影響了世界各國政府的相關政策制定，國內的政策制訂方面，行政院勞工委員會於 2002 年頒訂兩性工作平等法，2008 年 11 月 26 日修正為性別工作平等法，此法規針對「性別歧視之禁止」、「性騷擾之防治」、「促進工作平等措施」與「救濟及申訴程序」皆有明文之規定與懲處，藉由性別平等工作法之制訂、頒布與實施，希望能有效促進性別上實質的平等，而性別工作平等法、性別平等教育法（2004 年 06 月 23 日施行）、性騷擾防治法（2009 年 01 月 23日修正）也被稱為性平三法。張、劉、張(2006)等學者，則進一步對推

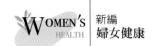
動「性別主流化的婦女健康」之政策架構，提出以下五個步驟的說明，這樣的說明應用了女性主義的思潮於促進兩性平權之中：

1. 第一步驟

   釐清觀念：例如，何謂生理性屬及社會性別與健康的關係？生物與生理對健康與疾病的影響是什麼？社會的性別分工有哪些？性別不平等對婦女健康與男性健康的影響；性別不平等對社會的影響等。

2. 第二步驟

   檢視健康照護體系中的性別偏差：審視目前台灣提供醫療照護的服務體系，是否過度重視生物醫學？是否對女性的不同需求未予重視？對於女性的醫療環境是否能注意到個別性與隱私性？醫療資源是否僅重治療而輕預防？而提供服務者是否往往居於被動，並以較高的姿態面對女性與弱勢人口，分散照護系統的目的？

3. 第三步驟

   將台灣性別平等的議題融入醫療保健研究的主流：為了能全貌了解目前台灣婦女健康的問題，應以性別主流化的架構，將婦女議題納入生物醫學研究中，例如同樣的止痛劑應用於男女性身上是否會造成不同的效果？並擴大健康研究各領域的合作與互動，負起全民健康的社會責任。

4. 第四步驟

   將性別分析與性別平等的架構，成為健康照護體系之主流包括：

   (1) 呼籲政府與政黨強化其對性別平等的關切與使命感；進行評量與評估「性別敏感」需求的研究。

   (2) 將性別議題納入各層級規劃「醫療保健計畫」的過程中，並廣召各區域／族群／階層婦女之參與。

(3) 發展與確認醫療保健照護體系中有關性別計畫的架構。

(4) 增強性別敏感的醫療照護服務能力。

(5) 確認推動性別主流化過程中之信效度，以及監督與評估的各項兩性平權的指標。

5. 第五步驟

將性別平等與健康議題，進行跨部門統整如：教育、內政、司法、經濟、新聞、勞工委員會等，都應從性別平等的觀點，協調各部門認清增進婦女與弱勢族群的健康所面臨之挑戰，並共同謀求最有效的解決之道。其中議題包括：性別暴力，職場上婦女工作的環境條件，婦女的職業病，衛生、社區保健與照護等。

6. 第六步驟

將性別分析結果納入政策規劃與執行：性別主流化的策略目標，就是希望政策之規劃與執行是否達成：需注意以下幾點：

(1) **性別中性化**：指政策是否具性別盲或不歧視？

(2) **性別特殊化**：指政策分析是否能洞察到，社會建構的過程中，是否使女性陷於不利處境之特殊性，以致需要特別為某些婦女弱勢群體，制定特定的公共政策？然而，也要考量在制定特定的公共政策的過程中，是否陷入以「保護、保障」之名，而造成「限制」女性發展之實？

(3) **性別平等化**：指就倫理、道德、以及優劣角度，檢視整個政策規劃與執行的過程，是否從女性意識的觀點來推展？

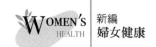

2-4　現代社會與婦女性別角色的轉變

在許多文化的傳統思想裡，都期望好的女子是能勝任「料理家庭事務、教養子女、服侍父母與丈夫」。即便是台灣當前的社會，也有人亦是這麼認為。乍看之下會認為這是視女子為卑微的思想。然而在農業的時代裡，男主外、女主內的角色定位無疑是最完美的分工方式。

當前資訊時代，許多男人能完成的事，女人也能勝任，反之亦然。所以免不了婦女難能屈居在「家庭主婦」的世界中。但是古代農業社會並沒有如同今日的機械化、自動化生產，一切仰賴勞力，勞動之後，需要充分的休息與食物。所以男丁在田裡揮汗勞動，婦女當然要將家中打理得當，好讓累了一天的男人，能有安適的休息與飽足的三餐。為了求家族平安發展，男女依照體能與現實需求而作「角色分工」顯然是必要的。讓我們從當時的社會情境來看待，不以目前的社會去衡量，就能了解「男主外，女主內」是一種分工，而不是對女性的輕看。

時至今日，兩性在能力與知識上平分秋色，再加以資訊與機器取代勞力，人們生活需求多樣化等，許多因素的影響，女性的角色早已不再偏限於一種，而是多樣化，從家庭到社區乃至政治舞台都有女性同胞的身影。

一、社會型態轉變

從農業社會到資訊時代，中間的變化多不勝數，然而極為重要的因素是教育普及與人們教育水準的大幅提升。當人們擁有知識與能力時，也就有更強的欲望、創造力與膽識。於是開展出許多機會與新事物，使生活變得豐富、多變、進步。於是社會需求多樣人才，論才能用人的潮流取代勞力（工），於是婦女能以其專業知能在職場上發揮能力，並能

成為受薪階級或擔任主管。社會型態轉變，女人有了三種蛻變：(1)**擁有
知識、技能與學歷**，這使女性社會地位提升、強化獨立能力、建立經濟
基礎；(2)**敢於思考、創新**，豐富家庭生活，帶動社會進步；(3)**信心與自
我肯定**。

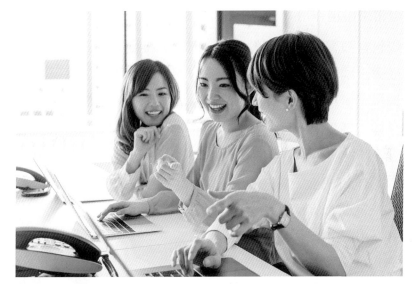

＊圖 2-4　社會型態的轉變，讓女性勇於思考，了解自己的能力與價值

二、女性多重的角色功能

　　家庭結構從大家庭的模式轉變成核心家庭，家中的成員變少，於是
個人所要負擔的家庭角色功能就增加了。在這一方面，家庭主婦的工
作，婦女依舊承擔大部分的責任。雖然，政府提倡新好男人的價值觀，
認為男人也應當下廚及照顧小孩，而不該堅持大男人主義。但是，中國
根深蒂固的文化思想（女人本當料理家事及照顧家人）仍然深深地烙印
在國人的心中。不管如何，女人還是會將家庭主婦的責任歸咎於自身。
在她的心目中，做家事使之在這個家中找到自身的價值定位。女人從照

顧小孩的過程裡使自己的人格更趨成熟，更重要的是孩子是她的第二生命，這種感知只有身為人母者方能體會。所以母親會犧牲自己或付出所有的心力只為孩子的生存。

教育普及，女人不再是文盲。高學歷讓女性同胞在職場上占有一席之地。這帶來兩種作用：「自覺」與「經濟獨立」。

自覺包含觀察現狀、反省及解決問題。接受教育讓個人從原生家庭跨足到社會、國際，視野變廣而激發思想。婦女不再屈就現狀，她的智慧不僅展現在家庭，更發揮在社會、國家。許多社會機關負責人或執行長多為女性，就可證明這個事實。而當今的社會也不認為女人就應當相夫教子，反而強調她要為社會盡力。

教育的作用使女人擁有知能，當然能就職而賺取薪資，暫且不論薪資多寡，有經濟能力無疑能提升一個人的自尊及價值，也就是他不是一個依賴者，而是付出者。具有付出的能力，代表在社會上是「有用的人」，但是不代表「富有」。然而，重要的是「有用」比「富有」重要得多，這是普遍的價值觀。因此，職業婦女承載「家庭主婦」與「職場人員」兩種責任。表面上看來似乎是蠟燭兩頭燒，然而，相較於單純家庭主婦，這種人有較強的自我肯定。總而言之，婦女將自己的能力觸及到更多的層面的同時，

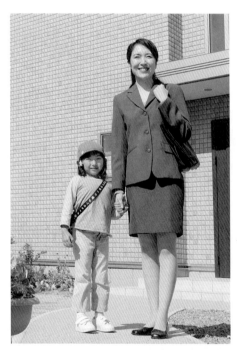

＊ 圖 2-5 職業婦女承載「家庭主婦」與「職場人員」兩種責任

她也更清楚自身的存在價值，多重的角色功能也就不再只是疲累的負面感受，反而含有許多的正面意義。

三、女性是多重角色的持家者

且看人類歷史，自古以來為君王者，理所當然是男性。理由是男人遇事能臨危不亂。另外，男性代表陽剛，所以男人具有權威，掌握權柄才能統理天下。再看女人，她有陰柔的特質，受社會文化的薰染，她學習並深深認同自己要能逆來順受，因此成為輔助者及聽從者。

縱觀人類歷史足跡，不論是戰時或是太平盛世，人們都需要或希望有一個安適溫暖的家。因為不管是男人或女人都有依賴及所屬感的需求，而「家」能滿足這個需求。要營造溫暖幸福的家需要達成兩個條件，缺一不可。一是**充足的經濟來源**，二是**家庭內部功能的發揮**。前者簡單講就是能賺錢足夠的錢，供家庭所用；後者包含食衣住行的安排、教養子女、病時的照料、和諧的氣氛、分享快樂、解除煩憂……等，不勝枚舉。

在舊時代裏，男人大部分是負責充足的經濟來源這個責任，女人則是維持家庭內部功能的發揮。大家庭的時代，家裏人口多，所以能將這兩種角色功能絕對切割。現在是小家庭為主，家庭成員只有夫妻及小孩，若要將角色功能絕對切割，往往會使上述兩個條件都無法滿足，也就是錢賺得不夠、家事做不完也搞不定。唯一的辦法是家中每個成員都要負責兩個角色功能當中的一個或兩個。所以男人要會承攬家事、照顧小孩，女人要能賺錢。因此家庭成員每個人是互相依賴，而不是尊卑的思想。

若將男主外、女主內這樣的思想做廣大的推衍，而不是指侷限在做家事的角色。就會了解兩性其實是平等重要。而不是主外者就是強大、重要；主內者就是弱小、無價值。

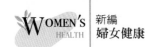
四、政治參與

政治是公眾事務，從政者的決策與行為，將影響一個群體或整個國家。自古以來，參政者大多為男性，男性的陽剛、勇敢才足以承擔國家的興衰之責。但是，國家民族的存亡，並不只有仰賴鐵與血的奮勇精神，尚需要更多的智慧與柔性。在這一方面，女性的陰柔特質顯得適當、重要。

許多公共事務，例如：落實保健政策、民眾的社會教育、擴展國民資金流通、增進社區發展等，都是婦女能發揮專長之處。漸漸地，婦女在政治舞台上日益活躍。當女性成為國家政務的決策者時，她應當要有宏觀的態度，務求使整個國家人民安泰，而不是只重視婦女同胞的利益，換言之，她應當超越性別意識，達到均衡的獲益。

現在許多女性從政者，其社會貢獻多著眼於保障婦女的權益，這固然是非常好的行為，但是這些畢竟是「小處」，期許能漸漸往「大處」且全面的用心，以使能引領國家長足進步。

五、兩性平權的適當思維

兩性平權是一個假設的理想狀態，也就是這種思想不可能在生活裡的每一個情境中出現。平權意味著就一件事而言，彼此所應盡的義務、責任是相同的；彼此所應享有的權利（力）也是相同的。這看來很是公平，但是，依實際生活需求、增進幸福感來看，這麼做反而適得其反。男生有哪些權益，女生也一樣都不能少，這種平權思想是運用物理學的平衡概念。翹翹板的兩端，兩邊的施力與力臂的乘積是相等的，則這翹翹板是在一個水平線上（圖 2-6）。這種物理的平衡觀念不能與人際、社會現象來互通。

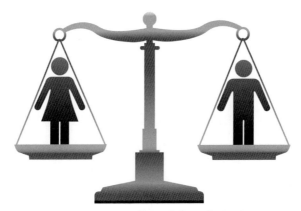

✳ 圖 2-6　兩性平權的平衡概念

　　人與物品不同，人有思想、感情、知識，而物品沒有。幸福並不是來自於享受或擁有權利，而是奠基於有能力做出利益他人的事。換句話說，無止盡的權利並不能使人們達到極致的幸福。自我覺得快樂是因為做出某些努力而使他人達到欲求。最常見的例子：捐款救助貧病者、義務教導偏鄉兒童。這些作為都不是因為獲得權利，反而是付出，也就是施比受更有福的思想。

　　進步的國家，兩性在生活上的權益幾乎是「雙方均顧及」。所以硬是說「女性是受壓迫者」，實在有些不合時宜。求學、就醫、求職、參政等社會權益，兩性可說是均權。然而，必須要了解：兩性在個性、體能、專業優勢，彼此是不同的。所以有些情境男性會較被接受，例如：保全人員、火車駕駛人、消防人員；相對地，某些社會職務女性較受青睞，像是：專櫃人員、護理幼保人員。因此，在講求平權的同時，不應在「小處」上面計較。意即講求「合適」比講求「相同」來得重要且恰當。

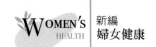
所以在兩性皆具有權利之時，當對該權利有相當的尊重，擁有權利者，要對這個權利負起責任，如此才能永續兩性平權，並使之饒富意義。

綜合上述，兩性平權有以下應當具備的思想、態度：

1. 擁有權益並不能帶來極致的幸福，使自己成為施予者，反而能發現價值與獲得快樂。

2. 在平權之中要顧及兩性在情境上的「適當性」，好讓性別—職務—效益達到最佳狀態。

3. 權益與責任是一體兩面，要帶著尊重的態度看待所得來的權益，盡力負起應有的責任，平權才會有價值。

思考
工作站

♥ 想一想

　　冠夫姓這件事在台灣大部分是媽媽或是奶奶輩才會出現的事，現在絕大多數女性不會冠夫姓，甚至完全沒有想過這件事，但是，看似開明的歐美社會，女性結婚後則是要捨棄原本的姓氏，直接改成丈夫的姓，對於這件事，您有什麼看法呢？

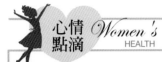

♥ 想一想

如果您是小婷，還會繼續做不孕症治療嗎？還是會有其他的作法？您會覺得生育是女性必要的任務嗎？女性是生育的工具嗎？小婷的壓力除了生育之外還有哪些呢？面對目前的少子化趨勢，您是否贊成將不孕症治療歸為健保給付？而若是將不孕症科技列為健保給付，會發生什麼樣的問題？若是以女性主義的眼光來檢視小婷的問題，阿智需要給小婷什麼樣的協助呢？在強調女性主義的社會中，男性承受什麼樣的壓力？什麼樣的男人才是新好男人？

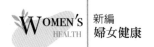
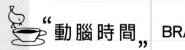

1. 有關自由派女性主義的敘述，下列何者錯誤？(A)注重婦女解放，主張革除婚姻制度　(B)崇尚自由與理性，主張性別公平　(C)透過法令禁止對女性的歧視　(D)女性存在的目的是為了自己而非他人

2. 烏托邦社會主義的訴求不包括？(A)提倡自由戀愛　(B)廢除私有財產制　(C)破除男女分工　(D)打擊父權主義

3. 強調女性與男性有相同的參政權、投票權、財產權、受教育權，是哪一種女性主義派別？(A)自由派女性主義　(B)烏托邦社會主義　(C)存在主義女性主義　(D)激進派女性主義

4. 存在主義女性主義以誰的著作《第二性》為代表？(A)馬克斯　(B)西蒙·波娃　(C)艾倫·狄珍妮　(D)佛洛依德

5. 精神分析女性主義認為，佛洛依德精神分析理論提到的「陰莖羨慕」、「閹割焦慮」觀點是：(A)女性對男性生殖器產生的注意與欽羨　(B)說明了為什麼女性喜歡購置首飾的原因　(C)對女性的貶低　(D)避免男童與父親競爭母親而被閹割

6. 當代社會主義女性主義又被稱為：(A)平權論　(B)中立論　(C)雙元論　(D)解放論

7. 強調女性必須覺醒並認知自己的存在，是哪一種女性主義派別？(A)自由派女性主義　(B)烏托邦社會主義　(C)存在主義女性主義　(D)激進派女性主義

8. 馬克斯主義女性主義認為，女性之所以受壓迫是因為：(A)被自古以的階級制度所宰制　(B)在資本主義下逐漸成為受宰制的一群　(C)資本主義使男性獲得龐大的利益　(D)提供勞力，無償背負照顧下一代的工作

9. 下列何者不是激進派女性主義的主張？(A)性別不平等是父權體制必然產物　(B)賦權能使女性從父權主義中解放　(C)剷除男性主導的政治與法律權　(D)推翻社會文化制度、家庭體制

10. 當代社會主義女性主義著重於：(A)擊潰父權體制　(B)經濟與性別兩種體制　(C)倡導女同性戀　(D)覺察女性自我存在價值

11. 「性別主流化的婦女健康」六步驟，何者有誤？(A)第一步驟釐清觀念　(B)第二步驟檢視健康照護體系中的性別偏差　(C)第五步驟提及之性別平等議題包括性別暴力、婦女職業病等　(D)第六步驟須注意性別中性化、特殊化、主流化

12. 兩性平權應有的思維包括：(A)擁有權力能帶來幸福　(B)以尊重的態度看到所得權益　(C)平權意指無論什麼權利、義務都要求男女相等　(D)平權如同翹翹板，能與人際、社會現象相通

13. 將性別分析與性別平等的架構，成為健康照護體系之主流，是「性別主流化的婦女健康」政策的哪一步驟？(A)第三步驟　(B)第四步驟　(C)第五步驟　(D)第六步驟

14. 洞察社會建構的過程中，是否使女性陷於不利處境，指的是：(A)性別主流化　(B)性別平等化　(C)性別特殊化　(D)性別標準化

15. 有關婦女運動的敘述，何者有誤？(A)二戰期間不受政府重視　(B)開始於 1960~1970 年代　(C)為突顯社會制度對女性的不平等　(D)將女性從隔離性別中釋放

掃描QR Code
觀看解答

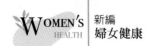
參考文獻　REFERENCE

李碧娥(2008)‧性別與婦女健康‧於余玉眉總校閱，*婦女健康*（第二版，27-44頁）‧華杏。

邱子修(2010)‧台灣女性主義批評三波論‧*女學學誌：婦女與性別研究*，*27*，251-273。

高美玲(2003)‧婦女的健康權‧*護理雜誌*，*50*(5)，5-8。

張珏、劉仲冬、張菊惠(2006)‧性別主流化的婦女健康‧於張珏等編著，*婦女健康管理*‧空大。

曾雅玲、施欣欣、楊雅玲(2011)‧融入性別平等意識於護理教育‧*護理雜誌*，*58*(6)，26-31。

楊美惠(1999)‧「女性主義」一詞的誕生‧於顧燕翎、鄭至慧主編，*女性主義經典*‧女書文化。

維基百科（2013，9月）‧*普選權*。http://zh.wikipedia.org/wiki/普遍選舉

顧燕翎(2000)‧*女性主義理論與流派*‧女書文化。

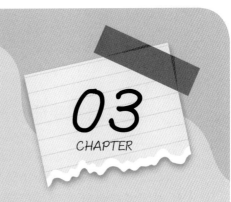

03
CHAPTER

女性與月經

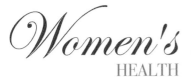

Women's
HEALTH

陳麗玲、房琦 / 編著

前言

完全月經手冊

康健雜誌 23 期

　　生理期要不要看醫生？生理期鬧情緒是天經地義嗎？有研究指出，心理壓力可能是造成經痛的原因之一，當然還有其他的林林總總，不知不覺中，很多人冤枉女性的「好朋友」。以為生理痛，忍過去就好了，不需要大驚小怪；女生脾氣不好，多半是月經來了；月經來的時候，不可以洗頭、盆浴、游泳、吃冰或性行為等，這些都是對月經不公平的刻板印象。

　　「好朋友」的造訪應該是件值得慶祝的事，它不該只是一個「例假」或是「非常時期」，而是女性從青春期開始的大約六分之一的生命。女性主義抬頭，喚起意識，不讓社會的偏見阻礙女性了解自己的身體，月經，其實是讓女性感受身體變化，與內在溝通的好機會（吳，2000）。

3-1 女性的經期健康

　　月經和女性生殖能力是女性的一生發展特有歷程，而月經的產生與女性生殖器官息息相關，包括：卵巢、輸卵管、子宮及陰道等器官，與位於骨盆腔的內部生殖器，以及位於體表的外生殖器。卵巢功能可產生卵子及分泌激素，輸卵管則可將卵子送至受精位置，子宮提供胚胎發育的適當環境。月經會受到子宮及卵巢器官所分泌的荷爾蒙影響，也促成了婦女生理及心理等各方面的問題，粗估 25~75%的婦女都有痛經經驗，而經前緊張症候群之症狀也影響了 5~95%的婦女，大約有 40%的婦女受到嚴重影響。因此本章將討論女性與月經異常引起之相關疾病，有經前緊張症候群、痛經（原發性及續發性）、無月經（原發性及續發性）、更年期變化及相關護理措施、保健，使婦女們對此生理心理變化有更進一步了解及處理。

一、月經週期

　　初經(menarche)：是初次月經來臨，意指女孩變成女人的指標。月經是指子宮受到週期性荷爾蒙的變化所產生的週期性子宮出血之反應，因受卵巢分泌的動情素及黃體素影響，產生子宮內膜局部缺血與缺氧而產生生理性的組織壞死及脫落（黃，2006）。其內容物為血液、剝落的子宮內膜細胞、白血球、細菌、子宮頸和陰道的分泌物，呈暗紅色，一般月經血不凝固，是因血中含纖維蛋白分解酶及溶蛋白酶（陳，2002）。正常的月經週期見表 3-1。

　　月經遲緩：指 16 歲以後才來初次月經，與遺傳及營養不良、潰瘍性腸炎、糖尿病、心理因素及慢性疾病等有關。

（一）月經之生理及心理反應

1. 生理反應方面：當下視丘接受了神經傳遞的訊息，即開始釋放出性腺激素釋放因子(GnRF)，使腦下垂體前葉分泌性腺刺激素，此激素能分泌濾泡刺激素(FSH)及黃體刺激素(LH)，兩者皆作用在卵巢。濾泡刺激素使濾泡發育為成熟的濾泡，並能在濾泡成長過程中分泌激素，黃

✱ 表 3-1　正常月經的週期（陳，2002）

初經	平均 12~13 歲開始；一般女性範圍在 10~16 歲
間隔時間	平均 28 天；週期間隔 20~45 天
月經的期限	平均 3~7 天；1~9 天皆為正常
經血的量	難以評估；一個週期大約 25~50mL，通常前兩天的經血量較多，以一小時之內衛生棉就完全滲透表示血量很多
停經 (menopause)	指月經的終止，不再有生育能力，年齡約在 45~52 歲之間

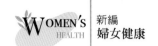
體刺激素能引發排卵，排卵後空的濾泡變成黃體，黃體能分泌黃體素
(progesterone)以穩定子宮內膜，以利受精卵著床，若無受精卵著床，
則子宮內膜會脫落形成月經（林，2005；周，2008；陳，2002）。

2. 心理反應方面：少女初次月經來臨時是無法預測的，都會參雜著驚
嚇、羞愧、不安、困窘和生氣及充滿矛盾，有些人覺得驕傲、快樂、
興奮，但其中以負面情緒居多（黃，2006）。

（二）注意事項

1. 在女性第二性徵出現 2 年內，月經就應該要來，若月經沒來，就需請
醫師查明原因。一般初經後 2~3 年，月經才會稍微規則些。

2. 無排卵月經時往往經血過多，要注意有無貧血現象。

3. 月經來潮時，要有足夠的休息及睡眠，避免過度的壓力和刺激。

4. 月經不規則或併發異常出血，需考慮是否因內分泌問題、卵巢瘤、甲
狀腺疾病、服用藥物引起的症狀（黃，2006）。

（三）月經的週期(Menstrual Cycle)

指內分泌－生殖軸一連串週期性的變化，其會影響卵巢濾泡子宮內
膜、子宮頸黏液及陰道上皮產生週期性變化，在卵巢週期變化所產生的性
激素作用下，子宮內膜產生剝落→增生→分泌也就是月經的週期：

1. **月經期(menstrual phase)**：一般約第 1~5 天，由於動情素及黃體素
濃度偏低，造成子宮內膜功能層缺血壞死進而剝落。

2. **增殖期(proliferative phase)**：即月經開始第 6~13 天，此期內膜受發
育中卵泡所分泌的動情素作用下，使子宮內膜增厚產生的腺體，在動
情素影響下，子宮頸黏液會變得透明且稀、呈水樣、鹼性 (pH:

7.0~7.5)以適合精子生存,且其伸縮性亦大,於排卵時可拉至 15cm 不會斷,將黏液乾燥會呈羊齒狀。

3. **分泌期(secretory phase)**:是指排卵後,即月經開始的第 15~26 天,因受黃體素分泌的影響,血管大量增加腺體彎曲成螺旋狀、分泌黏液即儲存肝醣以準備受精卵著床,提供養育保護的良好環境,此時黃體仍繼續分泌使子宮內膜持續發育及增厚。

4. **缺血期(ischemic phase)**:是指月經來臨前,即月經開始的第 26~28 天,若沒受孕,則黃體退化,動情素及黃體素分泌減少,使內膜之螺旋狀小動脈收縮而引起細胞缺血、壞死隨後月經即來潮(林,2005;周,2008;陳,2002;蔡、洪,2006)。

二、月經異常

(一)經前緊張症候群(Premenstrual Syndrome, PMS)

又稱經前症候群,通常發生在月經前第 7~14 天,是一種週期性生理和心理變化之症狀,在月經來潮的前幾天症狀達到巔峰,月經過後症狀即緩解。在 30~40 歲的婦女經前症候群顯得更普遍,其嚴重程度隨年齡而增加(何、蕭,2008;蔡、洪,2006)。

1. 原因:引起經前症候群病因尚不清楚,可能原因包括:
   (1) 內分泌因素:與動情素、留鹽激素及前列腺素分泌過多、黃體素不足有關,使得鈉離子與水分滯留,造成身體水腫及體重增加。
   (2) 飲食因素:飲食缺乏維生素 B_6 及鎂或低血糖。
   (3) 心理症狀:如壓力、情緒低潮或易緊張的人格特質(何、蕭,2008;蔡、洪,2006)。

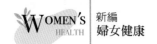
2. 症狀

(1) 身體方面：全身痠痛、頭痛、乳房脹痛、肌肉僵硬、疲勞、腹痛或腹脹、周邊水腫、體重增加、長青春痘、蕁麻疹、鼻炎、熱潮紅。

(2) 心理方面：情緒起伏不定、失眠、注意力不集中、煩躁不安、緊張、易怒、哭泣、焦慮、攻擊行為、暴飲暴食、疲倦、憂鬱、沮喪。

(3) 其他：口味改變（嗜吃甜食或鹹食）、出現暴力行為、想自殺、工作效率低。

3. 處置

(1) 目前仍無有效的藥物能治療經前緊張症候群，只是針對症狀緩解。亦可先收集詳細的病史資料及骨盆腔檢查，以確定是否有婦科疾病。

(2) 藥物：對於水分滯留和體重增加者可使用利尿劑，有嚴重憂鬱症醫師可能會用抗憂鬱症的藥物、前列腺素抑制劑、口服避孕藥、黃體素陰道塞劑等（何、蕭，2008；蔡、洪，2006）。

4. 護理措施

(1) 均衡飲食，並攝取富含維生素 B_6 的食物（例如豬肉、牛奶、蛋類、豆類）可以解除眩暈、噁心之症狀。

(2) 在月經來潮前適當且充分的休息是重要的。

(3) 採低鈉飲食，可減少水分滯留，避免咖啡因、酒精、糖類飲料之攝取。

(4) 月經前一個星期補充鈣、維生素 A、鎂及必需脂肪酸。

(5) 有氧運動對於肌肉張力具有鎮定作用，並促進血液循環（包括游泳、慢跑）。

(6) 教導放鬆肌肉及腹式呼吸之技巧及泡熱水澡、聽音樂，亦可調整其生活型態規律性、鼓勵家人支持、表達其心理的不適。

（二）痛經(Dysmenorrhea)

指月經來潮時引起疼痛或不舒服，不舒服的反應與程度因人而異，可分為原發性痛經(primary dysmenorrhea)及續發性痛經(secondary dysmenorrheal)。

1. 原發性痛經

(1) 定義及臨床表現：指的是由月經本身引起的痙攣性疼痛，一般在 13~19 歲，有的人在 20 歲以後痛經逐漸消失，痛經主要發生在小女生身上。典型表現是在初經開始 6 個月到 2 年左右出現，到 23~27 歲達到頂峰，多發生於過度肥胖、小於 20 歲、未產婦等女性身上。懷孕或自然生產幾乎能有效地改善原發性痛經（何、蕭，2008；陳，2005；蔡、洪，2006；藍，2005）。

(2) 病因及病理機轉：與壓力、身體狀況不佳、黃體退化、自主神經系統失調有關（黃，2006）。研究顯示月經來潮期間，由於前列腺素的合成，造成子宮肌層強烈的收縮，使子宮內壓力增加，讓子宮的血管收縮，導致子宮血流減少所致；自主神經系統功能失調使肌肉不協調，形成子宮峽部和子宮頸口的肌肉痙攣而疼痛（何、蕭，2008；陳，2005；黃，2006；蔡、洪，2006）。

(3) 症狀：初經來潮後的 1~3 年才發生，開始於月經來潮前的 1~2 天，最痛是在月經來潮的第一天，有間歇性下腹痛、噁心、嘔吐、腹瀉、乳房觸痛、頭痛、暈眩、神經質、疲勞，疼痛常放射

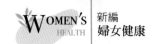
到腰薦椎、下背部和大腿，至月經期結束才會緩解（何、蕭，
2008；陳，2005；蔡、洪，2006）。

(4) 治療及護理：首先做完整性評估：如了解初經年齡、月經特徵、
生育狀況等。

A. 藥物：

a. 阿斯匹靈(Aspirin)、Ibuprofen、Ponstan 等是前列腺素合成酶抑
制劑，能緩解經痛。藥物副作用有腹瀉、眩暈、嗜睡，須觀察
其出血或瘀青腫脹情形，及避免空腹服用以防止胃腸不適，對
此藥有過敏者禁用。

b. 排卵抑制劑（口服避孕藥，特別是混合型避孕藥）大約有超過
90%的人在服用後，疼痛可以得到緩解（何、蕭，2008；陳，
2005；蔡、洪，2006；藍，2005）。

B. 經期衛生指導及護理：

a. 運動：輕到中度的活動是好的，過度運動會造成無月經，運動種
類如：放鬆柔軟操、瑜伽、太極拳、慢跑、氣功、有氧運動等。

b. 日常生活規律：沒有任何禁忌，但個人衛生要特別注意，可用
中性肥皂及清水清洗會陰部以防止異味，並勤換衛生棉墊、經
期禁止陰道灌洗、大小便後要由前往後擦拭以防感染。

c. 均衡的營養：每日鐵質的流失量約 0.5~1 mg，所以要多攝取含
鐵食物（例如：深綠色蔬菜、內臟肝臟、葡萄等）及維生素 B_6
(50~100 mg)、維生素 C 及 E、鈣質、深海魚（含 Omega 脂肪
酸），經由體內吸收後有抗發炎反應作用，可減緩經痛症狀。

d. 應避免的食物：加工食品或精製食品易產生水分滯留，避免甜
食、酒精性食物、醃漬品、罐頭食品、咖啡，主要原因是會增
加血糖變化，使高低血糖落差大及維生素 B 群和礦物質等流

失、並且會抑制身體對鐵質的吸收及易發胖。可教導進食熱湯，避免冰冷食物。

e. 性關係：經期不是禁忌，經期期間性欲可能會增強或減弱，性高潮可能會造成經血量增加，亦要注意衛生，避免感染。

f. 充足睡眠及休息：若因經痛而影響睡眠，則需較多休息。

g. 精油按摩：精油的香氣傳達到腦部時，刺激腦內分泌抗壓荷爾蒙－腦內啡，會促進內分泌系統和自律神經的平衡。按摩可以讓人感到放鬆，具有抗痙攣、安撫降低焦慮的作用（孫、黃、宋、王、張，2005）。

h. 保持愉快心情，避免壓力或焦慮及勞累。

i. 其他：含黃體素避孕器可緩解痛經，可以與醫師討論裝置，喝熱飲、下腹部熱敷及有規律同方向的環狀按摩有助疼痛緩解，針灸、生物回饋、放鬆技巧、自我催眠也可緩解痛經（何、蕭，2008；陳，2005；蔡、洪，2006；藍，2005）。

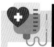 知識補給站

經痛可以吃巧克力！？

很多女生都認為，痛經時吃點巧克力好像對舒緩疼痛有幫助，有研究發現：巧克力會誘發腦內釋出一種讓人心情愉快的腦內血清素(serotonin)，而且每 1 公克巧克力約含有 1 毫克的鎂，鎂能緩解壓力、穩定情緒，香甜的滋味彷彿令人忘了疼痛。但是，月經期間水腫的減輕讓人有不會胖的錯覺，其實巧克力的熱量仍然會囤積，且巧克力含有咖啡因，在舒緩疼痛的同時，還是要注意選擇純度較高的巧克力並且不要攝取過量。另外，天然食物如核桃、梅子、番茄、鳳梨，也可增加血清素，達到控制經前緊張症候群(PMS)的效果，且熱量又不太高，是不錯的選擇。

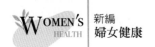
2. **續發性痛經**

(1) 定義及臨床表現：指骨盆腔有病灶而引起的月經疼痛；臨床表現有子宮肌腺症、子宮內膜異位症、子宮肌瘤、裝置子宮內避孕器、骨盆腔發炎症或粘連、子宮先天異常、子宮頸閉鎖或粘連等（陳，2005；藍，2005）。

(2) 治療：可提供腹腔鏡檢查以確認疾病問題並進行處置。

（三）無月經(Amenorrhea)

指女性沒有週期性陰道出血的情形，可分為原發性及續發性兩種。

1. **原發性無月經(primary amenorrhea)**：指女性到了 18 歲仍還未出現過月經的情形。

(1) 原因：可能與基因異常或生殖器官構造畸形有關。先天性因素約占三分之二，通常為基因異常或生殖器官構造畸型，如透納氏症候群、陰道畸形、無子宮、無卵巢等（何、蕭，2008；蔡、洪，2006）。

(2) 評估：須找出真正原因才能進行治療，所以身體評估顯得重要，應注意有無生殖道異常或激素的原因造成身體外觀的異常，例如身材矮小、乳房發育不良、陰毛或腋毛發育不良等。可用這些檢查來確立診斷：骨盆檢查、染色體檢查、血清泌乳素濃度的測定、激素戒斷試驗。

2. **續發性無月經**(secondary amenorrhea)：指曾有過規則的月經，現停止月經來潮 6 個月或 6 個月以上的情形。

   (1) 原因：懷孕、哺乳、停經、子宮外孕、滋養層疾病、多囊性卵巢、垂體腫瘤及垂體功能低下（如庫欣氏症候群）、心理抑鬱、甲狀腺功能不足、抗高血壓、避孕藥、肥胖、神經性厭食、過度減重（減輕了原來體重的 10~15%）、卵巢衰竭、泌乳素過高、腫瘤、感染、外傷、自體免疫疾病、放射線治療等，其中最常見是心理因素（何、蕭，2008；蔡、洪，2006）。

   (2) 評估：性行為及懷孕的症狀、飲食習慣、過去飲食史、藥物使用（如口服避孕藥、抗高血壓藥）、多毛症與多囊性卵巢有關。對於不想生育的婦女，可以使用甲基乙烯氧孕前酮(medroxyprogesterone)來產生退化性的出血方式，至於想要懷孕的婦女則給予 Clomiphene citrate 或 Bromocriptine 來誘導排卵（何、蕭，2008；蔡、洪，2006）。

三、青少女懷孕

青少年年齡層是指 15~19 歲，依據衛生福利部國民健康署 2015 年有關青少年健康行為調查發現，國內 15~19 歲青少年曾有性行為者，從 1995 年的 8.0%上升至 2009 年達最高峰 16.7%，再降至 2011 年的 13.7%，其中曾經懷孕的比率為 0.7%。最近一次性行為有採取避孕比率從 2009 年 69.5%上升至 2011 年 72.8%，曾經懷孕比率從 2009 年 1.8%降到 2011 年 0.7%，顯示青少年的性行為比例雖然增加，但在採取避孕措施行為也跟著提升的形況下，該族群曾懷孕或曾人工流產的比率是下降的。在臺灣生育率 2006 年內從千分之六降至 2021 年降至千分之四左右（內政部戶政司，2022）。

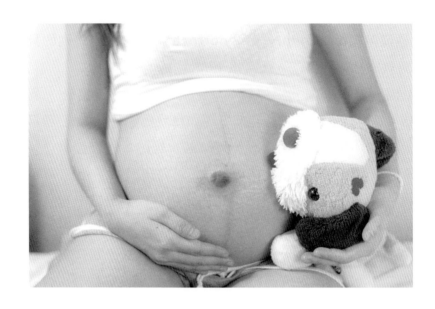

（一）青少女未婚懷孕造成的原因

造成青少女懷孕的因素有很多，並不是只有未作好避孕措施的問題，事實上它是有很多因素相互交錯著如家庭、教育或同儕、性知識與性態度等分別做下列討論。

1. 家庭因素

父母是青少女最早接觸最重要的影響來源，若原生家庭多屬於低社經階層、父母教育程度較低、貧窮、父母仳離、或是鄉村剛遷居到都市、屬於單親家庭不良的親子互動關係，子女造成家庭暴力、性虐待或疏忽及過早離家在外居住及父母對青少女所迷惑的性議題未進行溝通與開導，會對青少年性態度及行為有所影響，而家中若沒有父親易導致青少女很早就開始有性活動。而家庭功能較不健全的青少年，由於欠缺家庭凝聚力或情感聯繫可能會導致少女感受到社交及情緒上的孤立，使她們從事性行為活動以彌補空虛。

2. 教育因素

在現行的教育體制下得不到成就感與認同感的青少女，會對教育環境存有排斥感，因而有較高的輟學機率。而懷孕問題可能與功課不理想、職業期望低落有關。

3. 同儕因素

同儕團體會影響青少年開始從事性行為，而在不正常的家庭中，同儕對青少女生育抉擇之影響特別強，尤其生活周遭不乏親朋好友有青少年懷孕的經驗，或姊妹與朋友的性活動多，則青少女對性的態度亦較開放。依據艾瑞克森的心理社會發展理論，青少年時期的發展任務為自我認同傾向以自我為中心，其情緒易波動而影響行為，此其懷孕或生育期壓力或心理困擾較成人來的大，會擔心同儕異樣眼光，怕被責罵而否認懷孕事實或害怕他人知道，因而中斷學業影響了生涯規劃。

4. 性知識與性態度

臺灣有性經驗的青少女避孕知識只有中等程度，對於避孕的自我效能感也不高，而懷孕者比未懷孕者有較差的避孕知識、較低的避孕自我效能、較低的社經地位及較頻繁的性行為，顯示懷孕少女是處於無力保護自己且高機率的懷孕情境下。

5. 心理及社會因素方面

包括低自尊、低教育目標、低學業成就、比較被動依賴、或具冒險性的人、及渴望愛情期望懷孕、忽略懷孕的危險性、缺乏親子溝通者及有偏差行為者（如酗酒、藥物濫用、吸菸等）皆易有性行為而造成懷孕。

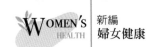

（二）青少女懷孕引發的問題

1. 生理方面

易發生貧血、高血壓、感染、產後異常出血的風險產婦死亡率較高。

2. 心理方面

年輕媽媽較多感到壓力、無助感、低自信心、甚至出現憂鬱症狀、使用非法藥物、出現自殺念頭。懷孕事件在青少女妊娠的各階段都會引發的複雜情緒反應，而這些情緒反應也會因為生產或人工流產不同處置而有差異。Roggow 與 Owens 在 1998 年指出，青少女懷孕會歷經七個階段心理調適歷程：(1)震驚：剛得知懷孕時的驚訝；(2)否認：由於懷孕初期身體尚無明顯變化，認為他人無法察覺自己懷孕的事實而處於否認懷孕狀態；(3)憤怒：抱怨上天不公平、對父母及男友發洩情緒、認為自己沒用的低自尊反應；(4)協商：期望能自然流產並藉由某些方法扭轉懷孕事實；(5)憂鬱：強烈覺得懷孕事件無法解決，覺得無助、挫折，無法維持日常生活活動及課業，嚴重者易因憂鬱而企圖自殺；(6)接受：認知懷孕事實無法改變，並尋求決協助諮詢與協助；(7)成長：以正向思考的態度開始規劃未來。

3. 學業方面

多數未能完成高中以上教育，缺乏工作技能生涯發展有所限制，增加未來經濟資源缺乏風險之後落入貧窮或成為社會救助者。青少女孕婦接受到的社會支持相較成年孕婦來得少，青少女會因為懷孕而與之前往來的同學與朋友失去聯繫，使得其主要的支持來源侷限於家人，其生活圈及支持系統因此縮小。

4. 經濟方面

　　未婚懷孕來自貧窮家庭其經濟能力會較差，可能未婚、吸菸、喝酒或使用藥物的機率較高、未有良好產前照顧，在社會及經濟上產生不良因素也會造成懷孕不良影響。低學歷所能從事的工作就偏向低技術、低薪資、低挑戰性的類別。因此懷孕的青少女在經濟方面常常會陷入困境，而未成年生育將使這群低社會經濟階層者落入低社經的循環中。

5. 健康方面

　　處於青春期發展階段的青少女，身心發展的特色相當重視自己身體的外貌、形象，常會以節食、不當攝食，甚至刻意減肥的方式來維持其體態，因而也會對懷孕期間的青少女及胎兒造成不當的影響。出生之嬰兒較多早產、低體重兒、神經系統或或先天性異常、低智力或發展遲緩、新生兒死亡的風險亦較高。在學齡期發展階段孩童較多學業、成就、智力、認知能力皆較差，情緒及社交方面適應上較困難，易有較高風險受虐兒。由於年輕沒經驗，欠缺嬰幼兒的照護技能，導致出現低自信及負向的母性行為，引發母性角色的發展危機。若選擇結婚的青少女，其婚姻的穩定性與持久度並不高。

（三）預防及措施

1. 預防方面

　　政府在預防層面除了透過跨部會合作，配合教育部推動性教育、結合在地社區學校，辦理青少年性健康促進服務推展計畫，並依青少年喜愛上網的習慣及網路無遠弗屆之交友特性，建置青少年網站如性福 e 學園，於該網站「秘密花園」提供正確性知識及可匿名、具隱密的青少年兩性交往及未成年懷孕等視訊諮詢服務。而未成年懷孕資源手冊提到兩性交往內容「ABC 三原則」：(1) Abstain：拒絕性誘惑；(2) Be responsibile：負責任的態度；(3) Condom：使用保險套等避孕措施。

依據國民健康署提出本土文化的全人「123」性教育模式，根據全人發展性教育理念提倡內涵應包含：性的生理、心理、社會及心靈等層面三道防線。

(1) 第一道防線：教導兩性親密關係培養兩性交往所需的能力（如溝通、做決定、拒絕及協商等）生活技能，建立自信、學習真愛、學習性行為的抉擇及拒絕不要性行為。

(2) 第二道防線：教導安全性行為，當彼此成熟到為自己性行為負責時，必要時採取避孕措施。

(3) 第三道防線：不預期懷孕安置照護系統，當未能做好前兩項防線時能提供青少女輔導諮商，及補救教學等維護學生受教權及親善的醫療服務。

2. 措施方面

(1) 確實讓青少年了解正確的避孕方式。

(2) 父母應與子女維持良好的溝通，重視親職性教育。

(3) 性教育要及早施行，從國小就必須落實。

(4) 教師接受「性教育課程」的培訓和研習，才能有效指導學生。

(5) 提供懷孕學生心理諮商、生涯規劃、抗壓處理、課業協助、追蹤輔導等完善服務。

(6) 學校成立危機處理小組，以既定流程處理學生懷孕問題，並做好保密與溝通工作，落實學校通報系統的功能。

(7) 邀請專家到校演講，加強舉辦父母親職教育活動，以提升家庭教育的功能，並且建立良好的校外資源聯繫與轉介資源網絡。

(8) 學校利用班親會或家庭訪問時機，給予父母適當教育，使其能在孩子懷孕事件發生後，給予更多寬容與接納並教育家長勿剝奪懷孕子女應有的受教權益。

(9) 平日應多關心子女，做好身教與言教示範，營造幸福的家庭氣氛
與生活環境，父母應積極尋求社會或學校的專業協助，需妥善處
理自己的情緒，不宜責罵或放棄子女，而是以正面、積極的態度
來協助其解決未來就學與後續嬰兒照顧的問題。

(10) 設立專屬醫療保健中心處理未婚懷孕問題的機構，在名稱上應
該去標籤化，例如以「青少年保健中心」來取代「未婚懷孕輔
導中心」，此等專屬於青少年的服務中心。

(11) 提供社會福利資源相關網站及未成年懷孕安置教養機構與教育
的資源—學校和教育的申訴及諮詢管道、孕期至生產之健康照
護、就醫資源與給付。

3-2　家庭計畫及婦女保健

生育年齡在 20~30 歲之間，理想的結婚年齡是女性 25 歲、男性 28
歲，最好婚後一、兩年再懷孕，理想生育間隔為 2~3 年。家庭計畫指每
對夫婦依著自己的意願，配合自己身心健康的情況、經濟狀況與國家社
會的需要，利用醫學原理與各種不同節育方法，以決定生育間隔及子女
數的多寡，使每個子女在父母期望下出生，以符合達到優生保健之條
件。家庭計畫的工作重點，都是以婦女健康方面為考量，以避免產下畸
形兒及產生懷孕合併症，並降低嬰兒、新生兒、孕產婦的危險性及死亡
率，以因應不同弱勢群體民眾之需求，推廣家庭計畫，可減少生育先天
性缺陷兒、精神病患的趨勢（黃，2006）。因此，要避免婦女所受的痛
苦延續到下一代子女身上，家庭計畫及婦女保健是不能忽視的。

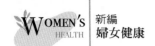

一、常見的避孕方法

（一）自然調節避孕法

自然調節避孕法又稱自然避孕法(natural menthods)，是各種宗教信仰及文化都能夠接受的避孕法，較不會妨礙個人健康且經濟，缺點是另一半需有控制力或須禁欲，避孕失敗率相對也較高。自然避孕法包含：性交中斷法、基礎體溫法、月經週期表記錄法、排卵期測量法。

1. 性交中斷法：作法為男性在快要射精前將陰莖從陰道抽出改為體外射精，此種方法失敗率高，因為在男性射精前可能就會有精子從尿道排出，而造成懷孕，且男性可能會有漏精或尿失禁之風險，一般不建議使用此法。

2. 基礎體溫法(basal body temperature, BBT)
   (1) 原理：利用排卵時體溫降低，排卵後體溫上升的原理，以確認排卵易受孕的時期來避免性接觸。
   (2) 方法：於每日清晨剛醒仍未下床、進食前，使用基礎體溫計（圖3-1）測量體溫，並記錄在基礎體溫記錄表上，此體溫記錄表呈現了月經週期中安全期及危險期，體溫下降最低且又上升的當天為排卵日，排卵日前後三天為危險期；排卵後高溫期的第四天直到下一次月經來前即是安全期（圖3-2）。

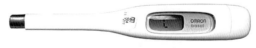

＊圖 3-1　基礎體溫計

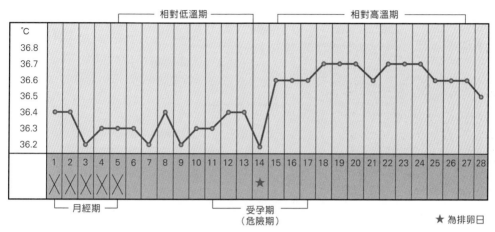

* 圖 3-2 基礎體溫記錄表

(3) 缺點：失敗率較高，若是情緒不穩、失眠、發燒、生活型態改變等都有可能影響測量結果，不建議使用此方法（祁，2005；孫，2008；黃，2006；楊，2002）。

(4) 優點：無副作用，可以了解自己的生理週期。

3. 月經週期表記錄法(calendar rhythm method)：也稱安全期計算法。

(1) 方法：需持續記錄 6 個月到 1 年的月經週期，並了解自己最長與最短的月經週期，月經開始的第一天即是月經週期第一天。危險期是最短月經週期結束前第 18 天（包含第 18 天）到最長月經週期之結束前第 11 天，例如：某婦女月經週期為期 26~40 天則：

　　最短的月經週期 26 天－18 天＝8 天

　　最長的月經週期 40 天－11 天＝29 天

故危險期（易受孕期）則為月經週期的第 8~29 天（圖 3-3），但此法較適用於月經週期規律的婦女，月經週期不規律者失敗率較高。

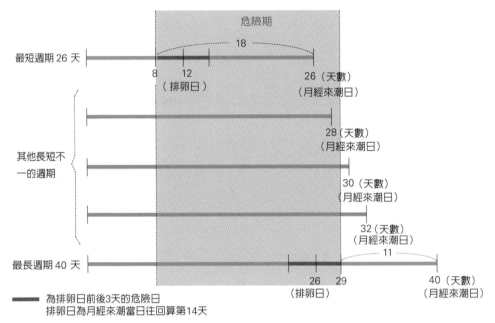

危險期

最短週期 26 天

18

8　12　　　　　　　　　26（天數）
（排卵日）　　　　　　　（月經來潮日）

28（天數）
（月經來潮日）

其他長短不
一的週期

30（天數）
（月經來潮日）

32（天數）
（月經來潮日）

最長週期 40 天

11

26　29　　　　　　　40（天數）
（排卵日）　　　　　　（月經來潮日）

━━━ 為排卵日前後3天的危險日
排卵日為月經來潮當日往回算第14天

✳ 圖 3-3　安全期計算法

(2) 原理：排卵發生於下一個月經週期來之前的 14±2 天，即下次月經來前的 12~16 天，故可藉由記錄月經週期來找出排卵日並避免性行為來避孕。

(3) 優點：自然無副作用。

(4) 缺點：月經週期不規則者不適用，因危險期長故效果差（楊，2002；黃，2006；祁，2005；孫，2008）。

4. 排卵期測量法(ovulation method)：又稱「比林法」或「子宮頸黏液法」，亦即以月經期間子宮頸黏液改變的評估。

(1) 原理：依據觀察月經週期子宮頸黏液變化，來推測排卵日，避免在排卵期間發生性行為，以阻止精子與卵子的結合。排卵時受動情素影響，排卵後受黃體素影響。一般子宮頸黏液變化分為五期：

A. 第一期（乾燥期）：月經期剛結束的一段時間，動情素含量低，無法刺激黏液分泌。

B. 第二期（排卵前期）：此期開始是危險期，有混濁黃白黏液分泌。

C. 第三期（排卵期）：此期亦是危險期，子宮頸分泌物增加，主要目的是為了精子的生存及讓精子較易進入子宮頸，分泌物會變得清澈而富有潤滑性，看來像蛋白一樣，稱為Spinnbarkeit，此現象在排卵期最明顯。因黏液中的氯化鈉濃度會增加，若將黏液抹於玻片上，待乾燥後玻片會結晶，用顯微鏡下可以觀察到羊齒狀排列的型態。

D. 第四期（排卵後期）：此期開始安全期，黏液快速減少變成混濁而富黏性，主要目的是防止精子進入子宮頸。

E. 第五期（月經前期）：此期為安全期，此時黏液又或許變為清澈，其意義也不明。

(2) 優點：經濟自然無副作用。

(3) 缺點：子宮頸黏液的變化不易評估，易受到陰道感染引起的分泌物、性刺激、精液、潤滑劑、殺精劑等而引起判斷錯誤。

（二）物理避孕法

物理避孕法包括使用男用保險套、女用保險套、子宮隔膜、子宮頸帽及子宮內避孕器（祁，2005；孫，2008；黃，2006；楊，2002）。

1. 男用保險套(male condom)（圖 3-4）

(1) 原理：男用保險套是一種乳膠或橡膠製成的圓柱長條型袋狀薄膜，性交前套在勃起的陰莖上，能阻止精子進入陰道或預防性病。

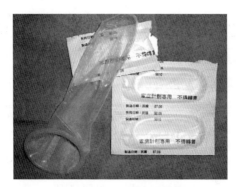

＊圖 3-4　男性保險套

(2) 方法（圖 3-5）

A. 拆封前檢查有效日期及是否有破損，拆封時應由邊緣拆開，拆封後用手擠出保險套，避免由中間拆封以免損及保險套。

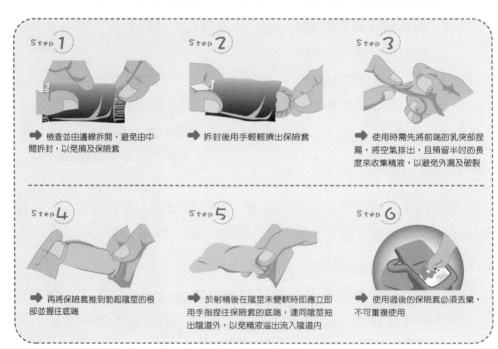

Step 1　➡ 檢查並由邊線拆開，避免由中間拆封，以免損及保險套

Step 2　➡ 拆封後用手輕擠出保險套

Step 3　➡ 使用時需先將前端的乳突部捏扁，將空氣排出，且預留半吋的長度來收集精液，以避免外漏及破裂

Step 4　➡ 再將保險套推到勃起陰莖的根部並握住底端

Step 5　➡ 於射精後在陰莖未變軟時即應立即用手指捏住保險套的底端，連同陰莖抽出陰道外，以免精液溢出流入陰道內

Step 6　➡ 使用過後的保險套必須丟棄，不可重複使用

＊圖 3-5　男用保險套的使用方法

B. 在每次性交時，陰莖碰觸女性生殖器之前，應將保險套套在勃
起的陰莖，使用時應將前端的乳突部捏扁，將空氣排出以預留
半吋的長度，來收集精液避免外漏及破裂。

C. 男性應等女性的陰道潤濕後再行性交，以免造成女性陰道乾燥
不適及保險套的破裂。

D. 若使用潤滑劑，只能使用水性潤滑劑，例如 K-Y jelly，不可使
用油性潤滑劑，如凡士林、嬰兒油等，因為油性潤滑劑會使保
險套變質。

E. 射精後在陰莖變軟時，立即用手指捏住保險套的底端，連同陰
莖抽出陰道外，以免精液溢出流入陰道內。

F. 使用過的保險套必須丟棄，不可重複使用。

G. 保險套保存期限約二年，未用過的保險套要保存在乾燥、涼爽的
地方避免陽光直接照射，以免溼度、溫度影響保險套的品質。

(3) 優點：便宜、容易購買，使用前不需做任何醫療檢查，使用正確
還能防治性行為而傳染的性病。

(4) 缺點：偶會引起對橡膠或乳膠的過敏反應，有些人則認為會影響
性行為時的快感（祁，2005；孫，2008；黃，2006；楊，2002）。

2. 女用保險套(female condom)（圖 3-6）

(1) 原理：女用保險套是一種 7 吋長，多氯基甲酸乙酯(polyurethane)
材質的中空袋狀套模，性交前套在子宮頸口上，阻止精子進入子
宮，避免精子與卵子結合，而達到避孕效果。

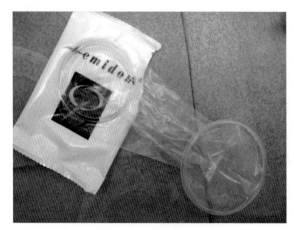

✱ 圖 3-6　女用保險套

(2) 方法（圖 3-7）

　　A. 需在性行為之前戴上。

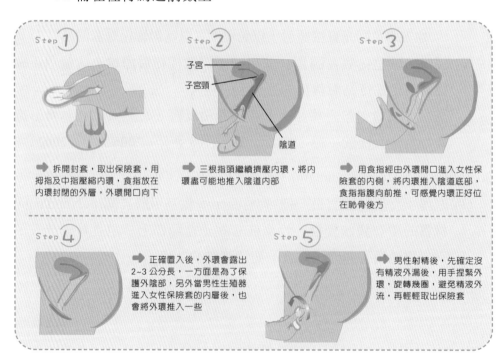

✱ 圖 3-7　女用保險套使用方法

B. 女用保險套構造分內環、套模及外環，婦女在使用時需一手將陰唇撥開，一手捏緊內環將其推入陰道深處，再把食指伸進套子內，將內環底推至恥骨的下方蓋住子宮頸口，而保險套的套模會隨著內環進入陰道內。

C. 使用完後，婦女需捏住套子的外環，再扭轉套子，並將開口扭緊以防精液漏出，再輕輕拉出保險套於陰道外丟棄。

D. 女用保險套不可重複使用。

(3) 優點：可避免傳染性病，使用前不需做任何醫療檢查，可自行使用不會干擾前戲的進行，材質比男用保險套的乳膠更強韌。

(4) 缺點：價格比男用保險套貴，必須用手推入陰道，需觸摸自己的下體而感到不舒服感覺、不順手及不習慣（祁，2005；孫，2008；楊，2002）。

3. 子宮隔膜

(1) 原理：是一種半球圓頂形的隔膜，其邊緣為柔軟的金屬邊，性交前由陰道放入，蓋住子宮頸口，阻止精子進入子宮，避免精子與卵子結合。

(2) 方法

A. 在性交前 6 小時由陰道放入蓋住子宮頸口。

B. 姿勢：坐在椅子邊緣、平躺時膝蓋彎曲、蹲式或站立時將一腳放在椅子上。

C. 塗抹殺精劑在隔膜的圓頂及邊緣上，以一手捏著隔膜的外緣，並將其併起來，另一手將陰唇撐開，再將隔膜放置恥骨的上緣與後陰道壁間。

D. 性交後 6 小時再取出隔膜，用溫和肥皂及清水洗淨風乾。

E. 注意事項：(a)婦女應在性交前、後排尿以避免膀胱感染。(b)隔膜最好 2 年更換一次，並定期檢查是否有破損。(c)隔膜在性交後勿放置超過 8 小時。(d)可能會增加泌尿道感染的機率。(e)對橡膠或乳膠隔膜過敏者，可考慮塑膠材質。

(3) 優點：可預防傳染病及骨盆腔炎症，哺餵母乳亦可使用，使用正確避孕效果可達 90%以上。

(4) 缺點：較不易學會及操作正確，可能在性行為時易脫落（孫，2008）。

4. 子宮頸帽(cervical cap)

(1) 原理：是一小型環形狀的杯子，放於子宮頸口，而阻止精子進入子宮，避免精子與卵子結合。

(2) 方法

A. 子宮頸帽放於子宮頸 24 小時至 3 個月，最理想時間為 3 天。

B. 姿勢：坐在椅子邊緣、平躺時膝蓋彎曲、蹲式或站立時將一腳放在椅子上。

C. 壓扁子宮頸帽固定於子宮頸口，用食指觸摸來感覺位置正確性，如果裝入後時間超過 4 小時才性交，則應塗上殺精子劑，性交後 6 小時取出（孫，2008；黃，2006）。

(3) 優點：可預防傳染病及骨盆腔炎症，使用正確避孕效果可達 90%以上。

(4) 缺點：性交時子宮頸帽可能會有脫出情形。若婦女患有子宮頸裂傷、子宮頸炎則不適用（孫，2008）。

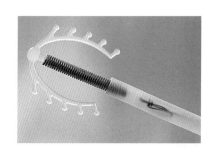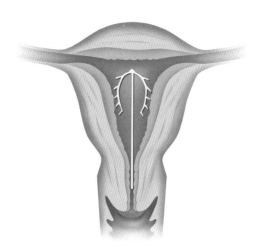

＊圖 3-8　子宮內避孕器

5. 子宮內避孕器：包括子宮環、樂普、銅 7、銅 T、母體樂等（圖 3-8）。

(1) 原理：裝置在子宮內使子宮內膜產生異物發炎反應或化學酵素反應，以干擾精子生存和活動或干擾受精卵著床；含銅的避孕器可以釋放銅離子殺死精細胞。

(2) 方法

　A. 傳統子宮內避孕器沒有時效限制，只要適合不必更換。

　B. 含銅的子宮內避孕器 3~5 年需更換新的避孕器。

　C. 含黃體素之子宮內避孕器需一年更換一次。

　D. 裝置時間：只要確定沒有懷孕均可裝置，一般在月經結束或乾淨時裝置。產後最好在產後 6 週尚未有性行為之前，由婦產科醫生評估後裝置。

(3) 副作用：點狀出血、分泌物多、經血量多、腰酸腹痛等症狀，通常在 3 個月內症狀會消失或減輕。

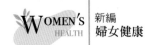
(4) 注意事項：如有婦科惡性腫瘤、癌症、子宮頸抹片結果異常、纖維肌瘤、貧血、骨盆腔癌症、子宮外孕病史、心臟病、凝血異常、月經過多、經痛厲害及疑似懷孕者都不適用。

(5) 優點：裝置時間短，裝置或取出都很容易，取出後可再懷孕，房事前不必做任何準備，不影響性生活亦不影響母奶哺餵。

(6) 缺點：裝置後至少 1~2 天沒有出血時才可行房，月經期間應檢查避孕器是否脫落或自我檢查尾線是否存在，感染機會亦增加，須特別注意清潔及個人衛生，裝置 3 個月、6 個月及一年後追蹤檢查（祁，2005；孫，2008；黃，2006；楊，2002）。

（三）化學避孕法

化學避孕法包括口服避孕藥、避孕針劑、諾普蘭、避孕貼片。

1. 口服避孕藥(oral contraception)

(1) 原理：動情素可抑制濾泡刺激素及黃體素之分泌及抑制卵泡的成熟與排卵，而達到避孕的效果，另一方面子宮頸黏液黏稠，可降低精子的穿透力，使子宮內膜不適合受精卵著床。

(2) 用法：從月經週期第五天開始使用，每天固定同一時間服用，一天一粒，21 粒裝（圖 3-9）要吃完後暫停等月經來，停藥的 2~3 天月經即會來，28 粒裝（圖 3-10）的藥則連續服用。28 粒裝的藥有七粒含鐵劑，外觀不同顏色；產後未哺乳婦女可於產後 28 天開始服用，如要等到產後第一次月經來潮後第五天才開始服用避孕藥者，就應於生產滿月後開始服藥，一般婦女發生流產或施行人工流產後的當日或 2~3 天內即可服用避孕藥。

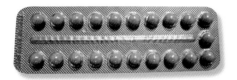 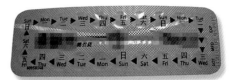

＊ 圖 3-9　21 粒裝避孕藥

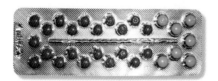 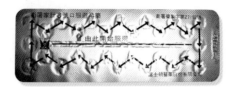

＊ 圖 3-10　28 粒裝避孕藥

(3) 注意事項：需每天固定同一時間服用，不可隨便停藥，否則易造成避孕失敗或出血；如忘記服用一顆藥，則應於發現時立即補服下一顆，並按平常服用時間服藥，若一連兩天忘了服用，則於發現時盡快補服兩顆，隔天也服用兩顆，之後忘記服用則應停止服用，並配合其他避孕方法。

(4) 副作用：腸胃不適、噁心、嘔吐、頭痛、乳房脹痛、體重增加、體液滯留、陰道點狀出血、神經緊張、皮膚褐斑、粉刺。

(5) 禁忌：靜脈血栓、腦血管疾病或冠狀動脈疾病、肝功能受損、患乳癌或骨盆腔癌症，目前懷孕中、正在哺餵母乳者、有不正常的陰道出血、年滿 34 歲以上而且有吸菸習慣者禁止服用（祁，2005；孫，2008；黃，2006；楊，2002）。

2. 避孕針劑

(1) 原理：利用高濃度黃體素抑制下視丘－腦下垂體的功能，使葛氏濾泡的成長受抑制，干擾精子與卵子的運送及子宮內膜的發育。

(2) 方法：在月經週期的第五天，於每 3 個月肌肉注射一次 150mg 的藥劑。

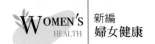

(3) 優點：行房前不需做任何準備，避孕效果佳(98~99%)，可減少骨盆腔癌症的機會及子宮內膜炎、卵巢炎、乳癌的機率。

(4) 缺點：費用較高。

(5) 副作用：最初幾個月有大量出血的情形、月經停止、體重增加、不規則出血（祁，2005；孫，2008；楊，2002）。

3. 諾普蘭(Norplant)

(1) 原理：含有合成性黃體素抑制排卵，會使子宮頸黏液變黏稠，阻止精子進入及改變子宮內膜狀態，干擾受精卵著床。

(2) 使用方法：將六支矽質桿棒植入上臂皮下或肩胛表皮下，可維持5年。

(3) 優點：不必天天操作。

(4) 缺點：易造成不定期點狀出血，甚至無月經，而且費用高（祁，2005；孫，2008；楊，2002）。

4. 避孕貼片(ORTHO EVRA®)

(1) 原理：同為荷爾蒙避孕藥物，藉由將藥物（貼片）貼在皮膚上由皮膚吸收而將藥物傳遞到體內。

(2) 方法：月經來臨後的週日貼上第一片(sunday start)，一週一片連續貼三片（週），將貼片貼在腹部、手臂、臀部，第四週休息。

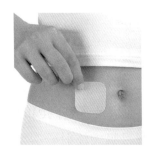 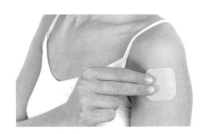

✱ 圖 3-11 避孕貼片

(3) 優點：方便、較口服避孕藥不易忘記、劑量穩定釋放。

(4) 缺點：可能會鬆掉或脫落、可能會造成局部皮膚過敏、可能有引起靜脈血栓的風險，90 公斤以上婦女避孕效果差，故不建議使用。

（四）永久性避孕法

永久性避孕法包括輸卵管結紮、輸精管結紮。

1. 輸卵管結紮(tubal ligation)（圖 3-12）

(1) 執行時間：產後 24~48 小時內實施較佳，或剖腹產時同時施行，或在月經結束 7 天內，確定沒有懷孕即可。

(2) 原理：以外科手術將雙側輸卵管結紮且切斷，阻斷卵子由卵巢到子宮的通道，造成卵子不能和精子結合，達到永久的避孕方式。

(3) 方法：手術前應由醫師評估，夫妻雙方同意再執行，手術室進行，術前給予麻醉劑與鎮靜劑，可從陰道、剖腹或腹腔鏡手術，將輸卵管兩末端綁起並切斷，手術時間約 20~30 分鐘。

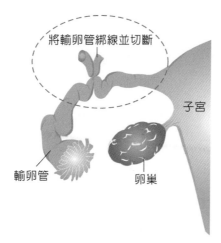

✱ 圖 3-12　輸卵管結紮法

(4) 注意事項：不影響卵巢功能及女性荷爾蒙分泌，月經亦不受影響，每個月排出卵子，由體內自行吸收。結紮一星期後如無不適，就可以恢復性生活，當婦女月經逾期時，應請醫師檢查有無懷孕的可能。

(5) 優點：小型手術，可永久避孕，避孕效果佳(99~100%)，不影響生理狀況，仍有月經來潮，房事前不必做任何準備，不影響性欲，任何年齡都適合。

(6) 缺點：潛在危險性出血、感染、子宮穿孔、腸道或膀胱損傷。

2. 輸精管結紮(vasectomy)（圖 3-13）

(1) 原理：以外科手術將雙側輸精管結紮且切斷，阻斷精子無法排出達到永久的避孕方式。

(2) 方法：門診手術室進行，藉由局部麻醉在兩側睪丸靠近輸精管處作一切口後再將雙側輸精管拉出結紮，約需 20 分鐘完成。

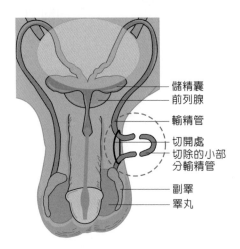

✱ 圖 3-13　輸精管結紮法

(3) 優點：永久性避孕，效果佳(99~100%)，手術簡易，費用少，手術後不影響男性生理機能，仍有射精能力，只是精液中不含精子，不會影響性生活。

(4) 缺點：無特別禁忌，手術後需要經過 15 次以上的射精或經過 4~6 週的時間，並應將精液檢驗分析，確定精液中不再含有精子，另外，可能有發生出血、感染、副睪炎的潛在危險（祁，2005；孫，2008；楊，2002）。

3-3 流產(Abortion)

　　流產的定義為懷孕後胚胎或胎兒自子宮排出，其妊娠週數未滿 20 週或是體重小於 500 公克以下者稱之。造成流產的原因包括：

1. 染色體異常或遺傳基因的缺陷。

2. 過量吸菸、酗酒、海洛因等毒品及放射線照射。

3. 子宮和子宮頸問題，如子宮畸形（如子宮發育不良、雙子宮、子宮縱隔等）、子宮腫瘤、子宮頸重度裂傷、子宮頸內口鬆弛等。

4. 感染因素如罹患德國麻疹、帶狀疱疹、小兒麻痺、黴漿菌感染等。

5. 內分泌異常如黃體素分泌不足、糖尿病、甲狀腺疾患等。

6. 孕婦的情緒受到重大刺激，過度悲傷、驚嚇、恐懼，以及身體外傷、遭受撞擊等因素。

　　流產又依其發生原因，可分為自然流產與人工流產兩大類，分別說明於下。

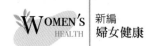
一、自然流產(Spontaneous Abortion)

(一)臨床分類

自然流產又分為先兆性流產、迫切性流產、重複性流產。

1. 先兆性流產(threatened abortion)
   (1) 一般發生於懷孕前 20 週,會出現下腹脹痛感,伴隨少量出血的現象,透過檢查無子宮擴張,且胎兒心跳正常者稱之為先兆性流產。
   (2) 主要的治療是鼓勵臥床休息 24~48 小時,配合黃體素治療並以超音波來確認胎兒是否有心跳。
   (3) 經過限制活動臥床休息後,出血狀況逐漸停止,才能慢慢恢復至正常的活動,但要注意避免再次出血,懷孕可繼續下去。
   (4) 出血停止後 2 週內不宜行房事,以預防感染或導致更進一步的出血。
   (5) 如出現腹痛加劇、出血量增加、腹部痙攣,繼續惡化則可能進展為迫切性流產。

2. 迫切性流產(imminent abortion)
   (1) 迫切性流產又稱脅迫性流產或不可避免性流產,乃於懷孕 20 週前,持續的陰道出血及下腹部痙攣合併子宮頸的擴張,羊膜破裂而導致迫切性流產,程度較先兆性流產嚴重。
   (2) 症狀有出血量增多、腹部疼痛加劇、下腹痙攣、子宮頸口擴張。
   (3) 臨床處理為子宮頸擴張及刮除術(dilatation and curettage, D & C),協助將胎盤碎片刮除,減少胎盤碎片殘留,以避免大量出血。

3. 重複性流產(recurrent abortion)

指連續發生 3 次或 3 次以上的自然流產，又稱為習慣性流產。重複性流產發生原因包括：

(1) 胎兒部分：可能為遺傳上因素，造成胎兒在染色體及基因上的異常，可建議夫妻雙方同時接受遺傳方面檢查及諮詢。

(2) 母親部分：(1)可能有環境與生活及工作有關，如暴露於放射線物質、化學性因素；(2)身體生殖器官組織結構上因素，如雙子宮、子宮頸閉鎖不全；(3)疾病如糖尿病、甲狀腺機能異常、自體免疫系統異常等。

(3) 父親部分：父親年齡太大、長期暴露於高溫環境、環境毒素、精索靜脈屈張等因素。

(4) 生活型態不良：包括吸菸、肥胖、毒品、酗酒等因素。

（二）臨床處置

1. 如仍在先兆性流產階段時，盡量臥床休息，以維持懷孕。

2. 若子宮頸已擴張，則考慮移除所有胚胎組織，並控制其出血量及沒有出現手術後併發症。

3. 因重複性流產易產生重大的心理壓力，常會有憂鬱、焦慮、易生氣、悲傷與罪惡感，照護時需給予更大的耐心、包容及心理支持與鼓勵。

二、人工流產(Induced / Artificial Abortion)

是指在胎兒足以存活之前，以藥物或手術人工方式予以終止妊娠懷孕。

　　根據「優生保健法」規定，得依其自願，施行人工流產的情況，包括本人或配偶患有礙優生之遺傳性、傳染性疾病、精神疾病有醫學上理由，足以認定懷孕或分娩有招致婦女生命危險或危害身體或精神健康；或有醫學上理由足以認定胎兒有畸型發育之虞；因被強制性交、誘姦或與依法不得結婚者相姦而受孕者；或因懷孕或生產，將影響其心理健康或家庭生活者等因素，得依其自願，施行人工流產（林，2012；方、高，2015）。

（一）臨床處置

1. 手術流產
　　(1) 懷孕 12 週以前可使用手術流產方式，可採真空吸引術、子宮頸擴張及刮除術(D & C)，大於 14~24 週則建議採用引產方式。
　　(2) 併發症有子宮穿孔、術後出血、術後感染、子宮頸裂傷。
　　(3) 手術後護理：
　　　A. 須密切觀察生命徵象及陰道出血量。
　　　B. 按醫囑給予子宮收縮劑及抗生素。
　　　C. 手術後 8~12 小時內，要把塞在陰道內的紗布拿掉，注意紗布放置在陰道內不要超過 24 小時，否則容易增加感染之機會。
　　　D. 手術後陰道於 2 天內出現少量出血情形為正常，需教導產婦勤換產墊，並注意出血之性狀及量，有異常需通知醫護人員，如廁後自我會陰沖洗，並保持外陰部清潔，避免盆浴，以減少感染之發生。
　　　E. 手術後須臥床半天至 1 天，2~3 天之內不要做太粗重的工作或提重物。

F. 返家休息時需注意體溫變化，建議多休息，注意營養的攝取，若有發燒、持續性的腹部疼痛或劇烈腹痛，或是陰道出血量比平時月經量多，應立即回診。

G. 手術後出血期間或 1 週內不可有性行為，有性生活就要開始避孕，以免再次懷孕。

H. 給予產婦心理支持，並鼓勵其表達內心的感受及對此事件之看法。

2. 藥物流產

(1) 適用於妊娠 7 週以前口服 mifepristone (RU486)來終止妊娠，此藥物需經由醫師開立處方箋，且必須在醫院內服用。

(2) RU486 是合成的黃體素拮抗劑，使母體黃體素無法作用在子宮的接受器上，抑制胚胎著床，促使胚胎隨著子宮內膜自然脫落，而達到終止妊娠的目的。

(3) 使用藥物注意事項：

A. 使用 RU486 一定要經過超音波診斷，確定不是子宮外孕，確定後才給予 RU486，48 小時後再給予前列腺素口服或塞劑。完全流產的成功率可達 95%。

B. 婦女於服藥後 3 天，開始有妊娠組織由陰道排出，整個排出的出血過程大約要 7~14 天，故 1~2 週後一定要回診，並以超音波檢查妊娠組織是否完全排出乾淨。如發生大量出血或心跳加快、頭暈、神智不清等情況，應立即就診。

(4) 藥物副作用：

A. 可能出現消化道症狀（如噁心、嘔吐、腹瀉）、子宮收縮、出血、感染、失敗或不完全流產。

B. 嚴重的不良反應，包括失血性休克、過敏性休克、急性出血、嚴重心律失常（林，2012；高，2012；方、高，2015）。

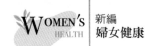
（二）護理措施

1. 充足的休息

人工流產後 1 週內應該要儘量休息、睡眠充足，流產後沒有適度的休息，容易造成出血、腹痛腰痠、精神狀況不佳，應儘量避免過度勞累而降低身體的抵抗力。流產後宜比照正常產後之照護：依性別工作平等法第 15 條之規定，婦女可請流產假，部分婦女會依照坐月子習俗來調養。

2. 充足的營養

流產後 1 週內不要喝酒、咖啡以及吃生、冷、辛辣、刺激性的食物等，以免出血、腹痛增加；約 2 週後再酌量食用。食物中宜多攝取高蛋白質、鐵、維生素 B 的食物，這些都是造血的必需原料，維生素 C 亦是造血的要素，能保護皮膚及促進傷口癒合，是母體恢復的重要因素。

含豐富的鐵、蛋白質食物，如豬肝、蛋黃、豬肉、牛肉、綠色蔬菜（菠菜、紅莧菜、綠花椰菜、海藻、黑芝麻、紅豆、紫菜）及水果（櫻桃、葡萄、葡萄乾、蘋果、酪梨、棗子、草莓等）。富含維生素 C、B 的食物，包括芭樂、釋迦、龍眼、奇異果、木瓜、甜柿、香吉士、草莓、桔子、檸檬、番茄、柚子、柑橘、柳丁等。如要中藥進補的話，建議等到流產確定後 1 週後再吃，生化湯、麻油雞有幫助子宮收縮的作用，不過因為流產後醫師通常也會開子宮收縮藥物服用，所以切忌同時服用有子宮收縮效果之中西藥。

3. 陰部的護理

由於出血的時間比較久，使用護墊容易引起陰部不適及感染，要定時更換，儘量穿寬鬆棉質的內褲。在出血的期間，不可泡溫泉、陰道灌洗，洗澡以淋浴為主，避免造成更嚴重的發炎與感染。

4. 注意感染

　　流產後細菌可能經由陰道、子宮，感染到全身，引發敗血症，嚴重時可能會危及生命，所以在流產後有不明原因的發燒、畏寒、全身虛弱等情形，應儘快就醫。

5. 日常生活注意事項

　　至少 2 週不要搬重物、不要做劇烈的運動。可洗頭洗澡，但要趕快吹乾保暖，在流產後的 1~2 週，身體抵抗力較差，需注意預防感冒，並注意保暖。

6. 情緒的調適

　　流產後的心理調適很重要，流產不管是自願或是胚胎不健康因素造成，在流產後易出現壓力、罪惡感、失落感等情形，家人或伴侶給予的關懷與支持，是很重要的。

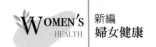

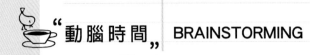

1. 初經開始時間一般為：(A) 11~12 歲　(B) 10~11 歲　(C) 13~14 歲　(D) 12~13 歲

2. 月經期的發生，主要是因為哪種激素減少？(A)動情素、黃體素　(B)動情素、催乳素　(C)催產素、人類絨毛膜性腺激素　(D) LH、FSH

3. 增殖期主要影響激素是：(A) LH　(B)黃體素　(C)動情素　(D) FSH

4. 初經少女的心理反應，不可能是：(A)大部分以正向情緒居多　(B)大部分以負向情緒居多　(C)驚嚇　(D)驕傲

5. 月經週期順序為：(1)缺血期(2)月經期(3)分泌期(4)增殖期。(A) (1)(3)(2)(4)　(B) (2)(4)(3)(1)　(C) (4)(2)(1)(3)　(D) (3)(4)(1)(2)

6. 有關月經的敘述，何者錯誤？(A)第二性徵出現的 3 年後，月經才來潮　(B)無排卵月經往往經血量過多　(C)月經來時要有充分的休息及睡眠　(D)不規則月經可能是藥物引起的症狀

7. 經前緊張症候群的原因不包括：(A)內分泌因素　(B)飲食因素　(C)心理因素　(D)藥物因素

8. 經前緊張症候群的處置，何者錯誤：(A)針對症狀緩解　(B)採低鈉飲食　(C)經前一週補充鈣、維生素 A　(D)使用阿斯匹靈治療

9. 經前緊張症候群患者均衡飲食、攝取富含維生素 B6 的食物，是為了：(A)減少水分滯留　(B)解除暈眩、噁心　(C)促進血液循環　(D)放鬆身心

10.「壓力、身體狀況不佳、自主神經失調造成子宮頸口肌肉痙攣」是何者的病因？(A)月經遲緩　(B)無月經　(C)原發性痛經　(D)經前緊張症候群

11. 莉莉常有痛經的症狀，檢查發現是續發性痛經，下列何者最不可能是她的病因？(A)子宮腺肌症　(B)裝置子宮內避孕器　(C)無子宮　(D)子宮粘連

12. 推廣家庭計畫的目的相當多，不包含：(A)讓夫妻能決定生育間隔　(B)減少先天性缺陷兒　(C)避免懷孕合併症　(D)降低墮胎率

13. 下列何者不是物理避孕法？(A)基礎體溫法　(B)保險套　(C)子宮內避孕器　(D)子宮隔膜

14. 使用基礎體溫法避孕，下列何者為安全期：(A)體溫下降到最低的當天　(B)排卵前後 3 天　(C)高溫期後第 4 天到下次月經來前　(D)月經後到排卵前

15. 秀秀月經規則，月經週期為 25~30 天，她的最短月經週期為：(A) 5 天　(B) 7 天　(C) 14 天　(D) 22 天

16. 承上題，秀秀的危險期最為月經週期的：(A)第 7~19 天　(B)第 5~14 天　(C)7~14 天　(D)5~22 天

17. 排卵期測量法是藉由什麼原理推測排卵期？(A)排卵發生於月經前 14±2 天　(B)排卵時體溫降低　(C)排卵時體溫升高　(D)子宮頸黏液變化

18. 服用動情素抑制 FSH、黃體素分泌，進而抑制排卵，達到避孕效果，是哪一種避孕法？(A) RU486　(B)避孕貼片　(C)避孕針劑　(D)口服避孕藥

19. 下列哪一種藥物，可以作為墮胎藥及事後避孕丸？(A)前列腺素　(B)RU486　(C)口服避孕藥　(D)黃體素

20. RU486 的墮胎原理，為下列何種荷爾蒙的拮抗劑？(A)動情素　(B)黃體素　(C)前列腺素　(D)人類絨毛膜促性腺素(hCG)

掃描QR Code
觀看解答

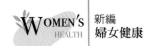
參考文獻　REFERENCE

內政部戶政司全球資訊網(2022)・人口統計資料。https://www.ris.gov.tw/app/portal/346

王秀香、鍾聿琳、李英慧、趙之婷、李淑華、丁美雲(2004)・預防更年期婦女骨質疏鬆症之另類療法・護理雜誌,5(5),85-86。

白香菊、李選、曾霞(2004)・更年期婦女自覺不確定感相關因素之研究・護理雜誌,51(5),45。

江雪美、周輝政、高千惠、曹麗英(2008)・停經婦女陰道症狀困擾及其自我處理的經驗・護理雜誌,56(1),44。

何美華、蕭伃伶、陳怡靜、徐宛芸(2022)・婦科疾病的護理・於余玉眉總校閱,產科護理學(11版)・新文京。

吳淑玲、陳國彥(2016)・青少女懷孕問題及生育決定之探討・樹德科技大學人文社會電子學報,12(1),8~10。

吳雁(2000)・完全月經手冊,康健雜誌(23期)。http://www.commonhealth.com.tw/article/article.action?id=5019736

李玉嬋(2005)・未婚懷孕輔導機制建立之芻議—香港「青少年保健中心」作為整合醫療機構與諮商跨領域服務模式之例・學生輔導季刊,99,76-93。

李德芬(2005)・學校因應青少女懷孕事件之建議・學生輔導季刊,99,121-129。

李德芬、周才忠、林美珍、陳嘉鳳(2004)・青少女懷孕對其生理、心理社會之衝擊・台灣性學學刊,2(10),93-110。

沈滿華(2010)・老年婦女健康・於余玉眉總校閱,婦女健康(二版,285~314頁)・華杏。

林淑玟(2005)・女性生殖系統・於陳彰惠總校閱,實用產科護理學(初版,2-23~2-27頁)・華格那。

林淑玲(2022)・高危險妊娠的護理・於余玉眉總校閱，*產科護理學*（11 版）・新文京。

林麗華(2013)・女性生殖系統及受孕・於周汎澔總校閱，*產科護理學*（2-1~2-56 頁）・永大。

祁安美(2005)・產後期的護理・於陳彰惠總校閱，*實用產科護理學*（初版，9-33~9-43 頁）・華格那。

邱于珊、林玉華(2015)・運用 Watson 關懷照護理論於一位未婚懷孕終止妊娠青少女之護理經驗・*高雄護理雜誌*，33(2)，83。

柯淑華(2012)・高危險孕婦的護理・於李從業總校閱，*實用產科護理*（六版，607~611 頁）・華杏。

孫瑞瓊(2022)・產褥期的護理・於余玉眉總校閱，*產科護理學*（11 版）・新文京。

孫嘉玲、黃美瑜、宋梅生、王秀香、張元貞(2005)・精油按摩對原發性痛經緩解效果之先驅研究・*實證護理*，1(3)，195-196。

高景松(2007)・青少年性健康促進・*健康台北季刊*，89，32~34。

張慈桂、李燕鳴(2005)・花蓮地區青少女懷孕之家庭因素探討・*台灣衛誌*，24(5)，441。

陳宇雯(2006)・協助一青少女懷孕面臨胎死腹中的護理經驗・*領導護理*，7(2)，79~80。

陳秀蓮、黃素珍(2009)・一位子宮外孕未婚少女之急診護理經驗・*助產雜誌*，51，44。

陳俊旭(2005)・告別痛經不再請病假・*中華民國內膜異位症婦女協會會刊*，12(4)，9-10。

陳保仁(2005)・痛經的西醫療法—運動，藥物與手術・*中華民國內膜異位症婦女協會會刊*，12(4)，3-8。

陳美月(2005)・痛經飲食小秘方・*中華民國內膜異位症婦女協會會刊*，12(3)，11-12。

陳惠敏(2002)・女性生殖系統及受孕・於郭素珍總校閱，*產科護理學*（3-20~3-28頁）・永大。

陳麗華(2013)・妊娠期出血性併發症・於林麗華、蔡秀美校訂，*新編產科護理學*（初版，7-3~9-13頁）・華格那。

黃國儀(2010)・懷孕與避孕・於余玉眉總校閱，*婦女健康*（二版，157~190頁）・華杏。

楊瓊珸(2002)・產後護理・於郭素珍總校閱，*產科護理學*（6-47~6-54頁）・永大。

楊瓊珸、陳嘉琦(2013)・產後婦女的評估與護理・於周汛潾總校閱，*產科護理學*（11-1~11-32頁）・永大。

劉嫈茹、黃素蜜(2012)・一位單親青少女未婚懷孕接受終止妊娠之護理經驗・*長庚護理*，*23*(2)，208-218。

蔡菊蘭、洪明玉(2006)・生殖系統的解剖生理・於鍾聿琳總校閱，*簡明產科護理*（六版，63-73頁）・華杏。

衛生福利部國民健康署(2015)・*呼應世界人口日-青少女懷孕*。http://www.mohw.gov.tw/CHT/

謝佩娟(2009)・青少女懷孕問題分析及其因應策略・*南台灣社會發展學術研討會論文集*，370~381。

藍國忠(2005)・惱人的痛經・*中華民國內膜異位症婦女協會會刊*，*12*(12)，5-7。

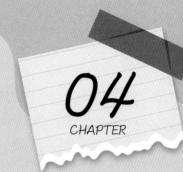

04
CHAPTER

懷孕及母性價值

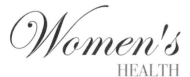

蘇怡娟、黃淑真 / 編著

努力拚做人　Why 好孕不臨門？

聯合晚報／2012/04/29

　　小惠和先生都是忙碌的上班族，結婚 3 年多，小惠肚皮都沒有動靜，面對公婆抱孫子的殷切期盼，夫妻倆總以工作忙碌當理由搪塞；其實，小惠原本還想多過幾年小夫妻的甜蜜生活，但去年開始，閨中密友紛紛懷孕，姊妹們聚會時的話題也總圍繞著媽媽經，幾次下來，小惠插不上話，也有點落寞，逐漸「心動」，也想懷孕當媽媽。

　　小惠今年 32 歲，還不算高齡產婦，過去也總仗著自己年輕，覺得還可以多等等，多與先生享受兩人世界，但現在真的想懷孕了，才發現實在「沒這麼簡單」。從去年起，小惠與先生已經不再刻意避孕，但嘗試了大半年，卻一直等不到「好消息」，讓她很擔心，更不禁懷疑自己是否「不孕」。

　　小惠拉著先生到醫院檢查和尋求協助，做了一連串的血液荷爾蒙檢查、超音波、子宮輸卵管攝影檢查，連先生的精液分析檢查都做了，檢查結果顯示夫妻雙方身體健康，各項數值也都正常。但小惠更煩惱了：「既然身體健康，為什麼我不能懷孕？」

　　面對好友們的寶寶一個一個呱呱墜地，小惠抱著別人家的新生小娃娃，心裡既羨慕又著急，開始逐漸不參加親友的聚會，怕親戚朋友太過熱心，因為別人只要多問兩句，會讓肚皮始終沒有動靜的小惠，心理壓力越來越大。

　　現在的小惠常問自己，「為什麼我總不能懷孕？」更開始聽信偏方四處求神問卜，和先生努力在排卵期「做人」也都沒能懷孕，她真不知該怎麼辦才好（彭，2012）？

4-1 社會價值觀對女性懷孕的看法

　　孕育新生命是自然的生理功能，亦是夫妻之間的生命延續。在台灣傳統生育觀念裡更視女性孕育為天職，但伴隨社會型態改變、生活壓力倍增、環境污染和晚婚以及高齡生育等因素影響，使得不孕症人口有明顯上升的趨勢，而不孕婦女不僅要面對社會輿論或家人不諒解，還有各方面給予的諸多壓力，這對許多不孕婦女來說，除了身心折磨之外，可能還會面臨婚姻破裂的危機；這反映出不孕是個複雜的身心和社會問題，也是現代人生活中影響層面最廣的問題之一。台灣目前每十對夫妻就約有一對不孕，這個改變除了造成不孕夫妻無法傳宗接代外，也會使人口失衡，影響人口的發展等諸多問題，其嚴重性是不可輕忽懈怠的。

　　婦女或雌性哺乳動物，卵受精後著床於子宮的狀態，稱為「懷孕」（教育部，2013）。孕育生命是女性的天職，是女性及雌性哺乳動物獨有的，於是也成為了女性的「權利」與「義務」。懷孕就生物學上來看，就是精子與卵子結合後在子宮內著床，接著胚胎發育，然而，懷孕這件事情自古以來牽涉了許多文化與價值觀等問題，50 年代的人和現代人對懷孕的想法雖然迥異，但也有某部分的觀念是根深蒂固的。像是現代人對先有後婚已經習以為常，司空見慣了；但是婚後被問到懷孕了沒？什麼時候要生小孩？的頻率仍然很頻繁，也可由此看出，若有正常的婚姻關係，懷孕這件事是被眾人所期待的。然而，隨著工商社會的發達，個人意識的興起，現代人對生兒育女這件事的價值觀也有所不同。2009 年台灣是全球生育率最低的國家，其原因可能為：意識型態改變、經濟考量、環境因素等，有很多人抱持著不婚、不生主義，生兒育女原是夫妻間的事，不過人口老化、國家生產力下降的問題接踵而來，使得政府也不由得不制定出促進生育率的相關公共政策，台灣政府對於「家

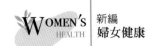
庭計畫」的宣導口號也從「二個孩子恰恰好,一個孩子不嫌少」改成了「二個孩子恰恰好,三個孩子不嫌多」。

　　但是,也有很多不孕夫妻是一開始抱持著不生主義的,等到想法改變之後才想要生小孩,但卻又面臨不孕的問題,不孕是許多夫妻無法說出口的痛,古人說:「不孝有三,無後為大」。這句話在以儒家思想為背景的中國社會中可以說是根深蒂固的觀念,「不孝有三」這三點有一種說法指的是:「生不能養,死不能葬,葬不能祭」,而其中葬不能祭就被提出來說是無後代可以祭祀,又有十三經注疏提到:「謂阿意曲從,陷親不義,一不孝也;家窮親老,不為祿仕,二不孝也;不娶無子,絕先祖祀,三不孝也。三者之中,無後為大。」甚至過去認為只有男性才是負責祭祀的主要角色,女兒終究會出嫁,所以在傳統觀念中,沒有生小孩和沒有生兒子是一樣的不孝,重男輕女的觀念在此一覽無遺。雖然經過時代更迭,「男孩女孩一樣好」的口號及性別平等觀念漸漸為人所接受,有後不見得一定要生男或生女,但是有生沒生還是差很多的。曾經有人說:當你到了某一個年紀,你周遭的人就會問你:什麼時候要結婚?好不容易結完婚之後又會問你,什麼時候要生小孩?人是群居動物,不可能離開團體生活,當然就不可能避開別人的詢問、關心、眼光。女性也常常將原因歸咎於自己,陳、夏(2004)訪談了 112 位正接受人工生殖的不孕女性,發現約有一成受訪者患有低落性情感疾患,屬於輕微憂鬱傾向,17%出現憂鬱症狀,26%則有焦慮症狀,壓力來源,以自己最高,其次為先生、公婆、經濟。台灣的研究顯示,不孕妻子較少從丈夫處獲得關懷,不孕丈夫則從妻子處獲得較多關懷(國民健康局,2011)。也有研究顯示,女性承擔較高的社會文化壓力。對多數女性而言,成為母親為其人生最重要的角色。母親與母職角色為成人女性主要的自我認同,常代表著幸福感、價值感和滿足、完整的感覺。當女性覺察自己可能無法完成生育與養育的主要任務時,女性的

自我完整性受到挑戰，其自我形象與自我認同遭受極大的衝擊（林，無日期）。

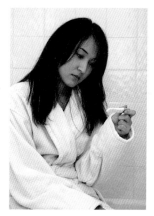

✱ 圖 4-1　不孕對婦女會造成極大影響

**知識
補給站**

　　頂客族(DINK)是一個 1950 年代起源於歐美，在 1980 年代傳入亞洲的生活型態名詞，由英文 DINK 音譯而來，亦翻為丁克族，或是丁克家庭。DINK 是「Double Income No Kids」的簡寫，也就是代表了「雙薪水、無子女」的家庭。頂客族常見於發達國家或地區；夫妻雙方身體健康而自願不生育，且雙方的文化程度通常較高。頂客家庭的關鍵在於夫妻同心，都能接受終身無子女的生活（維基百科，2012）。

**思考
工作站**

1. 生不生小孩真的有那麼重要嗎？
2. 在人生的不同階段，懷孕又分別對個人具有什麼意義呢？

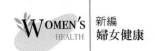

4-2　不孕症

一、不孕症的定義

台灣生殖醫學會(2007)定義為：有正常的性行為，且未使用任何避孕方法，經過一年以上的時間而未能懷孕，屬原發性不孕。若有過妊娠，又間隔兩年以上性生活正常，未避孕而不再受孕者，稱為續發性不孕。夫妻須在女性排卵期間進行性行為，才有可能懷孕，若夫妻生活一段時間仍無法受孕，才可以認定為不孕。

二、不孕症的發生率

根據世界衛生組織(WHO)統計，全球不孕症比例約 8~12%。而台灣內政部戶政司統計資料顯示，台灣女性晚婚人口越來越多，在 2020 年平均結婚年齡為 30.3 歲，男性則為 32.3 歲。2020 年在 25 歲以前結婚的女性只有 0.45%（內政部統計處，2022）。而研究發現 25~40 歲女性在一年內受孕機率約 80~90%，40 歲以上為 40~50%，45 歲以上者只有10~20%，顯見台灣夫妻不孕的比率，可能因晚婚的關係造成增加的趨勢。

35 歲是高齡產婦的分界年齡，超過 35 歲以上的婦女容易影響受孕狀況。近年來台灣地區社會變遷，晚婚、晚產、人工流產潮流日趨嚴重，相對的造成不孕症的盛行率也逐年增加。以目前台灣不孕人口粗略估計，20~39 歲人口約有 721 萬人，以十對中有一對不孕來計算，約有36 萬對夫妻不孕。

三、不孕症的原因

美國生育醫學會(ASRM)提到，所有不孕夫妻的問題中，約有 40~50%與女性有關，約 40%與男性有關，其餘則是與男女雙方皆有相關。

（一）影響不孕常見因素

1. 年齡：卵巢和卵子在女性出生時就已經具備，25 歲以前的婦女受孕率最高，若到了 30 歲才生育，會因為細胞新陳代謝，產生自由基，可能影響 DNA 的突變；超過 35 歲，卵子開始老化，受孕率低、胎兒異常率增高，每 4~5 人就有一人不孕，40 歲以上受孕率更低，流產率高達 50%。異常染色體或發生自發性流產的頻率，也會因年齡增加而增加。

2. 輸卵管問題：輸卵管不通與功能障礙是女性後天不孕最常出現的因素之一。尤其是以重複性骨盆腔發炎或有粘連病史的婦女最常發生，會使輸卵管的活動性受限制，甚至無法有效執行捕捉卵巢排出卵子的功能。骨盆腔發炎嚴重時會形成輸卵管與卵巢膿包，導致輸卵管阻塞或對組織產生永久性傷害，也是造成女性輸卵管不孕最大的原因，一次骨盆腔發炎會發生 12%不孕的機會，兩次會有 23%，三次發炎則會造成 54%不孕問題。

3. 排卵障礙及排卵調節功能異常，會造成慢性不排卵，且伴有月經不規則以及內分泌失調症狀。約有 20~40%是女性不孕的常見原因。
   多囊性卵巢症候群是造成無排卵性不孕最常見的原因，占 70%以上。因雄性素含量偏高，會造成黃體缺乏和經期變短，因此，容易增加流產機會。內分泌失調也會造成卵巢功能異常，導致不規則出血、經期變長或無月經現象。如果缺乏適當的月經週期，子宮內膜生長會不正

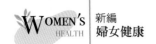

常，甚至會造成子宮內膜增生，增加子宮內膜癌的危險，而長期不能正常排卵，更不容易懷孕。

4. 疾病因素：約有 10~20%由疾病所造成。如子宮內膜異位症、子宮肌瘤、子宮內膜不全、子宮頸病變、卵巢病變。高泌乳激素血症會導致婦女不排卵，好發於 20~30 歲居多。子宮內膜異位症是上班族婦女不孕常見原因。而罹患子宮內膜異位症之婦女，其內膜組織含有較高前列腺素，容易引起子宮及附屬器官平滑肌的痙攣，且有下腹痛及腫脹現象。骨盆腔因子宮內膜異位而形成粘連以及組織纖維化，使子宮輸卵管及卵巢位置改變，不利於受孕。

5. 生殖器官畸形或生理結構缺陷：生殖器官異常與先天發育、遺傳或後天因素有關。男性約有 30~35%生理結構異常，如先天無輸精管、輸精管狹窄或阻塞、精索靜脈或陰囊靜脈曲張；而女性約有 20~30%，如處女膜閉鎖、無陰道或陰道狹窄、子宮發育不良、子宮後傾等結構上的因素，導致不孕。

6. 免疫因素：內膜穩定性受影響，則胚胎不易著床。凡精子、卵子、受精卵、性激素，以及促性腺激素，都具有一定抗炎性，當血液循環或是體液中，抗精子抗體滴定度過高，超出正常範圍，使精子產生自身凝集或活動力受限，導致免疫反應所造成的不孕，稱為免疫性不孕。而精子免疫是因太太的免疫系統攻擊先生的精子，此屬同種免疫；先生的免疫系統攻擊自己的精子，或太太的免疫系統攻擊自己的卵子，則是屬於自體免疫。夫妻雙方都有可能發生，在子宮頸黏液中有抗精蟲抗體，造成精子凝集或喪失活動功能，或是男方自己產生抗精蟲抗體，使精蟲製造、存活、受精皆受影響。

7. 環境與情緒因素：長時間接觸麻醉藥與重金屬相關工作環境，情緒與壓力影響腦部對內分泌調控，都有可能影響受孕能力。

四、不孕症評估和檢查

　　不孕大多不是單一原因所造成，其評估和檢查應由夫妻雙方共同參與。

（一）男性方面

1. 病史：一般健康史（身高、體重、血壓）、職業（暴露於高溫環境、放射線等）、性病史、外科手術、藥物使用（咖啡因、迷幻藥、高血壓藥物等）。

2. 身體檢查：體毛分布情形、出現男性女乳或分泌乳汁、甲狀腺腫大或疼痛、神經學評估、睪丸、副睪丸、輸精管的大小及硬度、尿道口開口位置、有無精索靜脈曲張。

3. 實驗室檢查：血液常規檢查、Rh 因子及血型、尿液分析及荷爾蒙檢查－濾泡刺激素(follicle stimulating hormone, FSH)、黃體素(luteinizing hormone, LH)、睪固酮(testosterone)等。

4. 精液分析(semen analysis)
   精液分析為男性最主要的檢查。男性需於檢查前禁欲 3~5 天，以自慰方式取得精液，將精液存放於清潔、乾燥且有蓋容器內，存放室溫下，於 2 小時內盡快送檢（因精子活動力於射精後 2 小時開始逐漸降低），檢查項目包括精液顏色、量、酸鹼值、型態、活動力、抗精蟲抗體等；精液分析結果若為正常則可排除由男性所引起的不孕，可不需再安排其他的檢查。若檢查結果不合乎標準時，需再重新進行一次檢查，因精液標本可能會受季節及偶發因素而受影響。正常精液檢查結果如表 4-1。

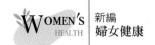
✻ 表 4-1 　精液檢查正常值

項目	檢查結果
精液顏色	灰白色
精液量	2~6 mL
酸鹼值	7.2~8
精子液型態	>30%以上為正常
精子活動力	>50%以上為正常
精子數目	>2 千萬以上
液化時間	1 小時內完成

5. 抗精蟲抗體檢查(antisperm antibody)

可藉由抽血及同房試驗檢查，發現抗精子抗體呈陽性，或抗卵子透明帶抗體呈陽性。

（二）女性方面

1. 病史：一般健康史（身高、體重、身體質量指數、血壓）、孕產史（生產次數、懷孕及流產狀況）、避孕狀況（了解是否服用口服避孕藥、子宮內避孕器及使用期間）、月經狀況（包括初經年齡、月經週期天數、規律性、月經量、有無經痛等）、不孕持續時間（不孕時間長短、之前曾做過的檢查及治療）、婦科疾病（是否曾有骨盆腔炎症或性病、子宮頸抹片有無異常及治療情形）等。

2. 身體檢查：乳房分泌物（有無溢乳情形）、雄性素過多症狀（如多毛、青春痘等）、骨盆、腹部壓痛或腫塊、陰道、子宮頸有無異常分泌物、子宮位置、形狀及大小、有無子宮內膜異位、卵巢囊腫等。

3. 實驗室檢查：血液常規檢查、Rh 因子及血型、尿液分析、泌乳激素(prolactin)、濾泡刺激素(FSH)、黃體刺激素(LH)、雌二醇(estradiol, E_2)等。

4. 排卵功能檢查

(1) 基礎體溫(basal body temperature, BBT)：每日監測基礎體溫是最方便且便宜的方法，正常月經週期體溫會呈現雙相的變化，可確定有排卵。排卵前因受雌性素影響基礎體溫較低（即低溫期），排卵後因黃體素的影響，體溫會上升 0.3~0.5℃（即高溫期），高溫期約持續 14 天左右，高溫期若持續少於 10 天，表示可能有黃體缺陷。若無排卵基礎體溫則為單相期。

(2) 黃體素評估：血清黃體素－月經週期後半期（下次月經週期前 7 天）測血中黃體素，若＞10ng/mL 表示有排卵。

尿液黃體素－月經週期第 12 天開始，每天監測尿液黃體素，測出黃體素值高峰的時間，可間接表示排卵功能正常，也可找出最佳受孕時機。

(3) 子宮內膜切片：於月經來潮前 2~3 天黃體期末，取得子宮內膜組織進行切片檢查。若發現分泌期的子宮內膜則表示有排卵。

(4) 陰道超音波：陰道超音波是診斷及治療不孕症的最佳工具，可於接近排卵期開始以陰道超音波監測卵巢濾泡發育情形（大小、數目、成熟度），可用來推測排卵時間，此外也可觀察子宮形態、子宮肌瘤、子宮內膜及卵巢檢查。

5. 輸卵管功能檢查

(1) 血清披衣菌抗體測定：骨盆腔發炎是造成輸卵管阻塞的主要原因，披衣菌雖然不是導致骨盆腔發炎的唯一細菌，但若血清披衣菌抗體陽性則表示曾被披衣菌感染，可能因此造成輸卵管阻塞或造成慢性子宮內膜炎，降低受孕率。

(2) 輸卵管通氣試驗(tubal insufflation; Rubin's test)：利用二氧化碳易被體內吸收且無害的特性，藉由管子經子宮頸放入子宮內，打入

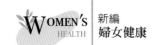
氣體以測試輸卵管通暢與否，剛開始充氣時，壓力會不斷上升，直到二氧化碳充入腹腔內，壓力則會漸漸下降，若有阻塞的情形，壓力則居高不下。

(3) 子宮輸卵管攝影(hysterosalpingogram, HSG)：於月經前半段（濾泡期）施行，將顯影劑注入子宮腔內，利用 X 光放射攝影，檢查輸卵管的通暢情形、子宮腔有無肌瘤、息肉或先天異常。

(4) 腹腔鏡(laparoscopy)：藉腹腔鏡將染劑由子宮頸注入子宮腔內，可了解輸卵管通暢情形並評估有無骨盆腔粘連、子宮內膜異位、腫瘤等。

(5) 子宮頸黏液檢查：於月經週期的其他時間，子宮頸黏液較黏稠，較不適合精子通過，接近排卵時受動情素的影響，使子宮頸黏液量增加、性質為水狀、清澈如蛋清樣，以利精子活動，於顯微鏡下可觀察到子宮頸黏液呈羊齒狀的結晶，評估子宮頸黏液可了解婦女排卵的情形。

(6) 同房試驗(Huhner's test)又稱性交後試驗(postcoital test)
於排卵前 1~2 天性交，並在 8~12 小時後取子宮頸黏液在顯微鏡下觀察精子數目、活動力、子宮頸黏液的品質，若在高倍（400倍）的顯微鏡下看到 10~20 隻以上有活動性的精子，表示子宮頸黏液佳、精子品質及數目正常且精子適合於子宮頸生存。

五、醫療處置

　　不孕症的治療應針對其年齡、過去病史、原因及檢查結果等作為治療的依據，先從簡單的開始再進行複雜的治療，包括藥物治療、手術治療及人工協助生殖技術。

（一）藥物治療

1. 排卵藥(clomiphene citrate)：其結構與動情素相似，可與動情素接受體結合而抑制動情素作用，刺激腦下垂體分泌濾泡刺激素(FSH)及黃體刺激素(LH)，以促進濾泡生長而排卵（圖 4-2）；副作用為熱潮紅、頭痛、多胎妊娠、視力模糊或出現斑點、噁心、嘔吐。

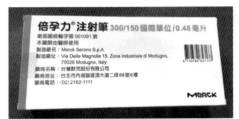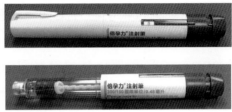

＊ 圖 4-2　注射型排卵藥

2. 人類停經性腺刺激素(human menopausal gonadotropin, hMG)：由停經婦女的尿中提煉的性荷爾蒙，可刺激濾泡成熟，需使用人類絨毛膜促性腺素(hCG)以誘發排卵；副作用為注射部位紅腫、乳房不適、也可能併發卵巢過度刺激症候群(ovarian hyperstimulation syndrome, OHSS)，輕者會出現卵巢腫大、體重增加，嚴重會有腹水、肋膜積水、電解質不平衡等症狀。

3. 抗泌乳素藥物(Bromocriptine; Parlodel)：治療因泌乳激素過高而無排卵之不孕。此藥物抑制腦下垂體前葉分泌泌乳素；副作用為噁心、嘔吐、頭暈、頭痛、疲倦等。

4. 子宮內膜異位治療藥物(Danazol)：抑制促性腺激素(gonadotropin)的釋放，使異位子宮內膜組織萎縮；副作用會有男性化的改變，如毛髮變粗、體重增加、乳房變小、陰道萎縮、長青春痘等。

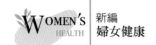

（二）手術治療

女性若有輸卵管阻塞、骨盆腔粘連、子宮內膜異位，可使用腹腔鏡手術進行治療；男性方面若有精索靜脈曲張可透過外科手術結紮，而輸精管阻塞者可利用顯微外科手術修復。

（三）人工生殖技術

包括人工授精、體外受精胚胎植入(IVF/ET)、輸卵管內精卵植入術(GIFT)、輸卵管內胚胎植入術(TET)、顯微受精術、胚胎著床前之遺傳診斷(PGD)、卵細胞質內精蟲顯微注射(ICSI)等。廣義的人工生殖分為不取卵的人工授精與需要取卵的試管嬰兒、GIFT、TET 等兩大類。接受人工生殖技術療法之適應症，排卵因素（慢性不排卵、多囊性卵巢、卵巢衰竭、低反應卵巢）、嚴重輸卵管疾病（粘連、水腫、阻塞）、骨盆腔因素（粘連、子宮內膜異位症）、男性不孕症、免疫性不孕症、不明原因不孕、有遺傳疾病做著床前診斷等。

1. 人工授精：依精液來源可分為二種，以配偶精液中的精子授精稱為配偶人工授精(artifical insemination of husband, AIH)；捐贈者的精子授精稱為捐贈者人工授精(artifical insemination of donor, AID)。捐贈者的精子通常要冷凍保存六個月，以減少傳染病及基因缺損方面的問題。子宮內人工授精前，會先以 Clomiphene 或性腺刺激素刺激排卵。精液洗滌後，挑選活動力強的精蟲，在不孕病人排卵時以注射器經陰道注入子宮內，病人靜躺幾十分鐘，以利精子進入輸卵管，返家後再依醫囑用藥並與配偶再同房一次，增加受孕機會，植入 14 天內自我休養，減少走動次數。平均一次人工授精的受孕率為 15%，累積四次約有 50%的夫妻可以受孕。

2. 體外授精胚胎植入(in vitro fertilization, IVF/ET)又稱試管嬰兒：以性腺刺激素刺激排卵，再經陰道取卵子，在實驗室中進行體外授精後再將胚胎植入子宮；體外授精(IVF)及胚胎植入(ET)術，整個療程的合併症最常出現因使用性腺刺激素所引發的卵巢過度刺激症候群與多胞胎。

3. 輸卵管內精卵植入術(gamete intra-fallopain transfer, GIFT)：以腹腔鏡取卵，將卵子取出與 10~20 萬左右精子混合，再由腹腔鏡直接打入輸卵管尾端壺腹部。

4. 輸卵管內胚胎植入術(tube embryo transfer, TET)：以陰道超音波取卵，精卵取出後，在體外受精 1~2 天後形成受精卵，再用腹腔鏡植入輸卵管壺腹內。

5. 顯微受精術(microferilization)：經陰道超音波或腹腔鏡取卵，再利用顯微注射器促使卵子受精，適用於精子極少者。

6. 胚胎著床前之遺傳診斷(pre-implantation genetic diagnosis, PGD)：以體外授精所形成的胚胎，在植入子宮前先進行基因結構診斷，以確定胚胎是否正常。藉由顯微技術，在胚胎分裂至 6~10 個細胞時期，取出 1~2 個細胞分析其基因成分，用於單基因遺傳性疾病與染色體異常者，若確定基因缺陷，可選擇不植入，因此常有倫理上的爭議。

7. 卵細胞質內精蟲顯微注射(intra-cytoplasmic sperm insemination, ICSI)
   (1) 單一胚胎植入(single embryo transfer, SET)：只植入一個受精卵後第 2~3 天分裂期之胚胎，其著床率 10~30%；單一胚胎植入後能到足月（大於 37 週），且較少有低出生體重兒(＜2,500gm)。

(2) 囊胚胎植入(blastocyst stage embryo transfer)：在人工授精後第 5 天，發育至囊胚期的胚胎植入，不健全的胚胎會因無法發育而淘汰，可獲得較好品質的胚胎，會比在分裂期胚胎植入更增加其成功率。

(3) 冷凍胚胎植入：胚胎較易耗損，正確選擇胚胎植入時機，將內膜調整成相同時間狀態以利著床，不需另外使用荷爾蒙；若能搭配使用促性腺激素、動情素、黃體素之荷爾蒙組合來調控內膜，可更提升懷孕率及活產率。

正常婦女在出生時就具備 30~40 萬顆的卵子，從初經到停經大約有四百次月經週期，卵子應是足夠的。詹景全等(2010)提出不孕症婦女在開始進入治療前，尤其是年齡大於 35 歲、不明原因不孕、有卵巢早發性衰竭家族史、曾有卵巢手術、曾做化學治療或放射性治療、菸齡 5 年以上、以外生性促腺素(gonadotropin)誘導排卵反應差者，可先進行卵巢庫存量評估，即接受人工協助生殖治療之婦女，在使用引卵藥物誘導排卵後所能引出的濾泡數及取出的卵子數。藉由陰道超音波檢查，在使用排卵藥誘導排卵時，可引出較多且大型的濾泡（16mm 以上），或使用hCG 時，雌二醇(E_2)值大於 3,000pg/mL，是屬於排卵效果較佳，卵巢庫存量較為豐富者；若卵巢庫存量越少，能引出卵子數目越少，相對的，懷孕的成功率越低。

六、不孕夫妻心理與社會的衝擊

我國傳統文化所賦予女性「母親」、「妻子」以及「媳婦」社會期待的角色，這對於不孕婦女來說卻是最大的壓力源，長期伴隨心理困擾，嚴重者甚至會威脅內心的自我認同和自我概念。不孕的危機常引發生理、心理、社會與經濟的壓力，導致夫妻關係與互動的變化、衝突和緊

張。夫妻對不孕事件的理解和處理方式，而衍生出金錢支配、醫療處置決策和家庭生活及社交型態的改變，皆有所差異。夫妻在經歷不孕的過程當中，其人格特質和差異各有不同的想法及態度。女性常以表達、宣洩情感和積極參與醫療尋求解決，而男性則是透過壓抑、轉移生活重心或是採取被動配合來處理不孕之問題，女性長期受失落、悲傷、痛苦、罪惡感、自責、自憐等負向情緒影響，其婚姻關係多數呈負面狀態；長期不孕的情緒，更容易引發夫妻之間的衝突，進而造成生命中重大危機。

七、不孕夫妻之調適與護理

對婦女而言，要度過不孕的歷程十分艱辛，倘若又經歷人工生殖科技漫長等待的結果，成功者，驟然是欣喜若狂；但失敗者卻要面臨極大的失落危機，夫妻若能共同處理不孕問題，便可以提升雙方之間的親密感、支持與愛。

男性若能更積極參與每一階段的不孕歷程，給予妻子更多的同理和支持其情緒，可減少夫妻間的衝突，有助於調適不孕歷程的痛苦。可尋求心理諮商專業人員，幫助夫妻雙方互相了解對生育的看法、期待和動機，傾聽對方的想法與情緒，化解彼此的差異。釐清目標和需求，協助面對及接受不孕症治療成功或失敗的事實，建立與增加社會支持的運用，或與其他不孕症病友分享，了解與同理彼此的感受，以產生有意義和信任的連結關係，提升處理不孕的能力，強化自我感和促進發展，克服不孕壓力與創傷。

增進生活希望，夫妻共同攜手努力克服不孕危機。不孕夫妻可以多嘗試放鬆、冥想、瑜伽等另類療法；生活型態的改變，不作過度激烈運動，維持適當體重，不吸菸，不亂服成藥，補充維生素。另外食用助孕

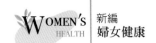
的中藥、針灸等方法，可提高懷孕率。注意月經期間不進行性行為、游泳、坐浴、沖洗陰道，避免整日靜坐或食用冰涼食物，以免造成經行不暢滯留；男性則應避免過度性生活或菸酒過量，以免影響精蟲質量，生活規律、精神放鬆、健康飲食和適度運動，對生殖功能有所幫助。

目前台灣社會結婚年齡層不斷的提高，以致於生育年齡過高而導致生育能力衰退，現代人工協助生殖科技等醫學雖然發達，但其中有不少夫妻最終還是要面對無親生孩子的事實；若能調整婚育規劃，既可以降低不孕之風險，更能掌握黃金治療時機來提高受孕的成功率，不孕並非完全不能預防，若能以更積極的態度去面對，對生育則會有實質性的影響和助益。

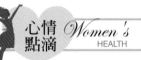

心情
點滴 *Women's* HEALTH

♥ 影片分享—《候鳥來的季節》

片中的女主角朱含櫻與男主角林家民，是一對結婚多年的夫妻，不孕的問題加上婆婆的催促讓他們的夫妻生活充滿了緊張，家民是一位候鳥保育員，過於專注候鳥雛育工作，夫妻間相處的時間變少，也時常爭吵。含櫻很想要有孩子，所以主動到醫院治療不孕症，工作忙碌的家民無法陪伴含櫻進行每一次的檢查，這讓含櫻覺得自己被孤立了，倆夫妻漸行漸遠，妻子不孕與家人間的摩擦帶給家民許多壓力，家民也因為有逃避的心理，不小心外遇了，含櫻無意間發現家民外遇的事實，她沒有戳破家民，卻選擇離家出走，離家的過程中在一次偶然的機會下，她無意中得知了自己的身世，知道自己是父母領養的，但是父母親卻格外疼愛她，於是她也就不那麼堅持，決定領養已過世小叔的女兒。

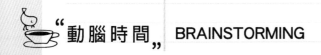

"動腦時間" BRAINSTORMING

1. 下列哪一種情形可能造成不孕？(A)正常精蟲型態 50%　(B)女性年齡 30 歲　(C)精蟲數目大於 2 千萬　(D)12~13 歲

2. 下列何者不是不孕夫妻常見的護理問題？(A)低自尊　(B)性生活型態失常　(C)身體心像不完整　(D)衛生習慣不良

3. 大傑赴醫院進行精液檢查，其過程何者錯誤？(A)禁慾 4 天　(B)檢查前禁慾一週　(C)取得精液後 2 小時內送檢　(D)檢查項目包括精液酸鹼度、精子活動力、型態、量等

4. 何者非排卵功能檢查？(A)同房試驗　(B)基礎體溫　(C)黃體素評估　(D)陰道超音波

5. 哪一種檢查是診斷及治療不孕症的最佳工具？(A)陰道超音波　(B)腹腔鏡　(C)子宮頸黏液檢查　(D)子宮輸卵管攝影

6. 子宮頸黏液較黏稠代表：(A)易讓精子通過　(B)不適合精子通過　(C)可能造成不孕　(D)有陰道感染情形

7. 不孕症藥物治療不包含下列哪一種藥？(A)排卵藥　(B)抗催產素藥物　(C)人類停經性腺刺激素　(D)子宮內膜異位治療藥物

8. 多囊性卵巢因何種激素偏高，造成黃體缺乏、經期變短，增加流產機會？(A)黃體素　(B)動情素　(C)雄性素　(D)泌乳素

9. 關於不孕症何者有誤？(A)輸卵管不通是女性後天不孕常見的因素之一　(B)精子與卵子的免疫反應會造成不孕　(C)長時間接觸麻醉藥或重金屬可能影響受孕力　(D)低泌乳素血症會造成婦女不排卵

10. 試管嬰兒是哪一種人工生殖技術？(A)人工授精　(B)輸卵管內胚胎植入術　(C)輸卵管內精卵植入術　(D)體外授精胚胎植入

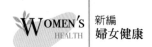
11. 下列何者是不取卵的人工生殖技術？(A)GIFT　(B)TET　(C)人工授精　(D)IVF

12. 卵巢過度刺激症候群與多胞胎，是哪一種人工生殖技術常見的合併症？(A)IVF　(B)顯微授精術　(C)人工授精　(D)TET

13. 進行人工受精時，醫師會將洗滌過之精子經陰道注入何處？(A)陰道後穹窿　(B)子宮頸　(C)輸卵管　(D)子宮腔

14. 接受人類絨毛膜促性腺激素(hCG)注射的婦女，最常引起下列何種症狀？(A)不孕症　(B)多囊性卵巢　(C)卵巢過度刺激症候群　(D)黃體功能不足

15. 有關同房試驗的目的，下列敘述何者正確？(A)評估輸卵管的通暢性　(B)評估精子穿透子宮頸黏液的情形　(C)評估黃體機能是否足夠　(D)評估是否排卵

16. 有關不孕症患者使用口服藥物 Clomiphene citrate 治療的常見副作用，下列何者錯誤？(A)腹痛、腹脹　(B)情緒快速變化　(C)頭痛　(D)血壓偏低

17. 有關不孕婦女測量基礎體溫的目的，下列何者錯誤？(A)測知是否排卵　(B)檢測是否發燒　(C)預估排卵日期　(D)評估黃體功能

18. 下列何者是子宮輸卵管攝影術檢查的最佳時間？(A)月經週期的第 1 天　(B)月經週期的第 5 天　(C)月經週期的第 10 天　(D)月經週期的第 20 天

掃描QR Code
觀看解答

參考文獻 "REFERENCE"

王秀女(2009)·由腎虛談不孕症中西醫結合治療·*中醫內科醫學雜誌，7*(1)，41-43。

王琳華(2010)·不孕、生殖科技與代理孕母·於余玉眉總校·*婦女健康*（二版，226-247頁）·華杏。

內政部統計處(2022)·*內政統計年報電子書*。https://www.moi.gov.tw/cl.aspx?n=4406

台灣生殖醫學會(2007)·*常見問題－什麼是不孕症*。http://www.tsrm.org.tw

余珠琴(2009)·診所常見婦科疾病之淺談·*中醫婦科醫學雜誌，12*，61-65。

吳宏乾、洪韻涵(2009)·不孕症中醫治療病例報告·*台灣中醫臨床醫學雜誌，15*(1)，44-50。

李佩香(2004)·安排人工生殖的時間與配合事項·*中華民國內膜異位症婦女協會會刊，11*(3)，13。

林崇舜(2008)·從中醫角度談女性不孕症·*護理雜誌，55*(6)，22-27。

林旂旎、蔡永杰、康介乙(2004)·不孕夫妻於不孕歷程的反應與互動：台灣不孕女性的觀點·*彰化師大輔導學報，26*(1)，39-66。

林旂旎、蔡永杰、康介乙(2006)·台灣女性的不孕經驗：關係的觀點·*中華輔導學報，19*，174-210。

林旂旎（無日期）·*不孕女性的反應與調適*。http://www.labbaby.idv.tw/qa-detail.php?ca_id=16&id=199#.Uku6mtKBl-U

洪金蘭(2009)·針灸加藥物治療不孕症的臨床研究進展·*傳統醫學雜誌，19*(1)，64-71。

徐明義(2007)·不孕症概論·*中醫婦科醫學雜誌，8*，17-28。

國民健康局（2011，9 月）・*我們好想懷孕 03 － 不孕症的心理調適*。 http://www.hpa.gov.tw/Bhpnet/Portal/File/ThemeDocFile/201109300636215261/%E6%88%91%E5%80%91%E5%A5%BD%E6%83%B3%E6%87%B7%E5%AD%9503-%E4%B8%8D%E5%AD%95%E7%97%87%E7%9A%84%E5%BF%83%E7%90%86%E8%AA%BF%E9%81%A9.pdf

國民健康局 (2012)・*台灣地區人工生殖施行結果分析報告*。 http://www.hpa.gov.tw/DOWNLOAD/100 年台灣地區人工生殖施行結果分析報告.pdf

國民健康局 (2013)・*做人成功（如何有個寶貝）*。 http://www.hpa.gov.tw/BHPNet/Portal/File/ThemeDocFile/201109300653288557/做人成功 00.pdf

張天鈞(2007)・內分泌學臨床經驗談：乳促素瘤與不孕・*當代醫學*，34(6)，450-452。

張建璋(2008)・諸病原候論－不孕文獻研究與臨床應用・*中醫文獻雜誌*，3，14-17。

許朝欽(2004)・婦女不孕之預防與治療・*中華民國內膜異位症婦女協會會刊*，11(8)，6-7。

陳玫妃(2008)・如何用中醫調理受孕體質・*北市中醫會刊*，14(4)，74-81。

陳玫妃(2009)・免疫性的不孕・*北市中醫會刊*，15(3)，74-78。

陳亭秀、夏一新(2004)・不孕症的心身醫學觀・*臺北市醫師公會會刊*，48(10)，44-47。

陳建智、陳乃菁(2009)・針灸對女性不孕症治療之文獻回顧・*中醫醫學雜誌*，3(1)，37-48。

陳慈慧、許甘霖、吳孟興、劉志鴻(2009)・台灣地區 25~44 歲民眾的生育知識與態度調查・*台灣公共衛生雜誌*，28(1)，46-52。

曾啟瑞(2010)・不孕、生殖技術面面觀與代理孕母・*醫療品質雜誌*，4(3)，37-41。

詹景全、李靜瑜、金承惠、武國璋(2010)·如何評估卵巢庫存量·*台北市醫師公會會刊*，*54*(2)，44-48。

維基百科 (2012) · *頂客族* 。 http://zh.wikipedia.org/wiki/%E9%A0%82%E5%AE%A2%E6%97%8F

劉俐君、武國璋(2011)·人工生殖技術的進展·*台灣醫界*，*54*(11)，584-587。

劉桂蘭(2009)·不孕症的治療·*中醫婦科醫學雜誌*，12，52-53。

蕭安廷(2009)·女性不孕之辨正論治·*中醫婦科醫學雜誌*，12，54-60。

謝佳芬、吳淑蓉(2007)·照顧一位不孕症外籍新娘執行腹腔鏡手術的護理經驗·*高雄護理雜誌*，*24*(2)，47-59。

藍國忠(2006)·淺談不孕症·*中華民國內膜異位症婦女協會會刊*，*13*(12)，4-5。

顏兆熊(2006)·不孕症之評估與治療·*當代醫學*，*33*(5)，366-374。

顏兆熊(2008)·不孕症之評估與治療·*婦科常見疾病*（57-67 頁）·金名。

Olds, S. B., London, M. L., Wieland Ladewig, P. A., & Davison, M. R. (2007)·*婦嬰護理學*（孫吉珍、林淑珊、林宴如、蔡照文、曾櫻花、馮琪瑩、…祁安美譯）·華杏。（原著出版於 2004）

Alains, B. J., Jennifer, W. B., & Keith, A. F. (2007). Infertility. *American Family Physician*, *75*(6), 849-856.

Lewis, R. (2004). *The infertility cure*. Boston: Little, Brown and Company.

Verlinsky, Y., Cohen, J., Munne, S., Gianaroli, L., Simpson, J., Ferraretti, A. et al. (2004). Over a decade of experience with preimplantation genetic diagnosis. A multicenter report. *Fertility and Sterility, 82*(2), 292-294.

MEMO

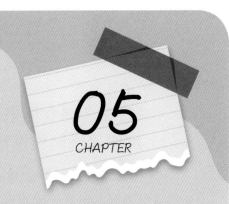

05
CHAPTER

婦女健康及法律

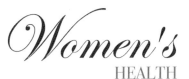

HEALTH

吳文正 / 編著

「2013 婦女與健康國際研討會」－
全球之挑戰與進展

　　民國 102 年 8 月 5 日辦理的「2013 婦女與健康國際研討會」，探討全球婦女健康議題，包括：健康照護改革與女性健康、婦幼健康挑戰、女性心理健康、青少年健康促進、婦癌篩檢及母嬰親善醫院等議題。我國自 2000年起，依女性之身心健康需求，擬訂一套涵蓋各年齡層婦女健康議題之「婦女健康政策」；積極消除過去健康服務中以父權觀點看待女性健康問題、重治療輕預防及性別偏差等現象，並將性別分析與性別平等議題納入提供健康服務與照護體系的主流，落實性別平等參與及共治共決基本理念。

　　呼應國際婦女健康政策，我國積極努力推展相關婦女健康政策與措施；為維護胎兒生命權、消除性別歧視及防範男女失衡所衍生之社會問題；提供孕產婦優質服務，以確保嬰幼兒健康，重視生殖是婦女健康核心問題。

　　依據世界衛生組織報告顯示，全球女性平均餘命較男性長 6~8 年，女性健康管理及慢性疾病預防更顯重要，才能達到「活躍老化」，於是國民健康署積極促進女性健康體能，強化體重管理，鼓勵民眾揪團減重；並修正菸害防制法，擴大禁菸場所範圍以防制二手菸對婦女健康的危害；為達到2011「黃金十年」目標：2020 年癌症標準化死亡率比 2010 年降低 20%，積極提供婦癌四大篩檢（乳癌、子宮頸癌、大腸癌、口腔癌）；為提供更年期女性貼心服務，設置免付費專線電話；從 2010 年開始推動高齡友善城市政策，為長者提供合適的生活環境，讓台灣是全球高齡友善城市參與最高的國家，大幅提升並重視婦女健康疾病預防及管理。

　　透過本次「2013 婦女與健康國際研討會」的參與與互動，提升各界對婦女與健康議題的重視，並呼應當前國際對「性別平等」與「健康公平性」關注，與國際接軌，為推動婦女健康而努力（國民健康署，2013）。

5-1 婦女健康政策

　　婦女約占我國人口之一半,婦女在我國傳統文化上,由於採取男主外、女主內之立場,往往是家庭之核心成員,婦女之身心健康除會影響自己外,更可能會影響到身旁所有親友,尤其是共同生活之家人,包括先生、父母、公婆、子女、甚至女婿、媳婦、子孫等,因此國家對於婦女之健康政策好壞,必然無法避免會顯著影響國民之身心健康,也因此婦女健康是非常重要、也是非常需要去深入探討之議題,這些議題包括身體健康、心理健康、人身安全等議題,其中關於代理孕母部分,因涉及宗教、倫理、女性主義、傳統文化、法律等觀點,爭議不斷,本章特別在後段章節中予以深入介紹與探討。

一、我國婦女健康政策

　　我國憲法於民國 36 年 1 月 1 日制訂時,即於第 156 條明文揭櫫我國婦女之基本國策,其條文為:「國家為奠定民族生存發展之基礎,應保護女性,並實施婦女兒童福利政策。」隨後在民國 94 年 6 月 10 日憲法增修條文第 10 條第 6 項補充規定:「國家應維護婦女之人格尊嚴,保障婦女之人身安全,消除性別歧視,促進兩性地位之實質平等。」可見我國在全球重視婦女尊嚴與權益之潮流下,亦非置身於外。

　　雖然婦女占全國人口之一半,但因為整個國家傳統上,主要為男性所建構,以致於婦女長期在政治、社會、職場等場域上,多半遭受忽略、甚至遭受性騷擾等侵害。尤其在我國文化傳統上,女性代表屈從之意,查我國商朝所使用之甲古文,「女」這字之形象意涵,即是代表屈身下跪之意,足以證明我國傳統觀念中婦女之社會地位非常卑微。況自宋朝以降,更將婦女定位在家庭生活中,以男性為其生活之中心,從而

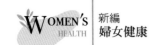
要求婦女遵守「三從四德」之行為規範，亦即婦女應遵守「未嫁從父、出嫁從夫、夫死從子」之三德，同時應遵守「婦德、婦言、婦容、婦功」四種必備之修養。婦女之健康議題，如同其社會地位等議題一般，長期遭受忽視。

二、國際婦女健康政策

全球婦女運動由歐洲、北美、紐澳等先進國家開始發展，其發展軌跡可分為三波議題，第一波為爭取生育控制之議題，第二波是身體自主權，第三波則是婦女之健康照護（張、劉、張，2004）。亞洲與南美各國，約在 1980 年代才展開婦女之健康議題。

國際上婦女健康政策，首先早在於 1970 年代開始，即由歐美國家提出（張，2000；張、劉、張，2004），其原因在於認為：醫療資訊與醫療政策皆由男性主導與掌握，對於女性健康保護不足，甚至充滿歧視與溝通障礙，由此而展開各項婦女健康政策之研究與改革。聯合國順應時勢潮流，乃特別將 1975 年定為國際婦女年，並提出「婦女十年」(1976~1985)計畫。由此展開婦女在政治、經濟、教育、健康等各方面之檢討。在健康議題方面，包括生育、性與性病、家庭暴力、性侵害、心理疾病、健康行為等特殊領域。於 1995 年在北京召開第四屆婦女會議(Fourth World Conference on Women)時，更提出行動綱領(Platform for Action, PFA)以補充原有之策略，當時通過十二項行動綱領，分別是貧窮、教育、健康、暴力、軍事衝突、經濟、政治、國家婦女機制、人權、媒體、環境、女童等，同時要求各國政府應有具體之回應行動。「聯合國婦女地位委員會」(The UN Commission on the Status of Women, CSW)在 1999 年召開婦女健康議題前一年，特別提出國家健康政策，必須加入性別觀點，亦即在健康領域中，必須有「**性別主流化(gender** mainstreaming)」之觀點。我國亦於 2003 年在台灣召開 2003 年婦女國際論壇－「性別平等主流化」之台灣願景(2003 International Women's Forum -Vision for Gender Mainstreaming in Taiwan)研討會，以檢視我國在婦女政策方面之具體政策與行動[註 1]，故我國亦將性別主流化觀點納入我國健康政策之中。

性別主流化一詞，自 1985 年首先出現在非洲肯亞首都奈洛比(Nairobi)所召開之第三屆世界婦女會議中後，就一直不斷地被當作全球婦女政策之原則之一，其定義已經在 1997 年 2 月聯合國經濟及社會理事會(UN, ECOSOC)中確認：「所謂社會性別主流化，係指在各個領域和各個層面上，評估所有包括立法、政策、方案在內、有計畫之行動對男女雙方之不同含義。作為一種策略方法，它使男女雙方之關注和經驗，成為設計、實施、監督和評判政治、經濟和社會領域所有政策方案之有機組成部分，從而使男女雙方受益均等，不再有不平等發生。納入主流之最終目標是實現包括男、女性傾向、跨性別之性別平等。」因此，性別主流化，不是僅關於婦女之議題而已，也不是僅只有婦女受益，它是以人為本之策略思考，承認性別雖然有差異卻皆有選擇之自由，是一種手段而非目的。性別主流化兼顧不同性別者，故性別主流化不等於婦女主流化、排斥非婦女之策略原則。

三、我國婦女健康問題

由於世界衛生組織提出檢討女性健康議題後，可發現台灣婦女之健康問題，可分為三大部分（李，2000）：

[註 1] 可參考婦女聯合網站(Women Web) http://www.womenweb.org.tw/index.asp

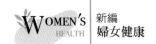
1. **生育生殖方面**

    (1) 15~19 歲青少女之生育率為千分之 16~18，位居亞洲國家之首，影響其身心發展。

    (2) 估計約有 30 萬對不孕之夫婦，造成婦女之壓力。

    (3) 婦女之較低母乳餵哺率，除可能因為婦女認知不足外，也可能源於欠缺提供可哺乳之環境與設施。

    (4) 偏高之剖腹產比例。

    (5) 偏高之子宮全切除手術比率，可能造成婦女身心傷害。

2. **社會變遷方面**

    (1) 由於社會進入高齡化社會，在社會重視中長期照護下，家庭中慢性病人及老人之照護，多半由家庭中之婦女（被照護者之妻女或媳婦）擔任。

    (2) 可能由於社會變遷使婦女角色掙扎在傳統與現代間之衝突，致使婦女罹患憂鬱症之比率為男性之二倍。

    (3) 由於家庭暴力之定義擴張，包含婚姻以外之男友、同居人等類似夫妻關係之人，故婦女經常被迫面臨婚姻之家庭暴力。

    (4) 由於女性之平均壽命較男性長，高齡婦女增加其對子女之依賴。

3. **預防保健方面**

    (1) 更年期為婦女生理自然演變之過程，現在卻被醫療化處理，致使其身心靈之需求遭到忽視。

    (2) 婦女愛滋病來源，主要來自於異性伴侶所傳染，其中又以其伴侶嫖妓所致，因此增加垂直傳染給子女之機會。

    (3) 雖然子宮頸抹片檢查是預防子宮頸癌最有效之方法，但台灣婦女利用率偏低、也未定期檢查。

(4) 乳癌一如子宮頸檢查一樣，早期發現與治療效果良好，但台灣婦
　　女利用率偏低、也未定期檢查。

　　除身體健康外，婦女在精神（心理）衛生方面，除顯現有較男性為
高憂鬱症之盛行率外，婦女亦有較高之輕型精神疾病（徐，1997），包括
焦慮症、睡眠障礙、身體化疾病、飲食疾病、睡眠疾病等，需要特別之健
康政策，尤其是婦女多在家庭擔任無償之照顧者角色，且不同於男性以金
錢及聲望為信念，而是以人與人間之人際關係作為在社會中角色之定位，
造成心理上之壓力來源。我國目前婦女精神健康之問題，在於經濟不獨
立、就業不平等、家庭責任重、家庭及社會暴力威脅等（林，2008），故
精神健康政策應該加強婦女對於自我之覺醒、獨立自主、改善社會及家庭
條件、提供制度性保障等（楊、陳，1997；靳曾，2000）。

　　在實施上述精神健康政策同時，在國際上，聯合國大會在 1979 年
通過「消除對婦女一切形式歧視公約」(The Convention on the
Elimination of all Forms of Discrimination Against Women; CEDAW)，並
在 1981 年正式生效，其內容闡明男女平等享有一切經濟、社會、文
化、公民和政治權利，締約國應採取立法及一切適當措施，消除對婦女
之歧視，確保男女在教育、就業、保健、家庭、政治、法律、社會、經
濟等各方面享有平等權利。此一公約可稱之為「婦女人權法典」，開放
給所有國家(state)簽署加入，不限於聯合國會員國，全世界已有 189 個
國家簽署加入[註2]。我國為配合國際潮流以提升性別人權標準並落實性別
平等，乃於 2007 年加入。又為明定 CEDAW 具國內法效力，行政院於
2010 年 5 月 18 日函送草案，經立法院 2011 年 5 月 20 日三讀通過，總
統 6 月 8 日公布，自 2012 年 1 月 1 日起施行。

[註2] 行 政 院 性 別 平 等 會　https://www.gec.ey.gov.tw/Content_List.aspx?n=
F4D8BA36729E056D 最後瀏覽日 2018.10.23

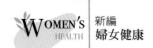
縱使我國目前並非是聯合國專門機構「世界衛生組織」之成員之一，但對於國際潮流所趨之婦女健康議題，也並不因此而迴避，甚至還以觀察員身分積極參與，也因此，在制定與落實我國婦女健康政策之時，還必須不斷以性別主流化之觀點檢討所有之健康政策，其中包括以下第 5-2 節即將介紹之代理孕母制度。另外，為消除婦女在職場上之歧視與性騷擾問題，將在第 5-3 節介紹性別工作平等法，以加強我國對於婦女在職場上權益之保障。

5-2　婦女健康政策下之代理孕母制度

一、我國社會事件之衝擊

關於我國對於人工生殖議題之探討，先後受到三件社會事件所影響。首先是發生於民國 94 年 9 月 7 日前陸軍戰車上尉連長孫吉祥不幸遭戰車碾斃而因此因公殉職，孫連長相戀 12 年女友李幸育在其死後次日立即向國防部陳情，希望能在男友不幸意外死亡後取精生子，生一對雙胞胎，在孫連長死亡後衛生署（現為衛生福利部）同意留精，但隨後國民健康局（現為國民健康署）為此特別緊急召開二次人工生殖委員會專案會議，因專家多數反對且又於法無據，縱使李幸育仍然堅持留精生子，但隨後在孫連長之家人同意銷毀下，在同年 12 月 22 日銷毀已經取出冷凍之精子，也使得李幸育藉由人工生殖之期待終告破滅（今日新聞網，2005）。

立法院於次(95)年 5 月審議人工生殖法草案時，採行以下幾點立法之原則：

1. 必須是夫妻才可施做人工生殖手術。

2. 受術夫妻須簽具同意書。

3. 取消妻子低於 50 歲、丈夫低於 60 歲限制。

4. 捐贈精卵須為無償捐贈。

5. 若夫妻一方於國外遇有緊急情況，可從境外輸入生殖細胞。

6. 受術夫妻若婚姻無效、撤銷、離婚或一方死亡，人工生殖機構應銷毀生殖細胞或胚胎。

　　由於李幸育與其男友孫吉祥未婚，故在上開第六點之立法原則下，並非人工生殖法之適用對象，也因此排除所謂之「李幸育條款」。另由於僅限於合法不孕之夫妻始得適用該法，故同居、同性戀等非合法夫妻關係皆不適用。

　　另一事件為楊凱偉預立遺囑，表明死後取精留後之事件。本事件為民國 94 年 10 月，當時年僅 28 歲之保險員楊凱偉，在上班途中突然昏倒，送醫後猝死，其於生前曾預立遺囑，表示要取精留後，在順利取精之後，其妻與家屬期待能夠採人工生殖方式受孕留後，但礙於當時法規，無法進行人工生殖（TVBSa，無日期）。

　　第三件事件，發生於民國 94 年 3 月 1 日，一名日商不幸在台墜樓死亡，其妻子要求醫師取精，醫師於死者死亡後不久隨即取精，但礙於當時法規限制，該醫師告知她必須到第三國受孕，中央主管機關衛生署已經表明不可進行人工受孕，另希望依據人工生殖法草案，必須於兩個月到期後，將已經取出之精子全部銷毀，最後她幾經思考，終將精子銷毀（TVBSb，無日期）。

以上三件社會事件，皆發生在同一年（民國 94 年），但因為媒體直接播放李幸育聲淚俱下之訴求，故以李幸育事件最廣為人知，不過這三件案子，涉及當時人工生殖法草案之審議，主要在於「死後取精」之議題，不過因為代理孕母也屬於人工生殖之一部分，故亦引起當時社會及學界之熱烈討論。

二、美國社會事件之參考（張、劉、張，2004）

美國聯邦及各州原來對於以人工受精技術所發生有關生殖所引起之法律議題，並未有明確之規範，尤其對於因人工受精所出生之子女，其法律地位如何，因為各州見解不同，以致於一直不明確，不過，除紐約州曾以司法案例採取人工受精所出生之子女仍屬合法之婚生子女外，其餘各州之見解，仍堅持該類子女仍屬非婚生子女。

美國代理孕母案 Baby M，係為美國對於代理孕母契約效力所做出司法判決上之第一案例，因此最值得參考，該本案之事實，係因夫 William Stern 在考量妻子 Elizabeth Stern 罹患「多發性硬化症」(multiple sclerosis)，若其懷孕可能產生失明、下身麻痺等危險，故該夫妻在考量領養程序曠日費時後，決定以代理孕母方式生子，隨後在「紐約不孕症中心」(Infertility Center of New York, ICNY)引介下，Stern 一人與代理孕母之 Whitehead 夫妻共同簽訂有償之代理孕母契約，約定代理孕母在小孩出生之後交給他們夫妻收養並終止代理孕母夫妻二人之親權。代理孕母在 1986 年產下一名女嬰 Melissa（即是通稱之 Baby M）後，代理孕母似乎罹患產後憂鬱症，拒絕將嬰兒交出並帶其逃逸。Stern 夫妻以該契約，向當地法院聲請，隨後警方強行帶走 M，並將 M 帶給 Stern 夫妻。原告 Stern 夫妻主張該契約有效，他們擁有小孩最終及永久之監護權，且代理孕母契約具有強制力，代理孕母之親權應被終止，且他們得收養

M。但被告代理孕母夫妻則主張代理孕母契約無效，因該契約違反紐澤西州之公共政策(public policy)因而無效，並請求監護權，而 Mr. Stern 只有探視權。本案之爭議點在於該代理孕母契約是否有效？雖然本案經第一審法院判決代理孕母契約仍然有效，應依據該契約執行。但隨後被告上訴後，紐澤西州最高法院以該契約違反紐澤西州法令與公共政策（子女最佳利益）而判決該契約無效(The Law, Science & Public Health Law Site, n. d.)！不過本案最值得注意之關鍵，在於本案並非吾人所熟知之代理孕母爭議，其實 Baby M 是 Mr. Stern 提供精子給代理孕母 Whitehead，因此，就生物學（基因）立場而言，baby M 其實就是代理孕母之子女，也就是說，她不只提供子宮，更提供卵子！她也是一般所稱代理孕母其中一種類型，即是「候補孕母」，故在 M 出生後，與 M 難分難捨之親情與伴隨而至之憂鬱症，其實不難理解，這可能是一般僅提供子宮之代理孕母（借腹孕母）與候補孕母不同之處。

三、生殖技術之發展與立法演變

　　若是將不孕定義為「結婚一年以上，規律且無避孕性生活下，經過一年以上仍未懷孕」（國民健康局，2008）時，那依據統計資料顯示，台灣每 5,000~10,000 名婦女中就有一位婦女必須藉由代理孕母之人工生殖方式始得擁有自己親生之子女。因此若以台灣人口 2,300 萬人為基礎，推估有此需求之婦女 1,150~2,300 名婦女，也因此可能會影響到 1,150~2,300 對不孕之夫妻及其所成立之家庭。若以夫妻來推估（王，1997），每百對夫妻即有高達 15 對有生育問題，每年約有 500 對夫妻因為天生或後天無法生育子女，例如先天無子宮、後天因疾病而切除子宮、縱使有生育能力但可能因懷孕影響健康而無法懷孕（例如妊娠性高血壓等）等原因，造成必須要藉由人工生殖技術中代理孕母方式生育子女。

　　人工生殖技術之突破，發生於西元 1799 年英國 John Hunter 醫師成功完成第一例之人工受精案例，後又於 1978 年在英國成功生出全世界第一位之試管嬰兒 Louis Brown，而使人工生殖技術獲得長遠之進步發展，由此解決人類不孕之困境。我國亦在 1985 年於榮總產出第一位試管嬰兒。

　　行政院衛生署為因應人工生殖技術之發展，即於民國 75 年起，先後制訂人工生殖技術倫理指導綱領（台北市政府法務局，1989）、行政院衛生署人工生殖技術管理諮詢小組設置要點、人工生殖協助技術管理辦法（全國法規資料庫 a，2007）等，以做為官方對人工生殖技術倫理上之指導及管理原則，但以上諸原則，皆屬職權命令或行政規則，非法律之規範，與依法行政之原則有異，故於民國 94 年送立法院審議人工生殖法草案。查該草案之立法目的之說明，其「以治療不孕為目的，而非作為創造生命之方法；對於生殖細胞及胚胎應予尊重，不得任意移為人類品種改良實驗，並禁止為商業之目的，而實施人工生殖技術及其相關之行為。對於人工生殖子女之地位，以子女最高利益為指導原則，妥適規定人工生殖子女之地位，以維護其權益。」至於有關代理孕母之人工生殖，其說明「因涉及科學、倫理、法律、社會道德等層面之問題，經深入研議，爰參酌專家學者之意見，將人工生殖法與代理孕母採脫鉤方式處理」，因此本草案未對「代理孕母之施術條件、人工生殖子女之地位、醫療機構之管理」等相關事項加以規定。於是草案共計規定八章三十八條，隨後我國人工生殖法經立法院三讀通過，並於民國 96 年 3 月 21 日公布實施，新法總計八章四十條（全國法規資料庫 b，2007）（附錄一）。由此，有關代理孕母之合法化爭議，已遭另案分開處理。

四、代理孕母所涉及之倫理與法律議題

所謂「代理孕母」，係指女子因子宮病變導致無法正常受孕，該女子必須藉助其他女子之子宮使其受精卵可著床生產，該代為生產之女子即稱之為代理孕母。依據女子之卵子來源而分二種類：**借腹孕母**及**候補孕母**。借腹孕母，即不孕之女，提供其卵子與其夫所受精之受精卵，植入另一女子之子宮，亦即位居第三人之孕母，僅提供其代孕之子宮而已，卵子之來源仍為委託其代理生產之女子。候補孕母，即指不孕之女，不提供其卵子，由提供子宮代孕之女子，同時提供卵子，與不孕女子之夫之精子受精，而後生產，亦即位居第三人之孕母，同時提供代孕子宮與卵子，所生產之女子，有其一半之血統，例如美國 Baby M 案例即是。目前所稱之代理孕母，一般係指「借腹孕母」而非「候補孕母」。

代理孕母所衍生之爭議，以各利害關係人之角度來分析，如下述：

（一）宗教界角度

雖然宗教界有不同之派別、見解也有歧異，僅有少數站在人道之立場下有條件贊同，但多數則以違反傳統親子倫常、破壞家庭社會制度、危及所生子女之權益保護、致使婦女子宮變成工具、侵害人性尊嚴、擔心此種行為會造成商業化等多種因素，故採取反對之立場（盧、鍾、林、楊、陳，2003）。

（二）倫理學界角度

雖然有學者採取有條件開放，包括代理孕母具最後救濟手段性、禁止商業化行為、禁止傷害受術之受精卵或胚胎、僅限委託夫婦提供自己之精卵等，但多數倫理學者認為代理孕母為違反自然定律、違反倫常、可能因為借腹、借卵紊亂而造成亂倫、侵害女性尊嚴等，故大部分採取反對之立場（盧、鍾、林、楊、陳，2003）。

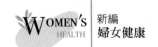
（三）女性主義者角度

有支持與反對意見，支持者認為，女性若可從事代理孕母工作，可增加自由選擇機會，且得有收入並使社會正視女性負擔生育辛苦之角色。而持反對意見者，責任為此種制度將女性身體工具化、強化父權體制，故不贊成（盧、鍾、林、楊、陳，2003；陳，1999）。

（四）法律界角度

法律界在接受開放代理孕母法制之前提下，認為先要解決以下法律問題，包括現行法律規範以及未來需探討釐清之法律規範，前者主要基於現行子女認定之法律規範，包括：

1. 民法親屬篇第 967 條第 1 項因出生所發生之親子關係認定之規定：「稱直系血親者，謂已身所從出或從己身所出之血親。」

2. 民法親屬篇第 1061 條之規定：「稱婚生子女者，謂由婚姻關係受胎而生之子女。」

3. 否認之訴。後者主要基於未來可能因為代理孕母合法化後所衍生之法律規範，包括（盧、鍾、林、楊、陳，2003）：
   (1) 對於受委託代理孕母之問題，例如得否被要求戒除可能影響胎兒健康之習慣（吸菸、喝酒、吸毒等）。
   (2) 對於未來出生子女之問題，例如受委託代理孕母拒絕交出其所生子女時，可否強制執行？
   (3) 若出生子女有缺陷時，委託夫婦可否拒收？

（五）不孕婦女角度

基於以下理由，認為反對意見並不足取，理由包括（盧、鍾、林、楊、陳，2003；陳，1999）：

1. 女性尊嚴及人權：同時剝奪不孕夫妻可以用自己精卵生殖之權利。

2. 合法化條件：若僅限於不孕夫妻以自己精卵實施代理孕母制度，則無亂倫疑慮。

3. 無子宮工具化：因子宮之基本功能即在生育，所以並無此疑慮。

4. 較現行其他親子制度為佳：代理孕母制度係建立在真正之親子關係下，故因此比收養發生之問題少，且比捐精、捐卵之人工生殖方式更無亂倫問題。

　　雖然各方皆有所本提出贊成或反對之理由，不過從法律角度，主要還是值得需要討論以下三個關鍵爭議點，包括：

1. 生育權（邱，2007）：也可稱為生育自由權，我國憲法或法律並未明白揭示有此類型之權利，若我國肯定有此權利時，則在「與生育有關之活動以及選擇之自由」之前提定義下（李，2008），生育權屬於自由基本權，自得分為消極權利與積極權利二方面。一方面可消極排除他人不當之侵害，他方面可積極要求他人忍受其權利之行使，並行使其選擇之自由權利，包括對象、方式、行使與否等，因而與誰生育、生多少子女、生或不生、用哪種方式（自然生產或人工生殖）等，揭示其自由權之範疇，因此生育權與自由權應有相同之內涵。查我國憲法第 22 條所明訂：「凡人民之其他自由及權利，不妨害社會秩序公共利益者，均受憲法之保障。」且憲法第 23 條又明訂：「以上各條列舉之自由權利，除為防止妨礙他人自由、避免緊急危難、維持社會秩序，或增進公共利益所必要者外，不得以法律限制之。」故依此，若國家不能肯認人民有積極之生育權，以向國家請求各種相關於生育之必要資源或服務，但就消極之生育權而言，至少也應排除國家對於生育權之侵害，不得以法律不當限制。

2. 平等權：若將代理孕母之適用範圍僅限制在合法夫妻，是否會因此排除一般單身男女、甚至同志（同性戀者）生兒育女之權利？以致於違反憲法第 7 條所明文保障之平等原則？參考美國自 1940 年代起逐漸以開放、自由之態度改善原本嚴格管制人工生殖技術，其管制方式多僅針對提供生殖技術之醫療機構，對其設施與服務內容予以管制，並未規範適用生殖技術之對象（邱，2007）。或許一般民眾認為限於合法夫妻比較符合「子女最佳利益」，不過，由實證研究顯示，此種社會通念欠缺實證基礎支持，因為不論出生自女同志家庭或單親家庭之小孩，其人格成長與生活福祉，一般而言，並未與通常之雙親家庭有顯著之不同（邱，2007）。故若立法僅限於合法夫妻，無異歧視單身或同志而違反平等原則。

3. 代理孕母契約之法律性質：法律性質可包括買賣（民法第 345 條）、租賃（民法第 421 條）、與寄託（民法第 589 條）三種契約。但因為人體子宮無法作為買賣契約之標的，因為子宮與人體無法分離，此種契約自然無法成立。至於租賃契約，亦是將人體子宮作為租賃契約之標的，此種契約自然無法成立。至於寄託契約，將受精卵植入代理孕母之子宮內，一如將物品交付他人保管，亦是將人體子宮作為寄託契約之標的，此種契約在通常情況下，應該如同買賣、租賃契約一樣，無法成立，但是否得論以特殊「法定寄託」予以合法化，則有待探討（王，1997）。不論採取哪種契約見解，由於代理孕母為新醫療科技下之產物，故為傳統法學所無法涵蓋之範疇，故有待未來法律界深入探討並統一見解。

五、美英等國家立法之參考

美國「國家統一各州法律制定委員會」乃於 1988 年制定通過「技術援助妊娠出生子女法定地位統一法」，對於代理孕母之法律規範，明

確提供各州對於代理孕母立法之參考，其中並明確禁止代理孕母之商業行為，除少數州仍然禁止此種新技術所產生之法律議題，多數州（包括加州）採行此種立法，贊同不禁止、並予以法律規範，並採取不孕夫妻得訂定契約委託第三人擔任代理孕母，代理孕母所生之子女，其父母仍為委託之夫妻，立約雙方若有爭執時，仍應依據契約解決爭議（盧、鍾、林、楊、陳，2003）。

英國自 1982 年進行一連串之生殖議題研究與立法，包括首先成立之「人類受精及胚胎發展研究委員會」(1982)、代理孕母安排法(1985)、人類生殖與胚胎研究法(1990)等，由原先擔心商業化之行為而採取禁止之立場，轉向除禁止商業化之外，同意開放此種立法，最後明確規範，並認為代理孕母所生之子女，視為其法定子女，且該委託代理孕母之委託契約，不得強制執行（盧、鍾、林、楊、陳，2003）。

到 2003 年截止，雖然全球有 30 多國對於代理孕母有所規範，但已藉由立法規範之國家，卻僅有少數國家而已，包括英國、美國（部分州）、以色列[註3]等國家而已，一般而言，對於代理孕母是否立法，存在包括法律本身、倫理、宗教、道德等許多爭議，但若允許代理孕母之制度建立，皆以不商業化（無償仲介、不得廣告或宣傳等商業行為等）之行為作為前提，即使要開放，也有其條件或配套措施，例如原則禁止而例外同意等[註4]。至於代理孕母所生之子女，其法定父母為代理孕母或委託夫妻？該代理孕母之委託契約其效力如何？代理孕母所生子女之法律地位如何？未見有一致之見解。

[註3] 以色列原採禁止立場，但於 1986 年高等法院卻打破此禁止案例，後來該國隨即以立法方式採有條件限制之方式開放施行（胡，1997）。

[註4] 例如德國於 1985 年「基因工程學之可能性及危險性特別調查委員會」建議意見，若因遺傳或醫學而致使婦女無法生育時，得例外以其近親擔任代理孕母（盧、鍾、林、楊、陳，2003）。

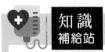

知識補給站

各國對代理孕母之規定

規定	台灣	德國	法國	日本	新加坡	英國	澳洲	加拿大	香港	荷蘭	以色列	印度	泰國	韓國
法令明文禁止	●	●	●		●									
無明文規定、實質禁止				●										
無明文規定、實質允許													●	●
法令明文允許						●	●	●	●	●	●	●		

資料來源：陳鋕雄、林志潔、林曉涵、蘇昱婷、吳書瑜、林佩蓁、…彭筱芊 (2010)‧*世界各國代孕生殖政策探討*（研究計畫編號 9901001A）‧新竹市：國立交通大學。

六、我國人工生殖法及相關法律議題

所謂之人工生殖（謝，2004），係指在醫師協助下，用人工技術所促成之生殖，此種技術包括人工受精、胚胎移植、代理孕母、代理胚胎移植、輸卵管內精卵植入等。人工受精，又可分為使用丈夫精子或以捐贈者精子進行受精二種方式。以上各種技術中，皆屬於侵入性之醫療技術，需要以手術方式實施，其中，可能以輸卵管內精卵植入為最接近自然之協助受精方式。

對於人工生殖，由於涉及醫療倫理、道德、法律等各面項議題，因此政府之一般處理原則為以下幾點：

1. 適用對象：限於不孕之夫妻，亦可能包括很難或無法治癒者，或因罹患遺傳性疾病且有可能生育異常子女者。在此並採取必要性原則，亦即人工生殖係在不得已、無其他替代情形下所為之必要醫療。

2. 實施機構及實施者之資格：由於人工生殖技術涉及專科醫療技術，故應由具備相關專業能力之合格醫師始得為之。另外有因涉及跨專業整合及醫療器材等，故應由設置此類器材之醫院始得為之。

3. 基本性質：屬於非營利性質，且不得為商業行為。

4. 方式：採取事前、書面之要式行為，以求審慎。

　　我國人工生殖法依據以上之原則，乃於民國 96 年 3 月 21 日在爭議中終於獲得公布實施，該法在第 1 條首先揭示本法之立法目的：「為健全人工生殖之發展，保障不孕夫妻、人工生殖子女與捐贈人之權益，維護國民之倫理及健康，特制定本法。」因此本法並非適用所有不孕之任何人，而是僅限於適用在合法之「夫妻」而已，亦即必須在婚姻關係存續中，而且排除現行法所不承認之同居關係、離婚關係、同志婚姻等。另外同法第 11 條第 1 項又規定：「夫妻符合下列各款情形者，醫療機構始得為其實施人工生殖：

1. 經依第 7 條規定實施檢查及評估結果，適合接受人工生殖。

2. 夫妻一方經診斷罹患不孕症，或罹患主管機關公告之重大遺傳性疾病，經由自然生育顯有生育異常子女之虞。

3. 夫妻至少一方具有健康之生殖細胞，無須接受他人捐贈精子或卵子[註5]。」

　　同條第 2 項復規定：「夫妻無前項第二款情形，而有醫學正當理由者，得報經主管機關核准後，實施人工生殖。」基於此，是用人工生殖

[註5] 本法第 7 條第 1 項規定：「人工生殖機構於實施人工生殖或接受捐贈生殖細胞前，應就受術夫妻或捐贈人為下列之檢查及評估：一、一般心理及生理狀況。二、家族疾病史，包括本人、四親等以內血親之遺傳性疾病記錄。三、有礙生育健康之遺傳性疾病或傳染性疾病。四、其他經主管機關公告之事項。」第 2 項另規定：「前項之檢查及評估，應製作記錄。」

技術之夫妻，尚須要符合「夫妻一方罹患不孕症或罹患重大遺傳性疾病，經由自然生育顯有生育異常子女之虞者」之要件，始得實施。至於夫妻一方不孕之原因係因變性手術而來，例如男變女或女變男，當然亦有本法之適用，但若涉及代理孕母，由於本法未有此規定，故無法適用（蘇，2006）。

　　本法關於人工生殖子女之地位，我國民法採以下二種傳統方式認定父母子女間之親子關係（王，2007）：**血緣**及**收養**。收養親子關係，係擬制血親關係而來，而血緣之親子關係，係以生物學上基因為其基礎，又依據子女出生時母親婚姻狀態而可再分為「婚生子女」與「非婚生子女」二類。婚生子女之認定，世界各國多以婚姻關係存在而推定婚生，但立法例上對於推定之標準，卻可分為二種，其一採「出生主義」，係以子女在夫妻關係中出生為準，例如德國、瑞士等歐洲國家採行。另一採「受胎主義」，係以子女在夫妻關係中受胎為準，例如我國等國家採行。依據此，我國現行民法有關親生子女之認定基礎，在採取「血統真實主義」之前提下，一般而言，若有分娩之事實，只要婦女受孕且生產，即為其所出生子女之母，但若夫妻一方能證明所生之子女非自夫或妻受胎時，得依民法第 1061 條及第 1063 條之規定，得於知悉子女出生後一年內提起婚生否定之訴，亦即否定該子女並非在夫妻關係中受胎。

　　另依據本法第 24 條第 1 項之規定：「妻於婚姻關係存續中，同意以夫之精子與他人捐贈之卵子受胎所生子女，視為婚生子女。」又於同條第 2 項再規定「前項情形，妻能證明其同意係受詐欺或脅迫者，得於發見被詐欺或被脅迫終止後六個月內提起否認之訴。但受詐欺者，自子女出生之日起滿三年，不得為之。」以特別法優於普通法之方式，明訂否定之訴之期限，以保障有權否認之當事人及所生子女之權益。

　　生殖醫學自「試管嬰兒之父」Roberts G. Edwards 教授於 1950 年代起發展體外受精技術以來，已經造福許多原本不孕之夫妻獲得子女，也因此開啟所衍生之新議題，至少包括以下三項議題（林，2010）：

1. 「著床前胚胎遺傳診斷」(preimplantation genetic diagnosis, PGD)：此種技術係指將人工受精之胚胎，在植入受術婦女子宮內前，對該配胎基因所進行檢測知技術。此種基因檢測技術之目的，主要在於排除帶有遺傳疾病之胚胎。

2. 「死後人工受精」(posthumous artificial insemination)：係指男性死亡後，基於生前遺囑或死後配偶（繼承人）將其精子藉由人工生殖技術方式生出子女。

3. 「幹細胞」(stem cell)之生技發展（歐，2008）：雖然人工生殖法並未明文規定有關幹細胞使用與研發之法條，但參照該法第 2 條第 1 款規定，以人工生殖之定義，得以推論出尚有無性生殖之方式，另可依據該法第 22 條之但書規定[註6]，導引出可例外使用胚胎做幹細胞研究之用。幹細胞係為一種尚未分化之多能細胞，儲存在於胚胎外，另外存在於胎兒、臍帶血、成人器官組織中，幹細胞因為具有可進一步分化為特定細胞之潛力，故可作為「再生醫學」之用，以更新或修補人體所需之用，由胚胎取得幹細胞，遠比由體細胞取得衍生更多爭議，因為涉及胚胎地位及人性尊嚴等基本問題（雷，2007）。

[註6] 參照該法第 22 條：「依本法捐贈之生殖細胞、受術夫妻之生殖細胞及受術夫妻為實施人工生殖形成之胚胎，人工生殖機構不得為人工生殖以外之用途。但依前條第五項規定提供研究使用之情形，不在此限。」該法第 21 條第 5 項：「前四項應予銷毀之生殖細胞及胚胎，經捐贈人或受術夫妻書面同意，並報經主管機關核准者，得提供研究使用。」

　　本法另外對於涉及李幸育社會事件之所謂「死後人工受精」類型（侯，2006），目前世界各國對此仍然採取保守態度，多數國家禁止，但若開放則須同時另附上配套之條件（蘇，2006），包括留精之男性必須在死前簽署同意書、受術一方必須有半年至一年期間不等之思考或冷卻(cooling-off)期、必經法院審理之法定程序、必須由特定機構管理監督，並且以未來出生子女之最佳利益為基本原則[註7]。

　　本法所謂之人工生殖，係指凡利用生殖醫學協助而採取非性交之人工技術達成受孕生殖之目的。本法僅包括二種類型：**試管嬰兒**及**人工受精**。並不包括目前仍然爭議性大之代理孕母類型，因此，衛生主管機關衛生福利部，乃於民國 94 年委託學者草擬代孕人工生殖法草案，初步採取有條件開放之基本立場，目前仍在審議中，還未立法通過。該草案採甲乙兩案併陳方式草擬（莊，2008），甲案（預立收養）以代孕子女視為受委託代孕者之婚生子女，再經由事前法院公證認可之預立收養契約，讓代孕子女成為委託夫妻之婚生子女（參照草案甲案第 26 條規定）。乙案（代孕契約）則是將代孕子女視為委託夫妻之婚生子女，並經由法院事前認可之代孕契約，排除現行民法親子認定之規定，不以代理孕母因出生事實而取得代孕子女母親之地位（參照草案乙案第 23 條規定）。由於代理孕母關係三方當事人間及代孕子女之權益至鉅，故必須以書面立約並事前經由法院公證或認可始得生效。不論甲案或乙案，

[註7] 所謂「子女最佳利益」(the best interests of the child)，係指子女利益優於父母利益，亦即二者利益衝突時，應以子女利益為優先。源自於英美法概念，其規範標準，目前皆以聯合國於 1989 年所制定之「兒童權利公約」(UN Convention the Rights of the Childs)為依據，我國在制定或修訂親子法相關法規時，亦以此國際標準為依據，在保障子女權益之時，同時建立子女之主體性。不過，關於父母離婚時所涉及之未成年子女之福祉，筆者以為，可能採取相對之概念「最小傷害」(the least detrimental)原則，可能會是比較適當，因為未成年子女之最佳利益，可能是在原來家庭和諧下成長才是其最佳利益之所在（侯，2006）。又此種利益，不限於醫療上利益，還包括其心理上之利益、以及不利益風險（雷，2006）。

皆可滿足夫妻期待獲得親生子女期待之目的，只是在法律方式之利益衡量上有所不同而已。

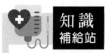

針對代孕的問題，國內在 2012 年也舉行了「2012 年代孕制度公民審議會議」藉此刺激社會各界理性討論代孕制度之各種爭議。公民認為對於不孕委託者同時提供健康精、卵之代孕，認為應早日開放，且代孕應為無償行為，給予必要費用而非工作報酬，另外，締約者皆對於代孕之風險、終止懷孕、生產方式等事由有相當共識與認知下，才能簽訂代孕契約（台大社會學系，2012）。其他仍有許多值得討論且尚未有共識的議題，若讀者有興趣可至 http://2012surrogacydd.blogspot.tw/網站閱讀相關資訊。

5-3　性別工作平等法及職場性騷擾

一、傳統婦女之地位提升與法律保障

我國深受中華文化傳統之影響，以父權社會與家長制為基礎，建立男主外、女主內之分工社會，然而由於現代女性主義與人權思想之興起，婦女權益受到重視與保障，我國過去在社會上對於婦女在職場上常見之單身條款、禁孕條款、同工不同酬勞動契約等因性別而產生之差別待遇，也都配合國際趨勢而做改變，並因此立法或修法。我國配合國際趨勢，制訂兩性工作平等法，於民國 91 年公布施行，後來變更名稱為性別工作平等法，並在民國 98 年 5 月 1 日正式施行。

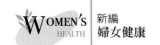
二、性別工作平等法

　　性別工作平等法，為性別平等三法之一，另二法為性別平等教育法與性騷擾防治法。性別工作平等法共分 7 章，包括總則、性別歧視之禁止、性騷擾之防治、促進工作平等措施、救濟及申訴程序、罰則、附則，歷經更改原名稱兩性工作平等法與多次修正後，最後一次修正於民國 111 年 1 月 12 日，並於同年月 18 日施行，分為 7 章、共計 40 條。主要規定內容包括禁止性別歧視、防治性騷擾、促進工作平等、提供申訴與救濟之管道、與相關婦女之各種類型假（例如安胎假、家庭照顧假、生理假等），並將多元性傾向者納入本法保障之範圍內[8]。

　　本法之立法目的，明訂係「為保障性別工作權之平等，貫徹憲法消除性別歧視、促進性別地位實質平等之精神」（第一條）而制定，本法所使用之名詞，雖然有性別與性傾向二種不同之名詞，但在本法第三條對於用詞之定義中，並未給予可供參考之明確定義。憲法在第七條有關平等權之規定中，採取男女二分法，又在增修條文第十條中規定：「國家應維護婦女之人格尊嚴，保障婦女之人身安全，消除性別歧視，促進兩性地位之實質平等。」亦可見採取兩性之二分法。不過由於社會變遷與觀念改變，傳統之兩性二分法，已經更進一步區分為生理性別(sex)、社會性別(gender)、性別認同(gender identity)、性傾向(sexual orientation)四種。

1. 生理性別：代表出生時依據生理特徵而區分為男女。

2. 社會性別：是一系列與男性氣質和女性氣質有關之角色與行為特徵。

3. 性別認同：係指對於自己本身對於男性或女性上之認同。

註 8　侯岳宏，性別工作平等法判決之回顧與展望，月旦法學雜誌，第 232 期，2014 年 9 月，第 115 頁。

4. 性傾向：係指自己性慾對象之男性或女性。目前對於非異性戀，在社
   會上有所謂之 LGBT 一詞，此為四個英文字首所結合而成之特殊專有
   名詞，L 代表女性戀者(lesbian)，G 代表男同性戀者(gay)，B 代表雙
   性戀者(bisexual)，T 代表跨性別者(transgender)。雖然有以上不同之
   分類，但在本法<u>性別工作平等法</u>上對於不同性別或性傾向之平等權或
   各種權益保障，則無區別。

　　特別值得注意之處，在於職場上有關受雇人因為性別或傾向而遭受
歧視之問題，歧視可分成直接歧視與間接歧視二種，間接歧視較直接歧
視難判斷，一般判斷之原則為：「外觀上看似性別中立之規定、習慣或
基準等措施，如與其他性別成員相比較時，顯示出其中一方之性別成員
有被賦予相當程度之利益，且該基準得被認定與職務無關連性且未具合
理性與正當性者，則外觀上看似中立之規定、習慣或基準等相關措施即
屬於間接差別待遇。」[9]另外，由於受雇人舉證不易，且在訴訟上常因
「舉證之所在，敗訴之所在。」故本法第 31 條乃特別規定：「受僱者或
求職者於釋明差別待遇之事實後，雇主應就差別待遇之非性別、性傾向
因素，或該受僱者或求職者所從事工作之特定性別因素，負舉證責
任。」此種舉證責任轉換之規定，主要原因係源於雇主較受雇者更居於
優勢之地位。

三、職場性騷擾

　　職場性騷擾，常見於世界各國各種職場，我國亦不例外，醫界職場
可能比其他行業之職場更為嚴重，騷擾來源之身分，包括病人及其家
屬、醫療或行政工作同事以及主管等，騷擾之方式，包括言語或肢體碰

---

[9] 同前註，第 118 頁。

觸，被害人可能產生心理或生理之傷害，甚至可能因此影響職場工作表現，甚至因此影響病人安全或醫療品質[註10]。

性別平等三法，對於「性騷擾」(sexual harassment)皆各有其定義，除在適用對象不同外，其基本概念皆一致[註11]。性騷擾防治法第 2 條，將性侵害犯罪(sexual assault)與性騷擾做出區別，性騷擾之處罰，性騷擾防治法除第 25 條涉及特別刑法外，一般多為行政處罰，不涉及刑事處罰。且對於性騷擾之成立要件，包括「故意」、「違反當事人意願」、「與性或性別有關」三項要件。我國對於性騷擾之法源，係來自美國，性騷擾所要保護之法益，包括「保障身體之性自主權」以及「營造平等環境」[註12]。

性別工作平等法特別在第三章第 12 條與第 13 條中有規定雇主與受雇者間關係與防制措施。依據該法第 12 條：本法所稱性騷擾，謂下列二款情形之一：

1. 受僱者於執行職務時，任何人以性要求、具有性意味或性別歧視之言詞或行為，對其造成敵意性、脅迫性或冒犯性之工作環境，致侵犯或干擾其人格尊嚴、人身自由或影響其工作表現。

2. 雇主對受僱者或求職者為明示或暗示之性要求、具有性意味或性別歧視之言詞或行為，作為勞務契約成立、存續、變更或分發、配置、報酬、考績、陞遷、降調、獎懲等之交換條件。」因此將性騷擾區分成二種類型，第一款為敵意環境型(hostile work environment)之性騷擾；第二款為交換式(quid pro quo)之性騷擾。

[註10] 謝易達、莊漢宗、李怡真，醫院主管的責任：臺北地方法院 89 年度訴字第 424 號判決個案後之反思與再檢視，人文社經論叢，2014 年 4 月，第 127-144 頁。

[註11] 王志嘉，職場與醫病間性騷擾的處置，家庭醫學與基層醫療，第 32 卷第 9 期，第 269 頁。

[註12] 林志潔，性騷擾到底侵害了什麼？台灣法學，第 33 期，2018 年 5 月 14 日，第 40 頁。

以上皆反映出社會性別權力關係之不平等，也是就業之性別歧視，因此，在第 13 條特別制訂出防制之措施：「雇主應防治性騷擾行為之發生。其僱用受僱者三十人以上者，應訂定性騷擾防治措施、申訴及懲戒辦法，並在工作場所公開揭示。雇主於知悉前條性騷擾之情形時，應採取立即有效之糾正及補救措施。第一項性騷擾防治措施、申訴及懲戒辦法之相關準則，由中央主管機關定之。」依本條規定課予雇主事前防治、事中糾正、與事後補救之義務，此種義務之課予，係因為英美實證經驗顯示，雇主乃是最有能有效處理此類事件發生之人[註13]。即使受僱人未達三十人，雇主亦有相同之義務。雇主承擔之責任，不分性騷擾之類型，皆負擔相同之法律責任[註14]。由於本條規定雇主於「知悉」後始負有處理之義務，故受僱人若有遭受性騷擾之情事時，不論經由內部或外部（例如地方主管機關勞工局等）申訴機制，都應讓雇主知悉，才足以保障自身之權益[註15]。

受僱者或求職者遭受到性騷擾時，可以基於受損害之事實，得依第 27 條（除但書之例外情形外，雇主與加害行為人負連帶損害賠償責任）、第 28 條（雇主違反防治義務）、第 29 條（請求非財產上之損害），分別向雇主請求民事上之損害賠償[註16]。雇主則依據第 31 條負有舉證責任與免責抗辯。

[註13] 侯岳宏，同前註，第 121 頁。

[註14] 美國對此採取不同對象承擔不同責任之立法方式，比較符合比例原則，相比較之下，我國雇主之法律責任顯然較重，參見焦興鎧，雇主對職場性騷擾之防治義務：最高行政法院 98 年度第 2802 號裁定評析，月旦法學雜誌第 222 期，2013 年 11 月，第 5-11 頁。

[註15] 參見台北高等行政法院 101 年度簡字第 112 號判決。

[註16] 侯岳宏，性別工作平等法上職場性騷擾雇主之民事責任，月旦法學雜誌，第 196 期，2011 年 9 月，第 214-220 頁。

綜合以上所言，性別工作平等法之立法，不僅消極排除性騷擾、禁止單身條款、禁孕條款、禁止同工不同酬等情形，更積極建立平等友善之職場環境，同時，更可以保障婦女之特殊需求，例如撫育子女（育嬰期間留職停薪與期滿復職）[註 17]、生理假、產假、陪產假、育嬰假、家庭照顧假、哺乳時間等涉及母性之保護性規定[註 18]。

5-4 結 論

台灣婦女之健康政策正在追隨世界潮流而發展茁壯之中，固然還有許多不足，甚至挫敗，包括本文所提到代理孕母制度與立法，此關係婦女之生育權與生育健康[註 19]。

不論代理孕母採取何種立法方式，甲案或乙案，採取何種認定子女之學說（以出生事實或真實血統），最關鍵之處，還是以「子女最佳利益」原則，作為認定親權或監護權歸屬之最高指導原則（薛，1998），當然，為避免商業化行為，可在未來立法上明文禁止有償之商業交易行為。

關於代理孕母之爭議，就如同婦女新知基金會秘書長從女性主義之角度所言（陳，1999）：「真正要解決女人物化或商品化與否的關鍵，不

[註 17] 第 17 條所謂之「復職」，究竟為「回復原職」或是「回復工作」，實務界與學界皆採取以回復原'原則，且不得降低原有之勞動條件，若得受雇人之同意，在不低於法定最低要件或強行規定之前提下，可協議另外訂定勞動條件。

[註 18] 賴玉梅，兩性工作平等法之「母性保護」措施，全國律師，民國 91 年 3 月，第 29-32 頁。

[註 19] 生育權就人權而言，任何一位女性都應該擁有，未來是否可將女同志納入人工生殖法適用之對象內？目前因適用對象僅為合法夫妻，故於法無據，但此亦可作為未來修法之參考（王，2006）。

在於代理孕母是否開放，而在於男性霸權控制了整個醫療過程、他們控制了法律、控制了女人身體。唯有看清楚這些，我們才能不斷地與控制女人生殖的家或國進行批判與對話，也唯有如此，代理孕母的開放才能真正達成部分女性主義者所勾勒的，強調女人之間相互合作的生殖藍圖。」確實，由於代理孕母合法化之爭議已經持續十多年，或許還需要在完全禁止、完全開放、有條件開放間三種立法結果間，多方討論、來回對話始能完成這生殖藍圖吧？同時也填補我國婦女健康政策其中一部分之空白。

至於我國婦女在職場上地位之提升與保障，主要係配合國際趨勢，通過 CEDAW 具有國內法之效力，將我國憲法第 7 條所揭示之平等權，藉由性別工作平等法所架構出之制度性保障，來保障婦女乃至於不同之性傾向者，不因性別或性傾向不同而遭受職場上不公平之歧視或差別待遇，甚至職場上之性騷擾，在此，同時打破昔日因性別而產生之「職業隔離」(occupational segregation)[20] 現象，並滿足婦女在母性方面之特殊需求。

---

[20] 職業隔離，係指透過職業工會組織，限定女性只能在較少的某些職業範圍內工作。此種限制，導致女性因性別而遭受到不平等之待遇，如工作機會較少、薪資較低。http://pedia.cloud.edu.tw/Entry/Detail/?title=%E8%81%B7%E6%A5%AD%E9%9A%94%E9%9B%A2，最後瀏覽日 2018.10.03

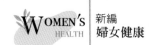
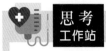

思考
工作站

人工生殖法　學者建議應納入單身、同志

自由時報 2012/09/23

　　目前人工生殖法規定夫妻才能接受人工生殖，多年來極力推動代理孕母的和信醫院藥學進階教育中心主任陳昭姿指出，同志、單身者生兒育女問題，應該從人權角度來思考，未來代理孕母一旦開放，也應該讓單身者、沒有子宮的男同志都有機會撫養自己的孩子。

　　代孕生殖法草案，迄今仍出不了衛生署（現衛生福利部）大門，衛生署委託台大社會學系舉辦「代孕制度公民審議會議」，希望尋求社會共識。

　　與會專家學者認為，如果國內開放代理孕母，應將同志、單身者納入適用範圍。

　　中山醫學大學附設醫院婦產部主治醫師林靜儀指出，她周邊有許多成年單身的女性朋友想要生小孩，經濟能力不錯，但受限於人工生殖法的規定，無法達成願望。

　　國健局長邱淑媞回應，人工生殖法是否納入同志、單身者？衛生署沒有預設立場，會傾聽不同聲音。

　　另外，陳昭姿質疑，爭取代理孕母制已十六年，呼籲應盡速通過立法，讓不孕夫妻合法找代理孕母後，再討論「同時提供子宮與卵子的代孕」。

　　林靜儀則表示，代理孕母、捐卵的子宮代孕仍擺脫不了父權體制，都是為了滿足「傳宗接代、血脈相傳」的願望，台灣每天有 1.1 個小孩被遺棄，不孕夫妻應該發揮愛心，領養或收養更多需要愛的孩子（胡，2012）。

1. 如果您是單身者，希望能擁有孩子，您較傾向領養或是人工生殖呢？

2. 如果您是不孕夫婦，希望擁有孩子，您較傾向領養或是代孕呢？

3. 如果您是官員，您會如何制定國內的代孕法規呢？若是採取開放措施，又會有什麼條件限制呢？

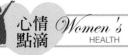

♥ 影片分享—《寶貝媽咪》

一名事業有成的單身女強人凱特，總希望有朝一日能有自己的小寶貝，然而醫生卻診斷她只有百萬分之一的機率能夠正常受孕，於是她聘請了小媽媽安琪來當她的代理孕母，幫她達成心願，這個小媽媽神經大條，無厘頭又任性，且其實安琪想假裝懷孕並和同居男友卡爾共謀，意圖騙取凱特的金錢。在一次產檢的過程中安琪發現她真的懷孕了，懷的是她和男友的孩子，力求完美的凱特得知安琪懷孕後也試圖將安琪教育成一位好媽媽，兩人也因為長時間相處發現對方的優點，秘密公開了之後兩人也成了好朋友，安琪也為了寶寶改掉自己的壞習慣，在一次相遇過程中，安琪恰巧破水了，安琪順利的產下一名女嬰，凱特發現自己原來也懷孕了，故事是喜劇收尾，但現實生活中代理孕母所牽涉的層面非常廣，值得各界深思。

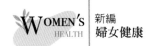

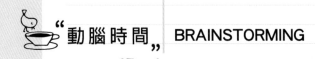

1. 聯合國婦女地位委員會在 1999 年召開婦女健康議題前一年，提出國家健康政策必須有何主觀點？(A)性別特殊化　(B)性別標準化　(C)性別主流化　(D)性別中性化

2. 承上題，有關該觀點的敘述何者正確？(A)僅限婦女議題　(B)認為兩性無差異　(C)評估社會各層面對男女的不同含意　(D)亦可稱為婦女主流化

3. 台灣婦女問題之面向，不包含下列何者？(A)生育生殖　(B)預防保健　(C)社會變遷　(D)政策規劃

4. 有關目前台灣代理孕母的相關規定及議題，不包括何者：(A)涉及倫理議題　(B)影響社會道德層面　(C)所費不貲　(D)無法規政策

5. 從法律角度來看，代理孕母可能引發哪些爭議？(A)侵害人權　(B)會造成亂倫　(C)親子認定規範須釐清　(D)違反自然

6. 政府禁止代理孕母，就法律上來說，可能侵害有需求者憲法賦予之何種權利？(A)生存權、生育權　(B)平等權、生育權　(C)工作權、財產權　(D)請願權、平等權

7. 目前世界各國對代理孕母有明文允許者，不包含：(A)荷蘭　(B)以色列　(C)日本　(D)香港

8. 我國人工生殖法規定，人工生殖的適用對象為：(A)罹患遺傳疾病，可能生育異常子女者　(B)同性戀伴侶渴望擁有子女者　(C)男友過世，欲留精生子者　(D)交往中的男女有一方不孕者

9. 生殖醫學技術進步帶來的新議題，不包含：(A)代理孕母議題　(B)幹細胞的發展　(C)著床前胚胎遺傳檢查　(D)死後人工授精

10. 人工生殖法所規定之人工生殖，包含哪些類型：(A)試管嬰兒、人工受精 (B)僅試管嬰兒　(C)試管嬰兒、代理孕母　(D)僅人工受精

11. 「性騷擾」的判定標準是以何人的主觀感受為主？(A)騷擾者　(B)法官 (C)受騷擾者　(D)父母。

12. 下列何者非性別刻板印象所造成的影響？(A)影響個人生涯選擇的多元性 (B)造成職場上明顯分工性別化　(C)對別人產生偏見或歧視　(D)不分男女，每個人都能從事自己所喜好的職業，並樂在其中

13. 當我們填寫身份欄位時，都只會有男、女兩個選項，這說明社會對於生理性別是採取：(A)二元對立的性別體制　(B)多元尊重　(C)重男輕女 (D)性別混淆

14. 性別平等是現代民主社會的重要指標，下列哪一項社會現象最符合性別平等的原則？(A)法律規定太太要出售夫妻共有房屋時，須得到先生的同意　(B)部分銀行為確保債權，要求已婚婦女貸款須附配偶同意函　(C)雇主聘僱女性員工，事先約定女性員工懷孕即應留職停薪　(D)工廠急需派駐外地的電機工程師，限定大專畢業男性應徵

15. 性別平等是國人努力的目標，但是性別不平等的現象依然存在我們的社會中，下列哪一項敘述充分反映社會中的性別不平等？(A)幼稚園教師中女性人數多於男性　(B)服務業中女性人數多於男性　(C)大學文科女學生多於男學生　(D)同一工作男性薪水高於女性

16. 下列哪一項「不」屬於性別工作平等法所規範的內容？(A)女兒亦有繼承家庭財產的權利，與兄弟相同　(B)女性升遷或是考績遭受性別歧視得以申訴　(C)公司若存有「禁孕條款」需受罰　(D)女性享有育嬰假、生理假

17. 下列哪些敘述，符合現代社會應追求的健康兩性性質？(1)女人，你的名字不是弱者 (2)男兒有淚不輕彈 (3)剛柔並濟具有雙性特質 (4)男性可以選擇當家庭主夫 (5)女子無才便是德。(A)(1)(2)(3)　(B)(2)(3)(4) (C)(1)(3)(4)　(D)(3)(4)(5)

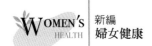
18. 新聞報導：「三名培訓中的航空公司空服員指控：已婚的公司總顧問，利用權勢與職務之便，在職場對她們伸出鹹豬手，讓她們感到很不舒服。」請問：為了保護自己，上述三名空服員可以依下列哪項法律的規定，尋求協助？(A)性騷擾防治法　(B)家庭暴力防治法　(C)性別平等教育法　(D)性別工作平等法

19. 根據婦女團體調查發現有 7 成女性以及 4 成男性曾經遭遇不愉快的被追求經驗。若是這些追求行為長期持續，總是使被追求者感到困擾，甚至影響正常生活，例如：跟蹤與站崗等行為，如此就可能構成性騷擾，若兩者皆為學生時，將觸犯下列何法？(A)性騷擾防治法　(B)性別平等教育法　(C)性別工作平等法　(D)民法

20. 下列哪些法與性騷擾有關？(1)性騷擾防治法 (2)民法 (3)性別平等教育法 (4)性別工作平等法。(A)(1)(3)　(B)(1)(4)　(C)(1)(3)(4)　(D)(1)(2)(3)(4)

掃描QR Code
觀看解答

參考文獻 REFERENCE

今日新聞網(2005)・*取精留後／孫吉祥精子今銷毀　李幸育：未來要走自己的路*。http://legacy.nownews.com/2005/12/22/91-1884825.htm

王以禮(1997)・『代理孕母』之法律關係研究・*全國律師*，*1*(11)，17-18。

王海南(2007)・人工生殖子女之法律地位：兼評『人工生殖法』中涉及身分關係之相關規定・*法令月刊*，*58*(8)，109。

王蘋(2006)・人工生殖不只是醫療科技問題・*律師雜誌*，318，39。

台北市政府法務局(1989)・*人工生殖技術倫理指導綱領*。http://www.laws.taipei.gov.tw/taipei/lawsystem/lawshowall02.jsp?LawID=A040170031006000-19891020&RealID=

台大社會學系(2012)・*歷經近一個月共五天的「代孕制度」公民結論報告出爐*。http://2012surrogacydd.blogspot.tw/

全國法規資料庫(2007)・*人工生殖法*。http://law.moj.gov.tw/LawClass/LawAll.aspx?PCode=L0070024

全國法規資料庫(2007)・*人工協助生殖技術管理辦法*。http://law.moj.gov.tw/LawClass/LawAll.aspx?PCode=L0020043

李淑玲(2008)・從生育權利探討代理孕母的使用範疇・*應用倫理研究通訊*，45，66-79。

李碧娥(2000)・台灣護理專業中的婦女健康議題・*護理雜誌*，*47*(6)，76-81。

林昀嫻(2010)・我國人工生殖法制之挑戰與契機・*中原財經法學*，25，25-35。

林慈玲(2008)・性別與人身安全・*研考會雙月刊*，*32*(4)，93-77。

邱文聰(2007)・從『人工生殖法』的適用主體談生育自由的雙面性格・*法令月刊*，*58*(8)，150-168。

侯英泠(2006)・從『子女最佳利益』原則檢視人工生殖法草案：檢視受術夫妻之條件與親子關係・*律師雜誌*，318，17。

侯英泠(2006)・從李幸育堅持取精施行人工生殖論未來人工生殖法之立法方
　　向・*台灣本土法學雜誌*，78，1-5。

胡幼慧(1997)・另類療法的社會空間・*醫望雜誌*，20，120。

胡清暉(2012)・人工生殖法，學者建議應納入單身、同志・*自由時報電子報*・
　　http://www.libertytimes.com.tw/2012/new/sep/23/today-life9.htm

徐碧卿(1997)・談護理人員對婦女精神衛生的覺醒・*護理雜誌*，44(3)，10-15。

國民健康局(2008)・*我們好想懷孕，上天最美的禮物*。http://health99.hpa.gov.tw/
　　educZone/edu_detail.aspx?CatId=21555&Type=002

國民健康署(2013)・*2013 婦女與健康國際研討會－全球之挑戰與進展*。
　　http://www.hpa.gov.tw/Bhpnet/Web/News/News.aspx?No=201308050001

張珏(2000)・全球化趨勢與婦女健康・*中華衛誌*，19(1)，5-9。

張珏、劉仲冬、張菊惠(2004)・*婦女健康管理*・空大。

莊錦秀(2008)・代孕人工生殖法草案之芻議・*台灣本土法學雜誌*，103，17-36。

陳昭姿(1999)・翹首期盼代理孕母合法化・*月旦法學雜誌*，52，29-31。

陳美華(1999)・物化或解放：女性主義者關於代理孕母的爭論・*月旦法學雜
　　誌*，52，18-28。

陳鋕雄、林志潔、林曉涵、蘇昱婷、吳書瑜、林佩蓁、…彭筱芊(2010)・*世界
　　各國代孕生殖政策探討*（研究計畫編號 9901001A）・國立交通大學。

楊玉娥、陳章惠(1997)・女性角色、權力與健康・*護理雜誌*，54(2)，19-20。

雷文玫(2006)・保障兒童與婦女權益：人工生殖相關立法的挑戰與機會・*律師
　　雜誌*，318，2。

雷文玫(2007)・人類胚胎的法律地位：為何人類胚胎不應該是權利主體？・*人
　　文及社會科學集刊*，19(1)，51。

靳曾珍麗(2000)・婦女健康政策・*政策月刊*，63，37-40。

歐永銘(2008)・論人工生殖法對幹細胞研究發展之影響・*月旦法學雜誌*，
　　156，89-102。

盧美秀、鍾春枝、林秋芬、楊哲銘、陳俊賢(2008)・代理孕母合法化之探討・ *新台北護理期刊*，5(1)，2-8。

薛瑞元(1998)・『代理孕母』所生子女的身份認定：誰是他的母親・*月旦法學 雜誌*，38，68-69。

謝博生(2004)・*醫療概論*（139-152 頁）・國立台灣大學醫學院。

蘇淑貞(2006)・談人工生殖法・*律師雜誌*，318，31-34。

TVBSa（無日期）・*保險員楊凱偉，預留遺囑死後取精*。 http://www.tvbs.com.tw/news/news_list.asp?no=sharan20051113124430

TVBSb（無日期）・*日商墜樓，死後 3 小時，太太取精留種*。 http://www.tvbs.com.tw/news/news_list.asp?no=jean20050308115436

The Law, Science & Public Health Law Site (n.d.)・*In re Baby M, 537 A.2d 1227, 109 N.J. 396* (N.J. 1988). http://biotech.law.lsu.edu/cases/cloning/baby_m.htm

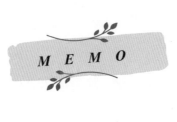

M E M O

女性及性傳染疾病

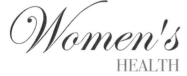

陳怡靜 / 編著

愛滋夫妻難團圓

台灣立報 2010/9/21

王先生多年前娶了一位中國籍的太太，在太太一次意外懷孕流產時，發現夫妻雙雙感染愛滋的事實。由於王太太因為還沒有拿到台灣身分證，又因感染愛滋，因此無法留在台灣。

兩年來，王先生不放棄爭取太太回到台灣的機會，但始終遭到拒絕，因為太太除了感染愛滋外，又因為曾經在台灣逾期居留，因此被管制不准入境。目前王先生只能在台灣辛苦工作賺足旅費和生活費，才能到中國一趟與妻子團聚。

愛滋感染者權益促進會指出，以目前的台灣愛滋政策而言，僅有條件的准許某些感染愛滋的新住民繼續留在台灣，但因為需準備的文件複雜，需要專業人士的協助，僅靠感染者本身幾乎難以完成。

愛滋感染者權益促進會指出，每一對愛滋夫妻的結合與分離，都應該是開放的選擇題，而不該是絕對的是非題。台灣的愛滋政策也需要人道考量，才能讓這些愛滋夫妻，也能一圓團圓夢（史，2010）。

6-1　性接觸傳染病

Women's
Health

『當你與一人發生性關係，你也與對方過去十年內所有過的性伴侶、以及他的性伴侶所有過的性伴侶都有了性關係，因為一旦當中有一人感染了性病，就有可能傳染給你。』－前任美國綜合外科 C. Everett Koop 醫師。

性傳染疾病(sexually transmitted disease, STDs)顧名思義是由性接觸所傳染的疾病。有些人因為諱疾忌醫，反而傳染給家人或使病情加重，

STDs 症狀從輕微的搔癢到死亡，往往造成病人很大的困擾，卻又難以啟齒，事實上大部分的性病都是可以治療的，越早發現療效越好，以下介紹常見的幾種性傳染病。

一、淋病(Gonorrhea)

1. 致病菌：奈瑟氏淋病雙球菌(*Neisseria gonorrhoeae*)。

2. 傳染途徑：經由性器官接觸、口交或肛交等直接性接觸傳染途徑感染，如果媽媽懷孕時感染了淋病，新生兒會在生產時因通過產道而造成感染新生兒眼炎。

3. 症狀：通常女性較男性的症狀輕微，將近 80%的婦女無明顯症狀，部分患者常見之徵象包括：黃綠色及膿狀分泌物、排尿困難、頻尿、陰部疼痛。

4. 治療

   (1) 淋病對抗生素有很好的反應，但由於現今抗生素的取得容易，患者為控制症狀可能自行購買抗生素服用，若對淋病的第一線用藥——盤尼西林(Penicillin)及四環黴素(Tetracycline)具有抗藥性，加上性伴侶如果沒有一起接受治療，會形成沒有根治還可能復發的狀況。衛生福利部疾病管制署目前建議用藥為 Ceftriaxone 或 Spectinomycin 肌肉注射加 Doxycycline 口服 7 天。

   (2) 性伴侶也須同步接受治療。

   (3) 懷孕中的婦女受到感染，若胎兒經由陰道分娩，受到淋病雙球菌感染會造成化膿性結膜炎，沒有及時治療，可能造成永遠的失明，故一般建議採剖腹生產，且須於出生後立即以 1%硝酸銀眼液、1% Tetracycline 或 0.5% Erythromycin 藥膏點眼睛，預防眼睛感染。

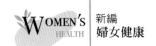
二、梅毒(Syphills)

1. 致病菌：梅毒螺旋體(*Treponema pallidum*)。

2. 傳染途徑：梅毒主要經由性行為接觸傳染，經由皮膚或黏膜破損處進入體內，也可經由輸血感染，或婦女懷孕時罹患梅毒，經由胎盤而感染胎兒，造成先天性梅毒。

3. 症狀：梅毒為一種臨床症狀複雜、變異性大的慢性性傳染病。感染後不久，可以侵犯幾乎全身之器官及組織，也可以完全無臨床症狀，只能靠梅毒血清檢驗，如性病研究實驗室試驗(VDRL)證實其存在，這種潛伏狀態即所謂隱性梅毒。梅毒分為早期及晚期梅毒。早期梅毒指感染後 2 年內，此時傳染性較強；罹患梅毒超過 2 年，通常傳染性較弱，是為晚期梅毒。發病後可分為幾個階段：

(1) 初期梅毒：感染後 2~4 週或更久，會在接觸處出現無痛性潰瘍。多為單個病灶，潰瘍界限分明，觸摸之感覺如皮下埋一鈕扣狀，故有硬性下疳之稱，無壓痛感，但按壓有清澈的滲出液流出，內含大量之梅毒螺旋菌，傳染性極高。硬性下疳好發於男性陰莖上任何部位，女性則好發於女陰，亦可能生於身體任何部位。縱使無治療，硬性下疳經數週後會自動癒合消失。

(2) 二期梅毒：硬性下疳出現後 4~6 週會逐漸消失，而梅毒螺旋體已從淋巴結進入血液並散播全身，以致全身組織器官全受影響，並能出現全身性症狀，包括頭痛、倦怠、噁心、發燒、體重減輕、肌肉、骨骼及關節疼痛。

皮疹（梅毒皮膚疹）是二期梅毒最常見之症狀，常為全身對稱性，多無自覺症狀，可出現於手掌及足蹠，在身體皺摺處（如肛門）之皮疹，由於濕熱及摩擦產生表淺性潰瘍，稱「扁平濕疣」，內含無數梅毒螺旋體，故具高傳染性。皮疹出現於黏膜，造成表

淺性之潰瘍，稱為 Mucous patches，常見於口腔、鼻腔及陰道。二期梅毒時神經系統常被侵犯，但症狀輕微不明顯，主要為頭痛、嘔吐及視乳突水腫等，經過數週到 1 年長短不定之時期會自動消失，而進入隱性梅毒期。

(3) 三期梅毒：屬晚期梅毒，三期梅毒通常發生於感染後 3~7 年，主要病變為「梅毒腫」，好犯皮膚、上表皮組織以及骨骼肌肉組織。若不治療，最終會引起嚴重的器官變質、全身麻痺、精神狀況異常，甚至死亡。

(4) 先天性梅毒：一般認為懷孕前 4 個月梅毒螺旋體不能通過胎盤，所以早期的胎兒不被感染，應早期檢查，積極治療。約有 1/2~2/3 的先天性梅毒兒，出生時無症狀，通常在出生時 10 到 14 天才出現疾病症狀，最早出現之皮膚病灶是水泡，未治療會出現以下徵象：間質性角膜炎、Clutton 氏關節；Hutchinson 氏三徵；即 Hutchinson 氏齒、間質性角膜炎及耳聾，以及先天性梅毒瘢痕，如馬鞍鼻、哈巴狗樣臉、龜裂、桑椹樣臼齒、角膜混濁、脈絡膜網膜炎。

4. 治療：臨床上，一般選擇 Penicillin 為早期梅毒的治療藥物，對盤尼西林過敏之病患可用 Doxycycline 或 Tetracycline 治療。

三、後天免疫缺乏症候群(Acquired Immune Deficiency Syndrome, AIDS)

1. 致病菌：人類免疫缺乏病毒(human immunodeficiency virus, HIV)。

2. 傳染途徑：HIV 不會經由空氣、飛沫傳染，亦不會經由未損傷的皮膚侵入人體，但可經由血液、性行為和母子垂直感染或授乳而來（圖 6-1）。

傳染的途徑

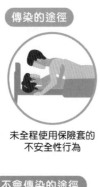
未全程使用保險套的
不安全性行為

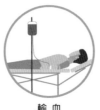
輸血

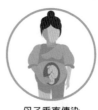
母子垂直傳染
（如懷孕）

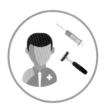
與他人共用
針具或刮鬍刀

不會傳染的途徑

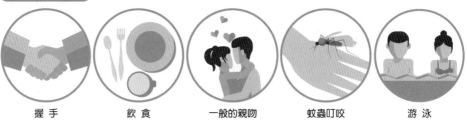

握手　　　飲食　　　一般的親吻　　　蚊蟲叮咬　　　游泳

＊ 圖 6-1　後天免疫缺乏症候群(AIDS)傳染途徑

3. 症狀

(1) AIDS 診斷標準為 HIV 的檢驗呈陽性反應加上 CD_4 淋巴球數少於 200 個／mm^3 以及出現某些特定的伺機性感染、神經系統病症或腫瘤。

(2) 被 HIV 病毒感染後，需經過一段時間血液才會產生 HIV 抗體，因此在感染後的早期，可能因抗體尚未產生，而檢驗呈陰性反應，稱為空窗期。一般而言，空窗期約是 HIV 感染後 6~12 週內，此時患者體內的 HIV 病毒量最高，傳染力強。由於空窗期許多患者沒有症狀，或是症狀不特殊，易被疏忽或診斷成一般的感冒，因此患者可能繼續從事高危險性行為，傳染其他的人。

(3) HIV 感染初期可能沒有任何症狀或不舒服，但過了幾週，部分病患可能出現短暫性，類似感冒的輕微全身性症狀，如：淋巴腺

腫、發燒、疲倦、皮膚疹、肌肉關節痠痛等，持續約幾天或幾週，爾後大部分症狀可自然消失，而進入無症狀的感染狀態，即所謂潛伏期。潛伏期多久會發病，到目前並無定論，可能半年到 5 年、7 年、10 年或更久不等。最後引起免疫機能喪失，感染到身體何部位，即何種伺機性感染，譬如感染上肺囊蟲引起肺炎症狀，感染肺結核菌引起肺結核症狀，感染口腔念珠菌引起鵝口瘡症狀等。

4. 治療

(1) 愛滋病可經由安全性行為，即性行為時在性器官尚未接觸前，全程使用保險套來預防。

(2) 目前在臺灣針對 HIV 感染者，採用雞尾酒藥物療法，即合併數種抗 HIV 藥物治療，可降低病毒量、提高免疫力、改善存活率和減少抗藥菌種產生，但非根治之治療，目前也沒有根治的方法。

四、披衣菌感染

1. 致病菌：砂眼披衣菌(*Clamydia trachomatis*)。

2. 傳染途徑：經由性行為傳染。

3. 症狀：披衣菌是導致男性非淋菌性尿道炎的主要病因，女性感染臨床症狀並不明顯，大多只是陰道分泌物呈灰白色濃稠或無症狀，並以子宮頸炎、輸卵管炎、骨盆腔炎或尿道炎來表現，披衣菌目前也是引起青少女骨盆腔發炎常見的菌種，嚴重的會造成子宮蓄膿，甚至腹膜炎，而引發不孕症。懷孕時感染披衣菌可能造成早期破水、早產或產後的子宮內膜炎，新生兒通過產道可能被感染或產生新生兒包涵體性結膜炎。

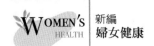
4. 治療

    (1) 可使用 Tetracycline、Erythromycin 或 Doxycycline 等抗生素治療。

    (2) 懷孕婦女不能以 Tetracycline 治療，以免造成新生兒牙齒琺瑯質發育不全的乳齒變色。

    (3) 新生兒生出後以 Tetracycline 或 Erythromycin 眼藥膏來預防新生兒結膜炎。

五、滴蟲陰道炎

1. 致病菌：陰道滴蟲(*Trichomonas Vaginalis*)。

2. 傳染途徑：主要經由性行為相互傳染，偶爾可藉由潮濕的東西，如：泡湯、共用毛巾、馬桶座而傳染，男性可能是帶原者，經性行為而傳給其性伴侶。

3. 症狀：男性幾乎沒有症狀的傳染給女性，而女性則會出現陰道分泌物量多、分泌物呈黃綠色或灰白色泡沫狀、外陰部搔癢、陰道壁紅腫及有小紅斑點的草莓斑等症狀。

4. 治療

    (1) Metronidazole (Flagyl)為治療陰道滴蟲最有效的用藥，但懷孕婦女禁用，因為會造成胎兒畸形。

    (2) 口服 Flagyl 可能會有金屬味，應避免與酒精飲料共同服用，可能會有噁心、嘔吐現象。

六、單純疱疹病毒

1. 致病菌：單純疱疹病毒第二型(herpes simplex virus 2, HSV-2)，通常引起生殖器疱疹。

2. 傳染途徑：經性交、肛交或口交等性行為所傳染。

3. 症狀：HSV-2 是婦女子宮頸癌的危險因子，女性感染病毒之後，不論有無症狀，分泌物均含病毒，具有傳染性。HSV-2 發生在陰道、會陰及子宮頸等生殖器官，臨床症狀為有單個或多個水泡出現，在水泡自然破裂後會形成開放潰瘍的疼痛傷口和腹股溝淋巴結腫大。傷口通常在 2~4 週自行癒合，當傷口癒合後，病毒潛伏在感染部位神經節，當抵抗力低時，可能再復發。母親感染 HSV-2 時若經陰道生產，胎兒也會發生疱疹感染，未經治療可能造成永久性腦損傷，甚至是死亡。

4. 治療
   (1) 單純疱疹可以使用 Acyclovir 治療，以減輕疼痛，加速潰瘍癒合，但無法根治，也不能阻斷疱疹的傳播。
   (2) 生產時，若會陰生殖區有疱疹的病灶，或陰道分泌物培養為陽性，則需行剖腹生產，以減少胎兒感染的機會。

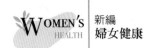

6-2 愛滋病延伸議題

一、安全性行為

　　疾病管制署 2022 年 6 月底之統計資料顯示，本國籍愛滋感染者已達 42,806 人。若依危險因素分析，性行為占 78.98%，顯見「不安全性行為」是傳播愛滋病的主要途徑。感染者年齡以 35~49 歲最多，占 47.76%，此族群感染愛滋病近年來有逐漸增加的趨勢，2021 年 35~49 歲族群之新通報感染者較 2020 年增加了 1.44%，該族群大多是透過性行為傳染，且有學者研究發現，感染者在得知自己感染後，卻再次染上性病的情形有逐漸增加的趨勢（衛生福利部疾病管制署，2022）。

　　以宗教的立場來看，已故天主教宗保祿六世在 1968 年發表「人類生命通諭」，明令禁止人為節育，從此之後天主教會就反對任何避孕措施，保險套也包括在內，即使是為了防止性病也不行。教宗本都十六世的在新書「世界之光」當中提到，在「某些情況下」是可以使用保險套的，例如性工作者使用保險套以防止傳染愛滋病，這是「走向道德的第一步」。不過教宗隨後強調，保險套不是真正的解決之道，但此舉有助於降低感染性病的風險；並接著重申，單身者要禁欲，而已婚者對配偶忠誠，才是阻止病情蔓延的不二法門。

　　性傳染病就是指主要經由性行為傳染的疾病，在合法的婚姻關係中，有些人在不知不覺中感染性病，而元兇卻是其枕邊人，若性伴侶有一方感染而未治療，就無法斷絕「乒乓球式」的感染，也損及另一半的健康權益。因此不論就醫療或宗教的層面，單一性伴侶，性行為時全程使用保險套的安全性行為觀念亟待推廣。

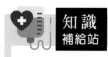

用錯潤滑劑，染病風險大增

　　性行為時使用油性材料當潤滑劑，如凡士林、嬰兒油，易造成保險套破損，染愛滋風險大增。甚至有人每次嘿咻都戴套卻感染，就是因為錯用油性之潤滑劑。

　　台灣預防醫學學會呼籲，應加強宣導並加入潤滑劑使用種類的資訊，例如須加註「如果想使用另一種潤滑劑，必須使用經推薦的正確類型潤滑劑（水性潤滑劑）。並應避免使用石油基的潤滑劑，比如凡士林、嬰兒油、沐浴液、按摩油、黃油、人造奶油等。」（希望工作坊，無日期）。

二、愛滋遺孤

　　由於罹患愛滋病人口增加，愈來愈多的愛滋孕婦可能透過垂直感染給寶寶，衛生福利部疾病管制署呼籲，懷孕婦女應接受愛滋病篩檢，一旦發現感染，可以透過預防性投藥、剖腹產等預防措施，將新生兒的感染機率由 45%下降至 2%以下。國內列管追蹤的愛滋寶寶，有人來不及長大就發病死亡，還有遭父母棄養的愛滋寶寶，若不按時服藥，很可能在幾年內發病身亡，但如果愛滋寶寶按時服藥，控制體內的病毒量，可存活至 30~40 歲。國內照顧愛滋寶寶的民間機構有台灣關愛之家、愛慈基金會，但政府沒有設立專屬機構，所以資源相當有限。

　　全球每 90 秒鐘有一個兒童感染愛滋病毒，每天有 800 個兒童死於愛滋病，世界上超過 1,500 萬的愛滋遺孤。愛滋遺孤是由母子垂直感染而來，在父母雙亡，得不到適合照護與醫療的情況下，可能斷送了這個孩子的生命與未來。世界展望會自 2001 年發起「HOPE 計畫」(HIV/AIDS Hope Initiative)進行愛滋病的預防、照顧及倡導工作，包括協

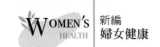
助愛滋帶原母親，避免將愛滋病傳染給下一代的悲劇，並提供愛滋遺孤營養食物、基本醫療與技能訓練等，幫助他們能繼續上學去，使得這些孩子與家庭免於貧困與生病的惡性循環。

三、愛滋患者人權議題

　　人類免疫缺乏病毒傳染防治及感染者權益保障條例（附錄二）於民國 79 年制定，經過 9 次修訂，民國 96 年公布 27 條，為提升大眾對愛滋病的認識，「第七條：主管機關應辦理人類免疫缺乏病毒之防治教育及宣導。中央各目的事業主管機關應明訂年度教育及宣導計畫；其內容應具有性別意識，並著重反歧視宣導，並由機關、學校、團體及大眾傳播媒體協助推行」。在保障 HIV 感染者的權益部分，主要有「第四條：感染者之人格與合法權益應受尊重及保障，不得予以歧視，拒絕其就學、就醫、就業、安養、居住或予其他不公平之待遇」；在保障 HIV 感染者的隱私部分，主要有「第十四條：主管機關、醫事機構、醫事人員及其他因業務知悉感染者之姓名及病歷等有關資料者，除依法律規定或基於防治需要者外，對於該項資料，不得洩漏」；在保障其他人免於受 HIV 感染的威脅，主要有「第二十一條：明知自己為感染者，隱瞞而與他人進行危險性行為或有共用針具、稀釋液或容器等之施打行為，致傳染於人者，處五年以上十二年以下有期徒刑。明知自己為感染者，而供血或以器官、組織、體液或細胞提供移植或他人使用，致傳染於人者，亦同」（全國法規資料庫，2021）。然而有關愛滋病患者受到就學、就醫、就業、安養、居住之不公平之對待的社會新聞，仍時有所聞。顯示在現實與法令間，仍有一大段友善 HIV 感染者的路要走。

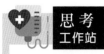

思考
工作站

　　台大醫院發生愛滋器官移植事件，引發健保卡是否需註記愛滋病引發正反兩面討論。愛滋患者是否應在健保卡註記？愛滋感染者權益促進會秘書長林宜慧說，愛滋感染存有檢驗不出的空窗期，可能三個月前健保卡註記時為陰性，就醫卻已變陽性；也可能從不曾檢查，因此，註記陰性，不代表未感染，一旦全面註記後，反而可能使醫護人員誤判、失去警覺心，但也有人認為註記可提醒醫護人員有所準備（自由時報電子報，2011）。

　　對於健保卡是否應註記愛滋病，您的想法是如何呢？

四、女性愛滋病毒感染者子宮頸癌防治

　　女性容易因性行為感染人類免疫缺乏病毒(human immunodeficiency virus, HIV)與人類乳突病毒(human papillomavirus, HPV)，女性 HIV 感染者較一般女性容易感染 HPV，感染 HPV 後自動清除的時間較長，易產生子宮頸癌症病變，癌前病變進展為癌症的速度也較快，且治療後易再復發；目前至婦產醫療機構就診的性病、子宮頸癌前病變及子宮頸癌的婦女，很少意識到她們也有可能感染 HIV，因此，婦產醫療機構的人員可以鼓勵女性病在篩檢前諮商下檢測 HIV 或 HPV，以及定期追蹤抹片結果，並加強男性 HPV 防治工作，減少女性被感染之機率。

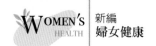

心情
點滴 *Women's* HEALTH

❤ 紅絲帶的故事

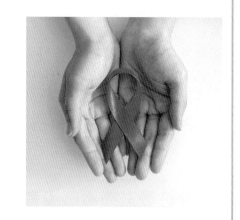

紅絲帶是「Love」第一個字母「L」的小寫字形，紅絲帶象徵符號的構想，源於 1991 年 4 月在紐約的一個叫做「看見愛滋」(Visual AIDS)的慈善機構，這個慈善團體是由一群熱愛藝術的人所組成，他們希望能用他們的才能和資源，為這全球流行的疾病貢獻一份心力。

紅絲帶象徵著希望：希望愛滋肆虐在將來有結束的一天，希望受難的朋友能痊癒，希望整個社會的壓力得以抒解。別上紅絲帶的胸章，代表一起為愛滋戰爭努力，紅絲帶表露著對愛滋病患／HIV 感染者及其照顧者的關懷與接納，以及對愛滋衛教、治療方法和疾病研究的支持。

你也可以開始做一個屬於你自己的紅絲帶，只要剪一條長約 15 公分的紅色絲帶，折成一個倒 V 的形狀，用安全別針別在胸前即可。歡迎你動手作一個紅絲帶，加入快樂防愛滋的行列（愛慈基金會，2011）。

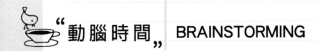

1. 下列何者不屬於性接觸細菌傳染病？(A)梅毒螺旋體感染　(B)淋病雙球菌感染　(C)披衣菌感染　(D)立克次體菌感染

2. 下列抗生素，何者懷孕時泌尿道受到披衣菌感染不能使用？(A) erythromycin　(B) doxycycline　(C) tetracycline　(D) zithromax

3. 硬性下疳發生於下列何種梅毒？(A)先天性梅毒　(B)第一期梅毒　(C)第二期梅毒　(D)第三期梅毒

4. 下列何種微生物感染會在生產過程中，從產道感染新生兒的眼睛？(A)鸚鵡披衣菌　(B)淋病雙球菌　(C)梅毒　(D)陰道滴蟲

5. 有關後天免疫缺乏症候群之敘述，下列何者正確？(A)由人類乳突瘤病毒所引起　(B)感染後空窗期約 6~12 週　(C)病毒感染後主要是破壞 B 細胞　(D)此病極少造成神經病變或功能異常。

6. 人類免疫缺乏病毒主要是感染下列何種細胞？(A) CD4T 細胞　(B) CD8T 細胞　(C) CD19B 細胞　(D) CD16NK 細胞

7. 生殖部位之疱疹病毒最常見的是哪一型？(A)第一型　(B)第二型　(C)第六型　(D)第八型

8. 何者不是第二期梅毒的病徵？(A)梅毒腫　(B)皮疹　(C)頭痛　(D)嘔吐

9. 下列懷孕滴蟲陰道炎患者使用 metronidazole 可能會造成：(A)新生兒眼炎　(B)流產　(C)胎兒畸形　(D)新生兒乳齒變色

10. 梅毒治療藥物不包含：(A) doxycycline　(B) penicillin　(C) tetracycline　(D) erythromycin

11. 愛滋病可經由何種途徑傳染？(A)接吻　(B)授乳　(C)被叮過愛滋病患者的蚊子叮咬　(D)站在打噴嚏的愛滋病患者旁邊

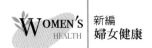
12. 感染愛滋病危險因素中，哪一項所占比例最低？(A)不安全性行為　(B)共用針具　(C)母子垂直感染　(D)身為同性戀

13. VDRL 檢驗為陽性，表示感染：(A)淋病　(B)愛滋病　(C)梅毒　(D)單純疱疹病毒

14. 有關單純疱疹病毒的敘述，何者有誤：(A)生殖器疱疹是第二型單純疱疹病毒感染　(B)水泡破裂後會形成開放潰瘍傷口　(C)經陰道生產會使胎兒暴露感染風險　(D)使用 erythromycin 治療

15. 下列有關砂眼披衣菌的敘述，何者錯誤？(A)接觸嬰兒的醫護人員也會感染包含性結膜炎，故應注意手部的衛生　(B)砂眼在感染後可產生終身免疫　(C)披衣菌性生殖道感染主要是性行為傳染的　(D)新生兒出生時，可由母親子宮頸內之披衣菌感染，產生結膜炎

掃描QR Code
觀看解答

參考文獻 REFERENCE

今日新聞網 (2010)‧*有助阻止愛滋病蔓延教宗首度同意使用保險套*。
http://www.nownews.com/2010/11/22/11490-2666522.htm

世界展望會（無日期）‧*12 月 1 日世界愛滋日邀請您關懷愛滋遺孤*。
http://www.worldvision.org.tw/edms/101201AIDS/index.htm

史倩玲（2010，9 月 21 日）‧*中秋佳節愛滋夫妻難團圓*‧台灣立報。
http://www.lihpao.com/?action-viewnews-itemid-100026

全國法規資料庫(2021)‧*人類免疫缺乏病毒傳染防治及感染者權益保障條例*。
https://law.moj.gov.tw/LawClass/LawAll.aspx?pcode=L0050004

莊苹、蔡春美(2010)‧女性愛滋病毒感染者子宮頸癌防治與建議‧*護理雜誌*，
57(1)，71-76。

愛滋虛擬博物館 (2008)‧*產檢接受篩檢可預防愛滋寶寶產生*。
http://www.cdc.gov.tw/ct.asp?xItem=15573&ctNode=1068&mp=220

愛滋虛擬博物館(2011)‧*去年底愛滋感染者突破 2 萬大關，春節接續情人節，
別讓激情沖昏頭忘了安全性*。http://www.cdc.gov.tw/
ct.asp?xItem=32303&ctNode=1069&mp=220

愛慈基金會 (2011)‧*紅絲帶的故事*。http://www.aidscare.org.tw/story6-1-
1.asp?id=25&nowPage=1&veryy=&vermm=

衛生福利部疾病管制署（2022，6 月）‧*HIV/AIDS 統計月報表*。
file:///C:/Users/e371/Downloads/HIV%E6%9C%88%E5%A0%B1111-06.pdf

希望工作坊（無日期）‧*用錯潤滑劑，染愛滋風險大增*。
http://www.aids.org.tw/index.php/2012-02-12-09-44-34/localnews/139-3

自由時報電子報（2011，8 月）‧*健保卡註記愛滋，護士反應兩極*。
http://www.libertytimes.com.tw/2011/new/aug/31/today-life4-3.htm

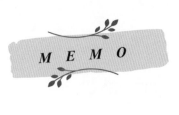

MEMO

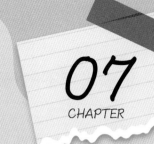

07
CHAPTER

女性及常見婦科
疾病

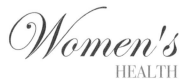

HEALTH

陳怡靜 / 編著

化療半年不敵病魔　阿桑乳癌病逝來不及披婚紗

自由時報 2009/04/07

　　唱紅偶像劇「薔薇之戀」片尾曲「葉子」的療傷歌手阿桑，2008 年 10 月發現罹患乳癌，經過半年來的化療，無奈癌細胞迅速擴散轉移，阿桑不敵病魔，於 4 月 6 日上午 8 點 30 分病逝新店慈濟醫院，得年 34 歲。

　　阿桑 2008 年開始覺得身體不舒服，到醫院仔細檢查後竟已是乳癌末期，她暫停一切演唱活動，接受化療，但癌細胞沒被控制住，已轉移到肝肺，她不幸在 4 月 6 日撒手人寰，令華研舊同事難過不已，當初同為華研唱片的同門好友張智成，得悉後更是痛哭失聲。

　　華研工作人員表示，去年還曾在西門町偶遇阿桑，當時阿桑氣色看來不錯，主動透露準備要結婚的喜訊，並表示結婚後要去美國居住。沒想到在短短的半年內，她的人生發生這麼大的轉折，聽來更是叫人不勝唏噓。張智成 2008 年 3、4 月還曾在加州與阿桑和她男友碰面，他泣不成聲的說：「她人生最大的目標就是尋找幸福。」（劉，2009）。

7-1　子宮內膜異位症(Endometriosis)

（余等，2020）

一、簡介

　　子宮內膜是指每個月月經來潮所剝落下來的組織。當這些子宮內膜組織生長在子宮腔以外的地方，隨著月經週期不斷的生長，就稱為子宮內膜異位症，若長在卵巢內，則形成巧克力囊腫(chocolate cyst)；長在子宮肌層則稱為子宮肌腺症；長在骨盆腔即會造成粘連。

　　子宮內膜異位症可能發生在任何年齡或族群的婦女，其中以 30~40 歲、未生育者較為常見，且有家族傾向。

二、臨床表徵

1. 痛經：是最常見的症狀，通常在月經前 1~2 天或月經中最痛；嚴重者在月經 1~2 週前當異位組織開始脹大時，就會出現下腹疼痛。

2. 不孕：可能與卵巢、輸卵管及子宮表面有粘連，或異位的內膜組織釋放的前列腺素干擾排卵、卵子的成熟以及輸送有關。

3. 其他：如性交疼痛、經血過多及月經不規則、解尿疼痛、排便疼痛等。

三、診斷檢查

1. 內診：可由醫師為病患進行陰道內診或肛門內診，以了解子宮卵巢的大小、子宮是否後傾、子宮頸的上下可動性、子宮後壁與直腸表面間是否平滑及觸摸到硬結節、粘連及疼痛的地方。

2. 超音波檢查：是最快速、非侵犯性的方法，可以找出體內囊腫的位置。

3. 腹腔鏡檢查：除了可以作為診斷外，對於輕度的子宮內膜異位，尚可同時經腹腔鏡進行治療。

4. 輔助性檢查：通常病人血液內的 CA-125 IU/mL 比較高(>35 IU/mL)。

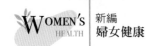

四、醫療措施

由於復發率很高，建議採手術切除病灶為先，術後再配合藥物治療，以避免復發。

（一）藥物治療

藥物治療原理是使用賀爾蒙製劑來達到抑制月經，進而使病灶萎縮不再生長。一般療程為 4~6 個月。可能出現的副作用是月經不來及停經症候群，如長粉刺、水腫、多毛症、躁熱、點狀出血、乳房變小、腸胃不適、體重增加、骨質流失等。常用藥物包括：

1. NSAIDs：可抑制導致疼痛的前列腺素，減輕經痛，並減少發炎反應。

2. Danazol：合成的雄性素，抑制濾泡刺激素(FSH)和黃體生成素(LH)，使子宮內膜萎縮。

3. 促性腺激素釋放素(GnRH agonist)：抑制腦下垂體及卵巢荷爾蒙分泌。

4. 口服避孕藥：可抑制排卵，促使異位的內膜脫落。

（二）手術治療

許多的子宮內膜異位症可使用腹腔鏡手術來達到治療的目的。但對於腫瘤過大，粘連太嚴重，或發生於泌尿道或胃腸道等部位，則較不適用腹腔鏡手術，可採傳統的骨盆腔手術。

婦女年齡在 40 歲以上不需考慮生產者則可採行全子宮切除術(hysterectomy)。至於卵巢是否要合併切除，視年齡及卵巢是否有其他病變而定，如雙側卵巢都正常，一般會盡量保留，術後不會有月經來潮，也不需補充動情素；若切除雙側卵巢，術後應給予荷爾蒙補充療法，減輕因卵巢切除引起的停經症狀。

7-2 子宮平滑肌瘤(Uterine Leiomyomas)

（余等，2020）

一、簡介

子宮平滑肌瘤簡稱子宮肌瘤(uterine myomas)，是最常見的子宮腫瘤，也是女性骨盆腔中最常見的良性腫瘤。子宮肌瘤是由子宮平滑肌細胞增生而成，也可能由子宮血管壁內之平滑肌所產生。

生育年齡的婦女發生率約為 20%，而年紀越大的婦女比例越高。到了更年期後，因為動情素逐漸衰減，肌瘤也會逐漸變性而縮小。

二、臨床分類

子宮肌瘤可概分成三大類：

1. 漿膜下肌瘤(submucous myoma)：由子宮往腹腔內生長，因為生長空間大不受限制，故都長得較大。

2. 肌層內肌瘤(intramural myoma)：位於子宮肌層內，是最常見的肌瘤形態。

3. 黏膜下肌瘤(subserous myoma)：往子宮內腔生長，比較少見，但臨床症狀較明顯，常以經血量增加來表現。

三、臨床表徵

大多數人並沒有任何症狀或症狀不明顯。臨床症狀與肌瘤的大小、數目和生長部位有關，常見的症狀包括：

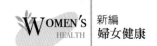
1. 不正常的出血：經血過多是最常見的臨床症狀，常易造成貧血。

2. 壓迫症狀：主要是因為肌瘤太大壓迫膀胱或直腸，引起頻尿或下腹部的腫脹、下墜感、排便困難或便秘。

3. 疼痛：可能會有骨盆腔的慢性疼痛，如痛經。

四、診斷檢查

一般較大的肌瘤可由內診摸到，而大部分的肌瘤可藉由高解像度的超音波檢查診斷出，並可藉由斷層掃描和核磁共振檢查清楚確定肌瘤的位置和數目。對於黏膜下肌瘤可執行子宮鏡或子宮攝影，並可順便施行切除。

五、醫療措施

（一）門診追蹤

如果子宮肌瘤沒有症狀或肌瘤尚小可以不需治療，僅需每 6~12 個月追蹤一次。

（二）藥物治療

藥物治療可用來緩解症狀和減少子宮肌瘤的大小。常用藥物包括：

1. 黃體素：可抑制動情素刺激肌瘤生長。

2. 選擇性動情素受體調節劑：如 Raloxifene (Evista)，可以減緩肌瘤生長。

3. 避孕藥：可抑制及平衡女性荷爾蒙，減緩經痛和經血過多等症狀。

4. 促性腺激素釋放素(GnRH agonist)：用在術前縮小子宮肌瘤體積，使手術較易進行並減少手術出血。

（三）手術治療

　　如太大的肌瘤引起膀胱或直腸持續出現壓迫性症狀，或是造成了嚴重的疼痛和經血過多則必須手術切除。可視症狀、年齡、是否生育及個人意願決定做子宮肌瘤切除手術或全子宮切除。對於想要懷孕的婦女，可採子宮肌瘤切除術，即僅做肌瘤切除而保留子宮。

7-3 子宮頸癌(Cervical Cancer)

一、簡介

　　子宮頸癌與子宮頸的感染及性行為等因素有關，目前已知生殖器單純疹病毒、**人類乳突病毒(HPV)**是引起子宮頸癌的危險因素，其他包括多重性伴侶、初次性交的年齡較早、初經年齡與初次性交年齡兩者的間隔比較短及吸菸等。好發處位於子宮外頸部位鱗狀上皮細胞及柱狀上皮細胞接合處。

　　醫學研究證實感染 HPV 是導致子宮頸癌的主因，衛生福利部國民健康署參考世界衛生組織(WHO)提出對 9~14 歲青少女接種 HPV 疫苗之建議，於 107 年底全面補助 107 學年度國一女生免費接種 HPV 疫苗。接種HPV 疫苗雖可預防子宮頸癌的發生，但仍需採取安全性行為，且 30 歲以後定期子宮頸抹片篩檢，以達防治子宮頸癌的最大效益。

二、臨床分級

　　子宮頸癌的分期以臨床評估為主，本文採 1997 年國際婦產科聯盟(International Federation of Gynecology and Obstetrics, FIGO)和美國癌症

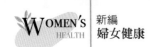
聯合委員會(American Joint Committee on Cancer, AJCC)所建議的分類方式，請表 7-1。

❋ 表 7-1　TNM 癌症分期

T 分期(Tumor Development) 腫瘤的發展程度	N 分期(Nymph Affect) 淋巴結受到的影響情況	M 分期(Migration) 遠端轉移的情形
T_x 無法找到原發性腫瘤或定義分期	N_x 無法確定淋巴結影響分期	M_x 無法確定遠端轉移的分期
T_0 沒有原發性腫瘤的存在	N_0 無局部淋巴結轉移的癌細胞	M_0 沒有遠端轉移發生
T_{is} 原位癌	$N_1{\sim}N_3$ 淋巴結轉移的情形	M_1 已產生遠端轉移
$T_1{\sim}T_4$ 根據腫瘤大小及生長擴散情形		

三、臨床表徵

　　零期的子宮頸癌在臨床上往往沒有任何症狀，絕大多數都是在例行的子宮頸抹片檢查中意外被發現。通常最常見的症狀是**不正常的陰道出血**，如非經期的出血、性生活時接觸性出血、更年期後的陰道出血，有時亦會見到如血清樣或褐黃色的分泌物。晚期，若腫瘤有潰爛時會有如魚屍腐爛的味道；若已有主動脈旁淋巴腺轉移合併腰薦椎神經侵犯，則會呈現腰側或臀部疼痛症狀；如有血尿或肛門出血症狀，則代表可能有膀胱或直腸侵犯。

四、診斷檢查

(一) 篩檢

1. 子宮頸抹片(pap smear)：此為子宮頸癌最佳的篩檢工具，但抹片篩檢結果並非 100%。政府自 84 年起補助 30 歲以上婦女每年 1 次子宮頸抹片檢查，依據衛生福利部修訂的貝塞斯達系統(Bethesda system)，檢驗後結果及建議見下表 7-2。

❋ 表 7-2　子宮頸抹片檢驗結果及建議

抹片結果		建　議
細胞病理診斷	(1)：無異常發現	每年定期接受一次抹片檢查
	(2)：發炎細胞	需到婦科診所或醫院接受治療發炎
	(3)：萎縮現象	1. 指因荷爾蒙缺乏，可考慮至婦產科治療 2. 細胞有萎縮發炎現象，一般屬正常，但仍需每年定期子宮頸抹片檢查
	(4~17)：異常細胞	請盡速至婦產科診所或醫院進一步切片檢查或治療追蹤

註： 細胞病理診斷：(1)無異常發現 (2)發炎 (3)萎縮 (4)非典型鱗狀細胞 (5)非典型腺體系統 (6)輕度異生具有空洞細胞 (7)輕度異生不具有空洞細胞 (8)中度異常細胞生長 (9)重度異常細胞生長 (10)原位癌 (11)鱗狀上皮癌 (12)腺癌 (13)其他惡性腫瘤 (14)其他 (15)非典型腺體細胞疑似腫瘤 (16)非典型鱗狀細胞不排除高度異生 (17)細胞病變不能排除高度異生。

2. 子宮頸上皮內贅瘤(cervical intraepithelial neoplasia, CIN)：又稱鱗狀上皮異生(squamous intraepithelial lesion, SIL)，是子宮頸癌的前身物，通常沒有徵狀，一般要經過數年後才會發展成侵略性的子宮頸癌，在子宮頸抹片檢查不正常時發現。分成 3 級，代表子宮頸扁平上皮異常增厚的程度，CIN1：輕度異常分化；CIN2：中度異常分化；CIN3 除嚴重子宮頸扁平上皮異常增厚外，亦包括子宮頸原位癌(CIS)。

3. 人類乳突病毒(human papiloma virus, HPV)：HPV 會透過性接觸引起
下生殖道感染，在免疫力正常的男女能夠自動清除與痊癒。HPV 可分
為：

(1) 高風險性：又稱致癌型，主要為 HPV-16、18，占子宮頸癌 70%以
上。

(2) 低風險性：又稱非致癌型，主要為 HPV-6、11，感染可能會引起
生殖器疣（俗稱菜花）。

(3) 未明確風險性。

　　子宮頸鱗狀細胞癌(squamous cell carcinoma, SCC)以 HPV-16 最多、
腺癌以 HPV-18 為主，持續高風險性的 HPV 感染可引起子宮頸細胞變
異，最終導致子宮頸癌。HPV 檢測為子宮頸抹片的輔助檢查，目前的證
據並不足以支持單獨使用。

（二）診斷

1. 陰道鏡檢查(colposcopy)：抹片報告為高度鱗狀上皮異生或鱗狀上皮
細胞癌應併用陰道鏡檢查。可觀察子宮頸的顏色變化及血管增生狀
況，就不同病灶做組織切片。滿意的陰道鏡檢查是指整個子宮頸鱗狀
上皮及柱狀上皮交界處(squamocolumnar junction)及全部病灶邊緣能完
全看清楚做切片，提供更準確的組織病理病灶判定。若無法看清楚就
要加做子宮頸管搔刮取樣。

2. 子宮頸錐狀切除(conization)：懷疑可能有侵犯性子宮頸癌，又無法經
由抹片或陰道鏡片的報告得知時執行，可做子宮頸錐狀切除，將切除
組織送病理檢查，兼具有診斷性及治療性。

3. 影像學檢查：電腦斷層檢查可用在子宮頸癌治療前的腫瘤侵犯評估
（被運用最廣）；核磁共振檢查亦可作為放射線治療前標的細胞大小
的評估；正子攝影(positron emission tomography, PET)是新興的一種腫
瘤定位及功能性檢查，其表現雖然比傳統影像檢查來的好，但對於 1
公分以下的腫瘤仍有其盲點。

五、醫療措施

　　子宮頸癌常是局部性侵襲的腫瘤，越早治療，癌細胞的轉移性越
小，根除機會越大。其主要以手術或放射線治療為主，化學治療為輔助
性療法或緩解性療法。

（一）手術治療

　　原位癌及第 Ia1 期可行全子宮切除術，去除病灶，欲保留生育能力
者，可施行子宮頸錐狀手術；第 Ia2 到 IIa 期者應做根除性子宮切除術
(radical hysterectomy)，即是將子宮、輸卵管、卵巢、陰道的上三分之
一、子宮兩旁結締組織及兩側骨盆腔淋巴結全部摘除。手術後如病理檢
查發現骨盆腔淋巴結有轉移跡象時，須附加化學治療或放射線治療，以
清除可能殘存的癌細胞。若第 IV 期者，癌細胞擴散到膀胱、直腸，需
同時考慮施行骨盆腔臟器摘除術(pelvic exenteration operation)，即同時
切除子宮、膀胱、直腸，然後輸尿管改道及大腸吻合或造口術（人工肛
門），以解決排泄問題。

（二）放射線治療

　　子宮頸癌放射線治療包括骨盆腔體外照射及體腔內照射。骨盆腔體
外照射又稱為遠隔治療，應盡量減少正常組織的照射及考慮到腫瘤可能

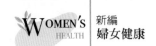
擴散的方向，照射前緣應包括至子宮體，後緣應包括子宮薦骨韌帶及薦骨前淋巴結，側緣需包括骨盆淋巴結。體腔內照射又稱為近接治療，是將放射源直接送至位於病人體內的腫瘤部位，進行體腔內的放射線治療。

（三）化學治療

子宮頸癌本身對化學藥物較不敏感，多用於無法再執行手術或放射線治療、復發轉移做緩和化學療法，或手術、放射線治療前縮小腫瘤體積的輔助性療法。

7-4　卵巢癌(Ovary Cancer)

一、前言

卵巢位於骨盆腔內，因此卵巢癌不易被發覺，卵巢癌是婦科癌症中死亡率最高的癌症。致病原因至今仍不明白，可能因素包括：

1. 遺傳：有卵巢癌或乳癌家族史者，是遺傳因素高危險群。

2. 荷爾蒙及排卵因素：因不斷排卵會使體內荷爾蒙維持在高濃度中，對卵巢上皮細胞造成慢性的刺激，會增加發生的危險性。使用口服避孕藥、懷孕、哺餵母乳者，因會抑制排卵，故罹患機率較低。

3. 年齡：大多數的患者年齡超過 50 歲，好發族群為 50~59 歲，年紀越大罹病率越高。

4. 飲食：肥胖、嗜食高脂食物者罹病率越高。

二、臨床分期

本文依 2002 年國際婦產科聯盟 (International Federation of Gynecology and Obstetrics, FIGO)和美國癌症聯合委員會(American Joint Committee on Cancer, AJCC)所建議的分類方式，請見表 7-3。

✱ 表 7-3　卵巢癌的臨床分期

分　期	侵犯部位
第 I 期	癌細胞侷限於卵巢
Ia	只侵犯一側卵巢
Ib	侵犯兩側卵巢
Ic	侵犯一側或兩側卵巢，但卵巢表面有癌細胞或腫瘤破裂，或是腹水中含有癌細胞
第 II 期	癌細胞擴散至卵巢以外的骨盆腔器官
IIa	子宮或輸卵管受到侵犯
IIb	侵襲至子宮或輸卵管外的其他骨盆組織
IIc	除 IIb 或 IIc 的狀況外，又合併有卵巢腫瘤破裂，卵巢表面有癌細胞或是腹水中含有癌細胞
第 III 期	癌症不侷限於卵巢、骨盆腔內，並且已侵犯到腹腔內組織、腹股溝淋巴結或肝臟表層轉移
IIIa	肉眼可見腫瘤侷限於骨盆，無淋巴結轉移，但骨盆的腹膜有顯微的癌細胞轉移
IIIb	有骨盆的外網膜、小腸的轉移，直徑 2 公分以下的腫瘤，無淋巴結轉移
IIIc	超過 2 公分的腹腔腫瘤轉移，或者有後腹腔或鼠蹊淋巴結的轉移
第 IV 期	遠處器官的轉移，包括肝臟實質的轉移、肺部或頸部淋巴腺中含有癌細胞

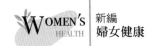

三、臨床表徵

　　卵巢位於骨盆腔內，腫瘤若非大到可由腹部觸摸到，並不容易發現。初期的症狀很少，通常要到後期腫瘤變大時，才會出現腹水或壓迫到鄰近器官（如大腸），而引起下腹不適、便秘或腹瀉、噁心、厭食等症狀，因此大部分病人被診斷出來時，已是晚期轉移的病灶，故預後大多不佳。

四、診斷檢查

1. 影像學檢查：除了傳統超音波外，可加上彩色杜卜勒超音波偵測出腫瘤中的血流，一般而言，良性卵巢瘤的血流阻力指數(resistance index, RI)偏高，而卵巢癌則偏低，如果 RI 值小於 0.4 多為卵巢癌。此外也可以用電腦斷層掃描、核磁共振檢查來做輔助診斷

2. 腫瘤指標 CA-125：在卵巢上皮細胞癌中，漿液性癌 CA-125 上升者最多見，但 CA-125 在偵測早期卵巢癌時敏感性不高，子宮內膜異位症、骨盆腔發炎、骨盆腔粘連等良性狀況此數值也會上升，所以應配合超音波檢查一起考量才能判斷。

3. 切片檢查：為確定卵巢癌的唯一方法。

五、醫療措施

　　卵巢癌通常以手術為最主要也是治療效果最佳的方式。手術可以確知癌症的病理組織分類期別，並視需要給予輔助性化學治療。通常較晚期的病灶，手術無法完全切除，以化學治療為主。

（一）手術治療

　　由於卵巢癌只有極少數在第 Ia 或 Ib 期即診斷出來，除非是須保留生育能力的年輕婦女，分化良好的第 Ia 期卵巢癌，可考慮切除單側卵

巢，保留子宮與對側卵巢。第 Ic 期以上的卵巢癌手術方法是採行全子宮切除及兩側輸卵管卵巢切除(ATH+BSO)、腹水細胞學檢查、大網膜部分切除、腹膜切片、骨盆腔及主動脈旁淋巴腺摘除。晚期卵巢癌（第三、四期）加做減積手術(debulking operation)，即是將 2 公分以上的病灶全部摘除，其主要目的是將腫瘤負荷減到最小，以利輔助療法進行。

（二）化學治療

早期的卵巢癌（第 Ia 及 Ib 期）手術治療即可，有時加上預防性的化學治療等；Ic 期以上的卵巢癌，為防止細胞四處擴散，必須追加完整的化學治療；對於復發的卵巢癌，除積極切除病灶外，更換化學治療用藥，可提升療效。卵巢癌的化學治療藥物種類繁多，其中使用最普遍的是鉑化合物 Cisplatin 和 Carboplatin，目前幾種新藥中最具成效的是 Topotecan 和 Liposomal-doxorubicin。

7-5 乳癌(Breast Cancer)

一、危險因子

乳癌為我國婦女癌症發生率第 1 名，每年約有 1.3 萬位婦女罹患乳癌。在台灣，乳癌好發年齡為 40~50 歲，由於國人飲食型態日漸西化，目前有逐漸年輕化的趨勢，女性罹患乳癌除了要面對死亡的威脅，還包括身體心像的改變、家庭功能的瓦解，對女性來說，無疑是一個嚴重的威脅。

　　雖然有些乳癌的危險因子並不是人為因素就可以改變的，但是若能在生活、飲食、藥物使用上，避開一些危險因子，來降低乳癌的發生率，並定期的進行乳房篩檢，將能早期發現，早期治療，降低乳癌的死亡率。乳癌的危險因子有：

1. 家族史：停經前得過兩側乳癌之家族史（致癌相對機率大於 4 倍）、母親或姐妹得過乳癌（致癌相對機率 2~4 倍）。

2. 年齡：初經在 12 歲以前、停經在 55 歲以後、第一胎生育在 30 歲以後、未曾生育者（致癌相對機率 1.1~1.9）。

3. 乳房疾病史：一側乳房得過乳癌和乳房切片有不正常細胞增生現象（致癌相對機率大於 4 倍）。

4. 荷爾蒙：長期口服避孕藥、長期補充女性荷爾蒙（致癌相對機率 1.1~1.9）。

5. 其他疾病史：本身是卵巢癌及大腸癌患者（致癌相對機率 2~4 倍）、子宮內膜癌和胸部放射線治療患者（致癌相對機率 1.1~1.9）。

6. 生活型態：過量飲酒、停經後肥胖（致癌相對機率 1.1~1.9）。

二、臨床分級

　　目前乳癌的分期是依據腫瘤大小(T)、腋下淋巴腺轉移與否(N)、遠處是否轉移(M)之 TNM 系統來分類（表 7-4）。

* 表 7-4　乳癌的臨床分期

分 期	侵犯部位
零期	即原位癌，為最早期乳癌，癌細胞仍在乳腺管基底層內
第一期	腫瘤小於 2 公分以下的浸潤癌且腋下淋巴結無癌轉移
第二期	腫瘤在 2~5 公分之間的浸潤癌；或腫瘤小於 2 公分但腋下淋巴結 1~3 顆有癌轉移
第三期	局部廣泛性乳癌，腫瘤大於 5 公分的浸潤癌，且腋下淋巴結有任何癌轉移或有胸壁皮膚的浸潤乳癌，或鎖骨上淋巴結轉移，或腋下淋巴結 4 顆以上有轉移
第四期	轉移性乳癌，已有遠處器官轉移（如肝、肺、骨）等

三、臨床表徵

1. 無痛性可觸摸到的乳房腫塊。

2. 乳頭凹陷。

3. 乳頭有不正常分泌物或出血。

4. 乳房有久不癒合之傷口或乳頭有溼疹樣病變。

5. 乳房皮膚有凹陷或橘皮樣改變。

6. 腋下、鎖骨上及頸部淋巴結腫塊。

　　雖然大部分的乳房腫塊均是良性，但摸到任何乳房腫塊都需要請教乳房外科專科醫師做確定診斷，以分辨良性與惡性，因為乳癌最重要的臨床表徵就是可觸摸到的乳房腫塊，若乳房有腫塊、形狀不規則、邊緣不清楚等以上之現象，均應懷疑是乳癌。臨床上許多婦女摸到腫塊後，常因無疼痛或皮膚表面變化等症狀，自覺無事，而延遲就醫，延誤病情。

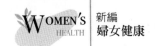
四、診斷檢查

（一）乳房自我檢查

近年來有研究指出，乳房自我檢查對乳癌發現率及防止乳癌死亡率並沒有差異，一般醫界反應是雖然乳房自我檢查好像沒有什麼好處，但是也沒有什麼壞處。因此，美國癌症學會在 2003 年版的乳癌篩檢指引，建議要不要做乳癌自我檢查，由婦女自己決定。

而乳房自我檢查的方式為：最佳時機為每個月生理期後一週內，停經者每月固定一日檢查，現已簡化成「看、觸、臥、擰」的「乳癌四步」（張，2007）。

看：可利用洗澡時面對鏡子，兩手下垂，仔細看看兩乳曲線是否對稱？乳房皮膚是否有脫皮、濕疹、凹陷、紅腫、潰瘍。雙手插腰、挺胸再檢查一次（圖 7-1）。

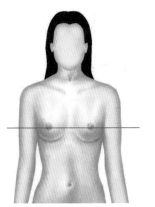
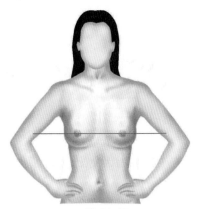

(a) 雙手自然垂於身旁　　　　　　(b) 雙手插腰

＊ 圖 7-1　看

觸：在洗澡時，一手放於腦後，以食、中、無名指三指的指腹，由乳頭開始，由內向外檢查 3~4 圈，感覺是否有不正常的腫塊、增厚或凹凸不平。檢查的範圍還包括左右兩側鎖骨下、胸骨中線、肋骨下緣及腋下（圖 7-2）。

臥：手指可塗抹少量的乳液或嬰兒油以方便檢查。平躺下，頭下不放枕頭，檢查左側乳房時，左肩下墊一個小枕頭，左手置於腦後，和站著時相同的檢查方式，右手 3 根手指併攏，以指腹按壓，檢查整個乳房範圍是否有硬塊。換左手檢查右側乳房（圖 7-3）。再將手臂上舉，輕輕用手指摸腋下是否有淋巴結腫大。

擠：最後再以大拇指與食指壓擠乳頭，注意有無異常分泌物（圖 7-4）。

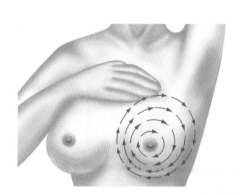 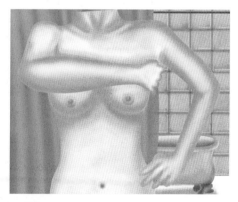

✱ 圖 7-2 　觸

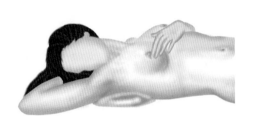

✽ 圖 7-3　臥

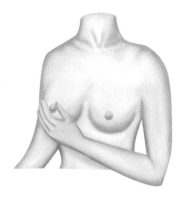

✽ 圖 7-4　擰

（二）乳房超音波檢查（圖 7-5）

超音波檢查無痛、無侵襲性，也可免除暴露在放射線的風險之下，較年輕（40 歲以下）、乳房組織較緻密、乳房體積較小的婦女而言，可以安排乳房超音波檢查，也適用於乳房手術前的定位，或是乳房疾病的追蹤。但不適合年紀較大的婦女、小針美容後的乳房及乳房中的脂肪組織有可能會被誤判為腫瘤。

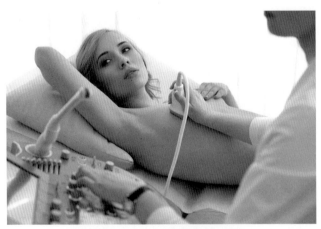

✽ 圖 7-5　乳房超音波檢查

（三）乳房攝影檢查（圖 7-6）

　　和乳房超音波檢查同為影像檢查，檢查時以儀器壓迫乳房，攝影過程中會造成疼痛不適，藉由 X 光透視乳房已發現異常鈣化點或腫瘤，準確率約為 85%，適合 50 歲以上的婦女。國民健康署目前補助乳癌防治政策為：45~未滿 70 歲婦女、40~未滿 45 歲，其母親、女兒、姊妹、祖母或外祖母曾罹患乳癌的婦女，每 2 年 1 次婦女乳房攝影檢查，乳房攝影結果及處理見圖 7-7。

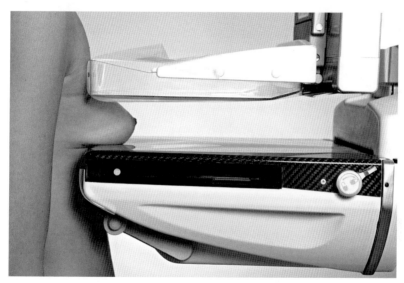

✳ 圖 7-6　乳房攝影檢查

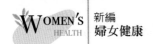

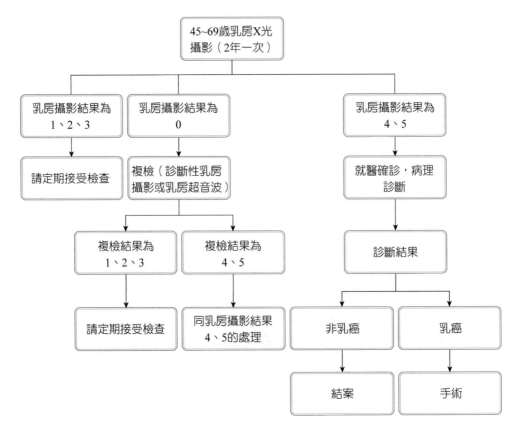

45~69歲婦女乳房X光攝影檢查陽性個案追蹤流程

註：檢查結果：

0. 需附加其他影像再評估
1. 無異常發現
2. 良性發現
3. 可能是良性發現－需六個月追蹤檢查
4. 可疑異常需考慮組織生檢
5. 高度疑為惡性腫瘤，須採取適當措施

✱ 圖 7-7　乳房攝影結果及處理

知識補給站

正子電腦斷層造影原理

　　正子電腦斷層造影(PET/CT)是使用一種帶有微量正子與葡萄糖相似的分子：氟化去氧葡萄糖(FDG)將其注入體內。經由血液循環至體內組織器官，再結合掃描儀器顯現全身各層次影像。PET／CT 產生的影像就好比電視氣象報告中所顯示的衛星雲圖一樣，PET 以色譜顯示癌細胞聚集處，重疊於 CT 所顯示的解剖影像，清楚告訴醫師癌細胞的位置，診斷率高達92~98％，目前已成功應用於診斷乳癌、頭頸部癌症和其他癌症，但價格昂貴，健保不給付，受檢者在檢查前必須要禁食 6 個小時以上，禁食前的飲食建議多攝取高脂肪、高蛋白質、低碳水化合物的食物（如炸雞、肉類沙拉），其目的就是要讓葡萄糖的吸收更有效率，如此一來才能夠獲得更清晰的影像來完成更精確的報告。

　　正子電腦斷層造影用於乳癌的檢查技術，過去採平躺檢查，影像呈現的乳房為扁平狀，乳腺及周圍軟組織區分不易，若有細微乳癌病灶藏在其中，很難清楚查覺，高雄榮總核子醫學科團隊設計出山型墊子，讓女性戴著這輔具俯臥在檢查台上，乳房自然下垂，進行掃描時，乳房構造一覽無遺，名為「高榮蓮峰一號」，可以發現不到 0.5 公分的乳房原位癌，以利個案及時接受治療。

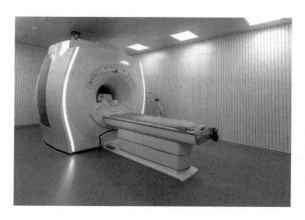

當摸到任何乳房腫塊，都應先由專科醫師做理學檢查後，再進一步安排影像檢查和細胞學檢查，包括乳房超音波、乳房攝影檢查；影像檢查若懷疑是乳癌，即應以細胞學檢查及或組織切片檢查確定診斷。臨床上細針抽吸細胞學檢查的診斷率相當高，但仍有偽陰性及偽陽性的可能，因此若疑似乳癌，而細胞檢查是陰性時，仍應做組織切片檢查。組織病理學的診斷是乳癌診斷的黃金標準，除了可以確定病理診斷外，還可以做為檢測乳癌的預後因子，以做為治療參考。

五、醫療措施

乳癌發生後的存活率與是否早期發現非常有關，如果能在 1 cm 以下發現就有九成的存活率，到了 2~3 cm 才發現，大約只剩一半的存活率。乳癌經過根除性乳房切除後，並不代表已完全根治痊癒，即使開刀中沒有發現腋下淋巴結轉移的病人，仍可能有肉眼看不見的癌細胞，經過一段時間後復發轉移。因此手術後許多病人都要接受輔助性治療，包括化學治療、放射線治療或是荷爾蒙治療來預防。

（一）外科手術

外科手術是治療乳癌最重要的一環，目前常見外科手術包括：

1. 單純性或完全乳房切除手術(simple mastectomy or total mastectomy)：適用於乳房腺管原位癌患者，切除腋部、胸肌膜及覆蓋的皮膚，不包含腋下淋巴結廓清術，手術後需再接受放射線治療。

2. 乳房保留手術(breast-conserving surgery)：適用於乳房腫瘤小於 3 公分，非於乳頭或乳暈下方，而且無多發病灶的第一、二期乳癌患者。手術範圍包含部分乳房組織切除術及腋下淋巴結廓清術，通常術後需放射線治療。

3. 改良型乳房根除手術(modified radical mastectomy, MRM)：適用於沒有胸大肌侵犯或非第四期轉移性乳癌的患者，為目前最常使用的手術。手術範圍包含切除整個乳房、腋下組織及腋下淋巴結廓清術，保留胸大肌。胸大肌保留可使肩胛和胸壁的輪廓得以保留，使鎖骨不致凹陷，手臂能保存力量且淋巴水腫得以減輕，便於日後乳房重建。

4. 部分乳房組織切除術(partial mastectomy)：可用於小而非粉刺型的乳房腺管原位癌。只切除惡性腫瘤及其周圍附近之乳房組織，保留大部分的胸大肌及乳房，做完後仍需接受放射線治療。

5. 腋下淋巴結廓清術除(axillary dissection)：腋下淋巴結被癌細胞侵犯的狀況，為乳癌預後最重要的指標之一，因此腋下淋巴結廓清術兼具有診斷及治療的目的。

6. 前哨淋巴結摘除術(sentinel lymph node dissection)：目前臨床的研究已經證實，乳癌癌細胞的散布方式有先後順序，也就是乳癌細胞會先轉移到直接引流腫瘤的淋巴結（即所謂的前哨淋巴結），然後再擴散到其他的淋巴。因此以前哨淋巴結追蹤劑，如同位素或藍色色素或二者併用，可定位出前哨淋巴結，然後在手術進行中將前哨淋巴結摘除並做切片檢查，視其是否轉移再決定給予腋下淋巴結廓清術，對無轉移乳癌患者，可省去不必要之淋巴切除，以減少因淋巴切除所導致上臂淋巴水腫、感覺麻痺、手臂活動不適等後遺症的發生。

（二）化學治療

原位癌術後不需輔助性化學治療，但需定期追蹤檢查。乳癌的預後與腋下淋巴結轉移數目有關，依其預後所需要的化學治療也不一樣。腋下淋巴結有癌細胞轉移者，化學治療應依病人狀況考量，採用 3~5 種藥物合併治療，常見化學治療藥物如：Paclitaxel (Taxol)太平洋紫杉醇、

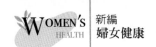

Doxonrubicin (Adriamycin)小紅莓、Trastuzumab (Herceptin, Cetuximab)、
Cisplatin (Platinol)、CMF 治療(Cyclophosphamide, Methotrexate, 5-Fu)。
此外，對動情素接受體陽性者可採化學治療加荷爾蒙治療。

（三）放射線治療

　　對絕大部分第一及第二期的乳癌患者而言，行乳房腫瘤的局部切除
及選擇性腋窩淋巴摘除術後，再輔助以術後放射治療，治療的結果與整
個乳房切除相當。除此之外，乳房切除術後需輔助放射治療的情形也包
括：(1)原來乳房腫瘤大於 5 公分或在術前已經出現皮膚侵犯現象；(2)手
術邊緣有殘存癌細或癌細胞靠近手術切口；(3)癌細胞轉移到三個以上的
腋窩下淋巴。

　　現代化的放射療法，已非昔日的鈷-60 (^{60}CO)時代，大部分採用新式
電腦操控的直線加速器，它能放出高能量的 X 光射線，對患部做精密的
照射，再利用電腦斷層模擬攝影(CT-simulator)的影像，在三度空間治療
計畫系統內，設計出最適當的照射角度，使肺部照射減到最小，照射左
側乳房或胸壁時，把心臟盡量摒除在照野之外，整個療程前後需時約五
星期左右。

（四）荷爾蒙治療

　　荷爾蒙療法之先決條件是腫瘤細胞有**動情素受體**(estrogen receptor,
ER)或是**黃體素受體**(progesterone receptor, PR)之表現，而且這些受體
會在動情素之調節後刺激腫瘤生長。大約有四分之三的患者其腫瘤細胞
有表現 ER 或 PR，因此大部分之患者均有機會接受荷爾蒙療法。

　　目前乳癌之荷爾蒙療法有兩大策略，第一種策略是降低身體中動情素之生成，停經前之婦女身體中動情素來源為以卵巢為主，此外腎上腺亦可藉由生成雄性素再經由存在於肝臟、脂肪、肌肉及卵巢之芳香酶 aromatase 轉變成動情素。而停經後之婦女血中之動情素則完全來自腎上腺。因此停經前之乳癌患者若是採用第一種治療策略，目前常用之方法包括以外科手術切除兩側卵巢，或是以內科藥物之方法，注射「類性腺激素釋放素」，使得腦下垂體無法分泌性腺激素，如此便無法刺激卵巢生成動情素。至於停經後之婦女則可以使用 aromatase 抑制劑，使得腎上腺生成之雄性素無法轉變成動情素。目前使用之 aromatase 抑制劑，包括有固醇類的 Exemestane (Aromasin) 及非固醇類的 Anastrazole (Arimidex)和 Letrazole (Femara)。這三種藥物治療乳癌之效果一樣，只是副作用不同，非固醇類藥物長期使用可能較易導致骨質疏鬆，固醇類藥物則可能導致水分積滯及水腫。

　　第二種策略為阻斷動情素與 ER 之結合，這種策略對於停經前後之婦女均適用。目前使用之藥物包括兩大類，一類為「選擇性 ER 調節劑」(SERM)，一類為「專一性 ER 抑制劑」。SERM 包括有 Tamoxifen、Toremifene 等。Tamoxifen 目前可說是乳癌荷爾蒙療法之「黃金標準」，可使用於治療轉移性乳癌，亦可用於手術後之輔助治療，以減少乳癌復發之機會。「專一性 ER 抑制劑」目前有 Fulvestrant (Faslodex)已在美國上市，其為一種肌肉注射劑，一個月注射一次，其療效可與 Tamoxifen 比擬。

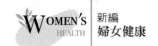
六、乳癌患者的照護

（一）淋巴水腫

　　乳癌病患是發生上肢淋巴水腫的高危險群，因為在接受手術治療時，可能會移除部分或全部的淋巴結，放射治療時會無可避免的破壞腋下的淋巴組織，使淋巴組織產生纖維化，手術後有感染情況，或是有任何一段的淋巴阻塞或是受到壓迫時，都可能會影響患側手臂的淋巴回流。

　　淋巴水腫可能出現的徵兆有：肢體有腫脹、緊繃及沉重的感覺、關節靈活度降低，肢體活動不便、皮膚抵抗力變差，容易破皮。由於富含蛋白質的淋巴液很容易引起細菌滋生，進而造成感染或蜂窩組織炎。因此保持淋巴系統的完整以促進淋巴回流和限制淋巴液過度產生，是非常重要的，照護重點有：

1. 保持淋巴系統的完整以促進淋巴回流
   (1) 避免會壓迫到淋巴回流路徑的戒指、手鐲或手錶等首飾與配件。
   (2) 不要穿緊身衣物或勾掛皮包在患肢上側。
   (3) 患者義乳之重量不要太重，內衣的鬆緊度要做適當的調整，以不要有鋼圈為佳。
   (4) 不要在患側測量血壓，測量血壓的氣囊會對患肢施加過度的壓力。

2. 限制淋巴液過度產生
   (1) 避免讓患側上肢過度出力或作重複性極高的動作，尤其會造成肢體痠痛或不適的行為都要極力避免。
   (2) 避免使血管擴張，包括避免患側的日曬、蒸汽浴、紅外線及熱敷等。因為局部的熱效應會使血流增加，進而增加淋巴液，在淋巴系統回收功能不佳的狀況下，淋巴水腫可能就此產生。

(3) 淋巴水腫按摩與一般的按摩有很大的不同，其重點在於緩、輕及
淺。應避免推拿或較激烈的深部按摩。

(4) 出門旅遊時，必須以繃帶纏繞患肢，並盡量在旅程中抬高患肢，
盡量避免搭乘飛機或登上高山，因為高空的低氣壓，可能造成淋
巴水腫。

(5) 保護皮膚，避免皮膚有傷口或感染。尤其不要在患側施行抽血、注
射或針灸，這些均會在患肢上製造微小的傷口，增加感染機率。

（二）乳房重建

每一個女性都有屬於自己的的乳房生命史，自青春期開始，他就開
始明顯的突起於胸前，難以讓人忽視它的存在，他會讓女人增添性感與
自信，也可能帶來困擾與麻煩。女性對乳房的看法與歷史、文化、父母
親、伴侶、同儕、媒體、輿論等因素有關（陳，2004）。乳房切除對女
性而言如同失去重要的外在性徵，她們需要很多時間來調適這個極大的
身體心像改變，因此乳房切除後許多人選擇乳房重建。

乳房重建可分為立即性重建及延遲性重建。立即性重建的優點是重
建的乳房比較美觀，病人可以同時做皮膚保留的乳房切除，這種皮膚保
留的乳房切除，可以保留較多的皮膚，使得在重建時可以做得比較美
觀，在生理上可以減少再一次手術後的疼痛，恢復比較快，可以節省醫
療費用，減少住院天數。心理上病人比較不會覺得恐懼，不會害怕有失
去乳房的感覺，也不會經過好幾個月甚至好幾年，沒有乳房的痛苦時
間，再來做重建（台灣乳房重建協會，無日期）。

一般來說，早期的乳癌都可以選擇做立即性重建，腫瘤在 5 公分以
下都可以選擇做重建，在腫瘤大於 5 公分，也就是 T3 的病人，要不要
做重建則有一些爭議。倘若病人意願不高、太胖或是癌症的預後不好就
不適合選擇立即性重建（台灣乳房重建協會，無日期）。

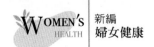
七、延伸議題

（一）病友團體

　　過去有人將乳房切除患者美名為「少奶奶」，在許多醫院裡都有類似的病友團體，2002 年他們成立「社團法人中華民國乳癌病友協會」(Taiwan Breast Cancer Alliance, TBCA)，病友們走出乳癌的陰霾，不再活在被關在象牙塔中須備受疼惜的「少奶奶」，積極走出自我，真愛自己成為「愛波」人士，並以病人權益的倡導及教育二大主軸，規劃了一連串內容豐富的抗癌列車，透過講座、培訓、工作坊、議題討論及各式書刊等，期望引領乳癌病友姐妹成為有知識、有智慧、有主張、願意分享自身經驗的抗癌鬥士，一同邁向康復之路，並攜手共創生命的價值。

 知 識
補給站

粉紅絲帶的故事

　　Charlotte Hayley 是一名和乳腺癌搏鬥了多年的患者，她生產了一種桃紅色的絲帶。她在隨售的卡片上說道：全國癌症協會每年的資金預算是 18 億美金，百分之五用作癌症的防治。讓我們戴著這絲帶來喚醒我們的立法者吧。後來 Hayley 和她的律師一起提出了新絲帶的顏色。新的顏色被定為粉紅色。而粉紅色的絲帶成為了全球防治乳腺癌標誌（維基百科，2013）。

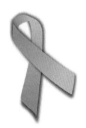

（二）乳癌患者的心路歷程

「猶記被告知罹病那一刻，醫師詳細問我家族病史，我以充滿矛盾的口語擠出公式化的內容：「我外婆是乳癌去世，阿姨也是。」爾後，當我和姐妹分享經驗時，看到的是驚愕的表情，再來就是憐憫的口吻：「怎麼會？」唉！就是會嘍！當然也有不會的，比如說我的親姊姊和表姐妹們運氣就比我好，哈！就我一個中頭彩。」－梁俊齡（高雄市雙峰關懷協會）。

「我接受了開刀手術，之後繼續接受化學治療。我的化療副作用很大、很痛苦，當初醫院還沒有成立病友會，有問題沒有人可以問，老公又是大男人主義者，根本不會安慰我，反而跑得遠遠的。…有一次心情真的太鬱卒了，我就開車到山上去，對著山亂吼亂叫一番，把心中所有的怨氣都叫出來，欸，我發現這方法還蠻管用的耶，叫一叫之後心情真的好很多，心理的壓力也減輕了不少。」－錢束（彰化秀傳蘭花聯誼會）。

「病理報告確定是乳癌，那時候心裡的恐慌與害怕是別人無法體會的到的，醫生開始安排開刀，這中間我自己在家哭了好多天，心裡一直想：「為什麼是我，我生病了，我的家怎麼辦，我還有好多夢想…」。開刀的過程很順利，很快就出院回家休養，想那時候，我真的很感謝我的先生，他知道我怕，特地把我們的房間燈光改的看起來很溫馨，晚上睡覺都牽著我的手，他的手是讓我最有安全感的，他鼓勵我一定要站起來，並且說：『這個家是不能沒有妳的。』…回想生病那時候，我都是被照顧、被鼓勵的，現在換我去關懷，鼓勵別人，這個角色很有使命感，只要老天爺給我機會做志工，我會一直走下去。」－汪麗雲（嘉基布蕾絲特聯誼會）。

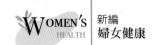

看到一位位抗癌勇士的心路歷程，他們在伴侶、親人、醫護人員及病友的支持下，從罹患癌症的否認、震驚、憤怒等哀傷歷程中走勇敢出來，也擔任志工幫助更多的病友走出疾病的低潮（中華民國乳癌病友聯誼會，無日期）。

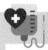
思考工作站

為降罹癌風險　安潔莉娜裘莉切除雙乳

好萊塢紅星安潔莉娜裘莉(Angelina Jolie)投書《紐約時報》，自爆已經接受預防性的雙乳房切除術，以降低罹癌風險。她表示，之所以做手術，是因為她有基因缺陷，罹患乳癌和卵巢癌風險恐較高。

裘莉在《紐約時報》的投書寫道，自己的媽媽與癌症搏鬥 10 年之久，仍不幸因罹癌病逝，死時只有 56 歲，她很感慨自己的孩子們永遠不會有機會認識她。裘莉說，她的子女常擔心「媽媽的媽媽」的病，會不會發生在她的身上，「我一直告訴他們不要擔心，但事實是我隨身攜帶『故障』的基因－BRCA1，這大大地增加罹患乳腺癌和卵巢癌的機率。」、「我的醫生告訴我，我可能有 87% 的罹患乳腺癌的風險，和 50% 的卵巢癌的風險；風險視每個女性的情況不同。」（ETtoday 新聞雲，無日期）

這項舉動引起各界熱烈討論，有人稱讚她是一位很勇敢的女性，有人則認為這項作法太過激烈，國內有部分醫師建議，與其進行基因檢測，進行預防性乳房切除，不如定期篩檢。

您認為安潔莉娜裘莉的作法恰當嗎？換作是您，您會怎麼做呢？

7-6 婦癌患者的照護

一、根除性子宮切除術術後照護

　　除比照一般婦科手術護理外，因手術切除範圍較大，亦會將部分大腸神經及控制膀胱的神經切斷，所以病人最常見的即是排泄問題，會出現便秘、腹瀉或兩者交替情況，排尿可能出現尿瀦留、滲尿情況。這些影響是短暫的，平均 3~6 個月會恢復正常。若合併骨盆腔臟器摘除術，可能會有經皮腎臟造瘻口(PCN)、膀胱造瘻口或結腸造瘻口。

1. 排尿：術後會有存留尿管留置，應指導病人相關護理，並於術後 7~10 天開始膀胱訓練，協助恢復正常排尿功能。配合存留尿管更換時間，定期測定餘尿，連續三次餘尿少於 100c.c.即可拔除尿管。如不能拔除者，需教導自我導尿，預防長期存留尿管留置而出現的泌尿道感染。

2. 排便：依病人便秘或腹瀉狀態給予合適的飲食、生活型態衛教，必要時依醫囑給藥，改善不適症狀。

二、副作用照護

　　針對化學治療或放射線治療出現的副作用，如噁心、嘔吐、脫髮、感染、皮膚破損提供相關照顧。

三、性功能的調適

　　在生理結構和功能上，婦癌手術對性器官直接造成改變，如雙側卵巢切除會出現動情素減少產生更年期症狀；子宮切除會造成陰道長度縮減 1/3~1/2，疤痕組織使陰道彈性變差，而導致性感受較差；接受放射線

治療會使陰道纖維化、骨盆血流和陰道分泌物減少，而造成性交困難。心理因素包括擔心性活動造成癌症擴散、復發，或性交過程的疼痛、出血，甚至是面臨死亡的問題，皆會影響性功能。可衛教病人：

1. 在癌症治療期間，對性方面失去興趣，這是正常的現象，應鼓勵夫妻雙方多溝通，並分享內心感受及擔憂。

2. 教導骨盆底肌肉收縮運動，改善骨盆肌肉強度與張力，有助於夫妻性生活的感受。

3. 行房時若感覺陰道乾澀不適，可使用水性潤滑液或加長前戲時間（如愛撫、親吻）。

4. 與醫護人員共同討論，視情況補充荷爾蒙，改善更年期症狀。

5. 放射線治療會使陰道內襯變薄且脆弱，發生潰瘍或點狀破皮的情形，性交後可能有輕微出血的現象，會在放射線治療結束後幾個月痊癒。

6. 骨盆腔放射線治療後通常會產生結痂使得陰道變短或變窄，可藉由陰道棒一週幾次的自我擴張陰道，或一週至少 3~4 次的性交，來維持陰道管壁的形狀，以利性生活進行。

四、情緒方面

面對癌症手術、化學治療、放射線治療、復發或死亡，可能出現的憂鬱、焦慮、不確定感、預期性哀傷等情緒，可運用以下方法：

1. 善用溝通與輔導技巧，鼓勵表達感受。

2. 提供疾病、治療的相關訊息，澄清疑慮，尊重病人對治療方式的選擇。

3. 協助個案運用社會支持系統，提供有效支持，度過情緒低潮。

五、定期複診

1. 子宮頸癌：完全治療後，應依醫師指示按時追蹤檢查，除例行性問診及陰道內診檢查外，可安排子宮頸抹片檢查（前 2 年每 3 個月檢查一次，第 3 年每 4 個月檢查一次，第 4~5 年每 6 個月檢查一次，以後每年檢查一次），定期追蹤子宮頸癌腫瘤指標（如 CEA、TPA、SCC-Ag 等），並視情況安排胸部 X 光檢查、電腦斷層檢查、正子攝影等。

2. 卵巢癌：完成所有治療後，應依醫師指示按時追蹤檢查，前 2 年每 2~4 個月返診一次，第 3~5 年每 6 個月返診一次，之後 6~12 個月返診一次，每次都要做理學檢查（含內診）。若術前腫瘤指標有異常，每次返診都要追蹤卵巢癌腫瘤指標（如 CA-125、CEA、CA-199、AFP、β-hCG 等），並視情況安排胸部 X 光、腹部與骨盆的電腦斷層等檢查。

六、延伸議題

（一）子宮頸癌疫苗

HPV 已被證實和女性生殖器官之病變相關，子宮頸癌疫苗即是針對某些 HPV 減毒菌株注入人體，以誘發免疫反應，產生抗體對抗 HPV。目前全球共有 3 支疫苗上市，我國皆已核准上市，分別為荷商葛蘭素史克藥廠的二價疫苗「保蓓(Cervarix)」及美商默沙東藥廠的四價疫苗「嘉喜(Gardasil)」與九價疫苗「嘉喜 9 (Gardasil 9)」。以下表格詳述各家疫苗的接種內容（國民健康署，2018）：

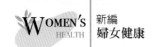

✱ 表 7-5　子宮頸癌疫苗相關資訊

疫苗名稱	保蓓(二價) Cervarix		嘉喜(四價) Gardasil		嘉喜 9(九價) Gardasil 9	
適用對象	9~14 歲女性	15 歲以上女性	9~13 歲女性	14~45 歲女性；9~26 歲男性	9~14 歲女性	15~26 歲女性
接種劑數	2 劑*	3 劑	2 劑*	3 劑	2 劑*	3 劑
第 1 劑	第 0 個月		第 0 個月		第 0 個月	
第 2 劑	第 1 劑後 6 個月	第 1 劑後 1 個月	第 1 劑後 6 個月	第 1 劑後 2 個月	第 1 劑後 6 個月	第 1 劑後 2 個月
第 3 劑	×	第 2 劑後 5 個月	×	第 2 劑後 4 個月	×	第 2 劑後 4 個月
預防型別	HPV 第 16、18 型		HPV 第 6、11、16、18 型		HPV 第 6、11、16、18、31、33、45、52 和 58 型	

註：*若第二劑接種時間距離第一劑小於 5 個月，則須再接種第三劑。

　　目前上市的子宮頸疫苗沒有治療效果，子宮頸癌疫苗也無法百分之百預防子宮頸癌發生，接種疫苗只能預防部分型別的 HPV 病毒感染，視疫苗種類可預防約 60~70%，且在施打疫苗期間感染同型的病毒，疫苗效力會大為減少。因目前追蹤受試者的時限最長為約十年，所以尚無法證實接種 HPV 疫苗後可維持多長的保護效期。最新資料顯示「嘉喜」疫苗（四價疫苗）保護力為至少 8 年，「保蓓」（二價疫苗）至少 9.4 年，但長期保護力仍須持續觀察方能確定。故 HPV 疫苗只是防治方法之一，預防子宮頸癌仍應落實以安全性行為（使用保險套）及定期做抹片檢查。

（二）婦女友善就醫環境

　　台灣地區 30~69 歲女性 110 年接受子宮頸抹片篩檢率達 52.6%（行政院性別平等會，2022），但仍有多數的 30 歲以上女性未曾接受過抹片

檢查，調查發現女性不願接受抹片檢查原因主要是醫療環境不親善、不隱密、沒有整合的服務等。

《康健雜誌》2010 年調查發現，有 21%的婦女在接受醫生問診時，旁邊還有其他病人。為節省時間只好「三代同堂」：前一個病人去內診檯準備時，下一個先問診，再下一個病人提前進來坐在門邊等，這是一個以「提高看診效率」的設計。但是超過九成(93%)的婦女願意延長候診時間，用時間換取多一點隱私。此外調查也發現，37%的婦女表示，醫師在做內診前，並沒有事先說明，42%的婦女回答是以布簾而非獨立隔間，在暴露下半身、等待內診的情境下，僅有 37%的婦女表示醫師是馬上出現進行檢查，近六成是等了一會兒或等了很久醫師才進來（張，2010）。

對女性而言，在尋求醫療照護時，被要求必須將被視為私領域的軀體，袒露展示於公開空間中，讓女性充滿了不安全感及不愉快的就診經驗（王，2009）。因此營造婦女友善就醫環境，「以婦女為中心」讓婦女免於到婦產科就診的恐懼經驗，是婦產科從業人員要努力的空間。

心情點滴 *Women's* HEALTH

♥ 希拉(HeLa)細胞

距今六十多年前，美國巴爾的摩市一位年方三十、已生育五個孩子的黑人婦女亨莉耶塔・賴克斯(Henrietta Lacks)因罹患子宮頸癌來到約翰霍普金斯大學附設醫院接受放射線治療。在開始治療前，一位值班的外科醫師以手術刀取下一片美金十分硬幣大小的腫瘤組織，放入培養皿，送到醫院的組織培養室。

這是應當時研究子宮頸癌權威特林德(R. W. TeLinde)醫師的要求而做的，目的是想解決一項有關子宮頸癌爭議。當時，在試管內培養細胞的技術還在萌芽階段，絕大多數離體培養的人類細胞都活不下來，少數存活的也不再繼續分裂。

所謂機會眷顧有備的心靈，霍普金斯醫院組織培養室的負責人蓋伊(George and Margaret Gey)醫師夫婦已經花了不下二十年時間從事腫瘤細胞的培養，並將一切條件及操作最佳化，這回他們終於碰上了夢寐以求的細胞。亨莉耶塔的子宮頸癌細胞在人工培養的環境下不但存活良好，且不斷分裂。根據蓋伊實驗室的傳統，該細胞株以病人名與姓的頭兩個字母命名，希拉(HeLa)細胞自此誕生。

希拉細胞是頭一個源自人體、可離體存活、且不斷複製分裂的細胞，可用於許多需要新鮮人體細胞的實驗，尤其是針對癌症的研究。蓋伊收到來自全球各地研究人員的索取信函，他也遵循學術界資訊公開共享的傳統，免費分送。更有商業機構成立細胞銀行，以此出售營利。

六十年多來，希拉細胞給生物醫學研究提供了許多助益，從基礎的染色體基因研究，到臨床的疫苗製作與藥物測試不等。此外，它也帶來了一些麻煩：由於希拉細胞的強悍與操作人員的大意，許多其他細胞株都遭到它的感染甚至取代，使得不少研究報告的可信度大打折扣。

然而希拉細胞引起的最大爭議，還在於醫療單位是否有權使用醫療過程中取得的病人組織，以及該組織如具商業應用價值，病人及家屬是否有權分享利益的問題。當時美國法院的判例是：因檢驗或手術所需、從病人身上取出的組織，不再屬於病人，可由醫院支配（中國時報，2011）。

美國國家衛生研究院(NIH)後來與她的後代達成協議：研究人員要使用希拉細胞做研究，必須向 NIH 申請，並且遵守兩名賴克斯家屬參與的小組規範條款，並將研究成果貢獻到資料庫（中央通訊社，2013）。

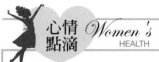

❤ 影片分享 I—《生命最後一個月的花嫁》

這是由日本 TBS 新聞節目報導的真實紀錄片，引起全國觀眾熱烈感動迴響！出版月餘銷售即突破 30 萬冊！電影版也於 2008 年 10 月開拍。內容是描述長島千惠，23 歲，正值美麗的年輕生命，卻被診斷罹患乳癌。就在這時候，赤須太郎向千惠提出了愛的告白。正當千惠猶豫著是否該接受這段戀情時，卻被太郎的一句話：「我們一起來對抗癌症吧！」深深打動，於是開始交往，也開始他們攜手抗癌的道路。乳房切除手術後，她以為癌症將從此遠離，但癌細胞再度擴散，當被醫師宣告「只剩下一個月生命」的千惠，雖然因為癌症而受盡了疼痛及副作用的折磨，但她仍舊努力地以樂觀的心看待每一天。心疼著千惠的父親、男友、好友們，為了讓千惠感受到更多的愛與溫暖，決定完成她的心願，悄悄地為她安排一場世界上最美的婚禮。她的堅強表現，讓所有人只要一想起她，都將會去深思：愛是什麼？生活的意義是什麼？並且永遠記住她那句深刻的生命體悟：「只要還有明天，就是個奇蹟。如果能夠體會到這一點，日常生活中，無處不是幸福所在。」

❤ 影片分享 II—《陪妳到最後》

電影內容描述一個事業有成、擁有美麗的妻子和還有一個可愛的女兒的男主角史丹，自認生命中最美好的一切全都降臨在他身上時，他的妻子卡門卻不幸罹患乳癌。雖然如此，他仍對妻子不離不棄，陪伴她一起面對癌症和一切難題，可是史丹孤內心的孤獨恐懼症卻又讓他無法克制自己不斷地外遇出軌…妻子卡門在電影中對丈夫的諒解，令許多女性觀眾動容流淚（陪妳到最後電影官方網站，2010）。

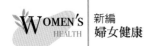

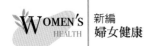

"動腦時間" BRAINSTORMING

1. 下列何種病原感染與子宮頸癌之形成有關？(A)大腸桿菌　(B)金黃色葡萄球菌　(C)人類乳突病毒　(D)淋病雙球菌

2. 下列何者不是根除性子宮切除術後婦女常見的問題？(A)便祕　(B)腹瀉　(C)尿滯留　(D)腎絲球腎炎

3. 卵巢癌的臨床表徵經常包括下列何者？(1)腹脹 (2)腹水 (3)性交後出血 (4)月經量多 (5)頻尿 (6)陰道分泌物增加。(A) (1)(2)(5)　(B) (1)(3)(6)　(C) (3)(4)(5)　(D) (4)(5)(6)

4. 下列何項婦科疾病與子宮內膜異位有關？(1)卵巢巧克力囊腫 (2)絨毛膜癌　(3)子宮腺肌症　(4)骨盆腔發炎。(A)(1)(2)　(B)(1)(3)　(C)(2)(3)　(D)(2)(4)

5. 下列何者為罹患乳癌的高危險群？(A)早生育及早停經者　(B)初經較晚者　(C)母親或外祖母在 60 歲前得乳癌　(D)家族女性曾罹患乳房纖維囊腫病史者

6. 下列哪一種癌症，初期毫無症狀，等到發現症狀時已進入末期？(A)卵巢癌　(B)乳癌　(C)子宮頸癌　(D)陰道癌

7. 乳房腫瘤 1 公分，無腋下淋巴結轉移，屬於乳癌第幾期？(A)第四期　(B)第三期　(C)第二期　(D)第一期

8. 婦癌手術對性器官直接造成改變，並產生相關症狀，不包括：(A)更年期症狀　(B)肝炎　(C)陰道彈性變差　(D)滲尿

9. 子宮頸扁平上皮異常增厚程度 CIN2 代表：(A)嚴重異常增厚　(B)輕度異常分化　(C)原位癌　(D)中度異常分化

10. 哪一種 HPV 與子宮頸癌無關：(A) HPV-5　(B) HPV-11　(C) HPV-16　(D) HPV-18

11. 何者不是乳癌的臨床症狀？(A)無痛性乳房硬塊　(B)頸部淋巴結節　(C)不正常陰道出血　(D)乳房凹陷、呈橘皮樣

12. 有關卵巢癌術治療後定期複診，何者有誤？(A)每 2 年安排子宮頸抹片檢查　(B)前 2 年 2~4 個月返診一次　(C)第 3~5 年每 6 個月返診一次　(D)視情況安排胸部 X 光、腹骨盆電腦斷層掃描

13. 子宮頸癌疫苗能預防的病毒類型不包含：(A) HPV-6　(B) HPV-11　(C) HPV-16　(D) HPV-20

14. 子宮頸癌九價疫苗建議的施打年齡為：(A) 11~12 歲女童　(B) 9~26 歲女性　(C) 9~30 歲女性　(D) 9~15 歲男童

15. 荷爾蒙治療的先決條件是：(A)腫瘤細胞有動情素受體、黃體素受體　(B)正常的生殖細胞對動情素具感受性　(C)已先做過化學治療　(D)放射線治療反應不佳

16. 目前最常使用的乳癌外科手術是：(A)單純性或完全性乳房切除手術　(B)部分乳房組織切除術　(C)乳房保留手術　(D)改良型乳房根除手術

17. 有關子宮肌瘤之敘述，下列何者正確？(A)以漿膜下肌瘤為主　(B)易產生惡性病變　(C)常有不正常子宮出血　(D)因黃體素過多所致

18. 政府補助 30 歲以上婦女每幾年一次子宮頸抹片檢查？(A) 1 年　(B) 2 年　(C) 3 年　(D) 4 年

19. 以下乳癌腫瘤大小，何者可以選擇立即性重建？(A) 4~5 公分　(B) 5~6 公分　(C) 6~7 公分　(D) 7~8 公分

20. 卵巢癌的腫瘤指標是？(A) CEA　(B) CA-125　(C) CA-15-2　(D) SCC

掃描QR Code
觀看解答

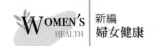
參考文獻　REFERENCE

中央通訊社(2013)・*新協議使用海拉細胞需受規範*。http://www.cna.com.tw/
News/aOPL/201308080325-1.aspx

中國時報 (2011)・*觀念平台－從病患取出的組織屬於醫院？*。
http://news.chinatimes.com/forum/11051401/112011021600063.html

中華民國乳癌病友協會（無日期）・*愛波園地－我的故事*。http://www.tbca-
npo.org.tw/support6.asp?type_id=9

王秀紅(2009)・婦女預防保健與健康政策一性別主流化的觀點・*護理雜誌，*
56(6)，5-10。

台灣乳房重建協會（無日期）・*重建選擇*。http://www.nicebreast.com.tw/
c_set.htm

自由時報電子報（2009，4月）・*化療半年不敵病魔，阿桑乳癌病逝，來不及*
披婚紗。http://www.libertytimes.com.tw/2009/new/apr/7/today-show4.htm

行政院性別平等會 (2022)・*預防篩檢*。https://www.gender.ey.gov.tw/
gecdb/Stat_Statistics_DetailData.aspx?sn=8T8PC0im2Fs6l3SktUL6qw%40%40
&d=194q2o4!otzoYO!8OAMYew%40%40

余玉眉、周雨樺、蕭仔伶、何美華、孫瑞瓊、林淑玲、…徐莞雲(2022)・*婦科*
疾病的護理・於余玉眉總校閱，產科護理學・新文京。

李和惠、黃鈺雯、林麗秋、林貴滿、林素戎、方妙君、…蘇淑芳(2012)・生殖
系統疾病病人護理・於胡月娟總校閱，*內外科護理學*（下）・華杏。

社團法人中華民國乳癌病友協會（無日期）・*協會緣起*。http://www.tbca-
npo.org.tw/about.asp

社團法人中華民國乳癌病友協會（無日期）・*愛波園地我的故事*。
http://www.tbca-npo.org.tw/support6.asp?type_id=9

高雄榮民總醫院正子造影中心 (2013)・*何謂正子造影*。http://www.pet-vghks.com.tw/?page_id=55

國家衛生研究院(2004)・*乳癌診斷治療與共識*。http://sars.nhri.org.tw/publish/

張金堅、郭文宏、曾令民、王明暘、戴浩志、張梅蘭(2012)・*乳房診治照護全書*（增訂版）・原水。

張曉卉(2010)・*婦產科就醫經驗大調查：你還在診間跟陌生人「分享」隱私嗎？*。http://www.commonhealth.com.tw/article/index.jsp?page=1&id=6629

陪你到最後電影官方網站 (2010)・*劇情大綱*。http://stricken.pixnet.net/blog/post/778062

陳玟秀(2004)・常見的婦女腫瘤・於余玉眉總校閱，*婦女健康*（二版，251-265頁）・華杏。

陳慧主、陳啟煌(2010)・施打子宮頸癌疫苗應有的認識・*長庚護理*，*21*(2)，152-157。

維基百科 (2013)・*粉紅絲帶*。http://zh.wikipedia.org/wiki/%E7%B2%89%E7%BA%A2%E4%B8%9D%E5%B8%A6

衛生福利部國民健康署 (2018)・*107 年 HPV 疫苗衛教手冊*。https://www.hpa.gov.tw/Pages/EBook.aspx?nodeid=1566

ETtoday 新聞雲（無日期）・*為降罹癌風險，安潔莉娜裘莉切除雙乳*・ETtoday 影劇新聞。http://www.ettoday.net/news/20130514/207225.htm#ixzz2h7QZYYby

TBS イブニング・ファイブ(2008)・*生命最後一個月的花嫁*（黃穎凡譯）・三采文化。

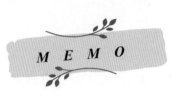

MEMO

08
CHAPTER

女性及老化

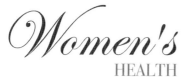

$\mathcal{W}$omen's
HEALTH

黃淑真 / 編著

一流身材六八臉龐的德國模特兒

中廣新聞網 2013/09/28

六十八歲的德國模特兒「霍艾芙琳」是個稚嫩的模特兒，她入行才三年。

年屆古稀的「霍艾芙琳」做過四個工作。小時候跳芭蕾舞，一九七〇年代到美國賭城當歌舞女郎，後來回德國當演員。

三年前，又想改行。找了家模特兒經紀公司投履歷。一開始，經紀公司沒理她。過了一陣子才找她拍廣告。後來請她參加柏林時裝週。

表演了一輩子的「霍艾芙琳」第一次走伸展台還挺緊張的。她擔心的是在一堆年輕貌美的模特兒中間會失去光芒。不過，一上台，她眼中就只剩下台下的攝影記者了。第二天，各大報都報導了，六十五歲的老模特兒表現傑出的消息。

「霍艾芙琳」一直運動、練習舞蹈，身材非常好。但是，臉上都是歲月的痕跡。她說，皮膚該老了就會老。她不相信醫藥可以讓老人不老。

霍艾芙琳不被年齡所設限，只要充滿自信就能綻放美麗。

8-1　更年期與停經

老化是人類生命週期必經階段，對婦女而言更年期是一種自然過程，也是每位女性必經之路。在更年期以及停經後期對多數婦女而言，要面臨生命多重的改變，除了生理之外，還包含心理和社會角色層面的轉變與困擾。多數的婦女可以安然度過，但也有婦女常因身心不適等症狀，倍受煎熬，心情鬱悶無法調適，甚至嚴重到影響個人健康和生活品質。如何促進和關懷更年期後婦女的健康生活，建立正向態度，安然面對生命歷程的轉變，使其身、心和社會都能得到安適，是為刻不容緩之課題。

更年期(climacteric)係指婦女年齡在 45~55 歲之間，卵巢功能衰退，女性荷爾蒙分泌量急遽降低至完全喪失的這段過渡時期，平均持續 15~20 年。排除因服藥、懷孕、過度節食或體重過度下降等因素，月經停止不來的時間長達一年以上，不再具有生育能力，稱為停經 (menopause)。自然停經的年齡大約在 47~52 歲之間。

至 2022 年 6 月，台灣女性的人口數為 11,711,162 人，其中介於 45~54 歲年齡層之間的更年期婦女人口數為 1,821,962 人，其所占比率是婦女總人口數的 15.55%（內政部統計處，2022）。現今因醫療進步和普及化，台灣女性平均餘命估測值高達 84.7 歲（內政部，2021）。由此可見，婦女還有許多歲月需要在更年期之後度過，所以更年期婦女的健康保健更加不能忽視。

8-2 更年期

一、更年期的生理變化

（一）生殖器官變化

卵巢功能由腦下垂體分泌之性腺激素(gonadotropin)中的濾泡刺激素 (follicle-stimulating hormone, FSH)以及黃體刺激素(luteinizing hormone, LH)所控制。

女性在 40~45 歲以後，卵巢體積逐漸變小，黃體(corpus luteum)與白體(corpus albicans)的體積及功能亦逐漸萎縮和衰退。卵巢對濾泡刺激素的反應相對變差。因卵巢內濾泡數目與排卵及月經規則有關，當卵巢的濾泡數目超過 2,000 個以上，則還有排卵機會，並有規則性月經。接近

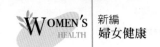
停經年齡的婦女，因濾泡數目降至 500 以下，所以少有排卵的機能，並常伴有月經異常的情況。停經後的婦女則不再有濾泡，也無月經的產生。

（二）內分泌變化

婦女停經後因卵巢機能逐漸衰退，會導致內分泌出現變化。最明顯的是動情素(estrogen)的濃度會由正常或稍微偏高的數值到迅速下降（＜40 pg/mL），而濾泡刺激素(FSH)與黃體刺激素(LH)也會因少了動情素的負迴饋而上升，其中 LH 的升高速度較慢，發生的時間也較慢。此會直接及間接造成標的器官(target organs)刺激不足，而導致一系列的身體反應。

二、更年期症候群(Climacteric Syndrome)

女性卵巢功能逐漸衰退至不具功能的過渡時期，這段期間會因女性荷爾蒙分泌量減少，造成中樞神經系統失調，影響自主神經功能紊亂及精神情緒不穩定的狀況。

三、更年期的臨床表現

（一）血管舒縮症狀

停經婦女因動情素分泌量不足，對血管運動功能不穩定。熱潮紅(hot flush)是婦女更年期最常見的症狀。發生原因主要是交感神經與副交感神經失調，大腦下視丘的溫度調節機制(thermoregulation)受到體內荷爾蒙變化的刺激所產生不穩定的狀況，使血管擴張失調造成熱潮紅現象，以濾泡刺激素(FSH)上升的影響最為明顯。

病人自覺突然發熱，範圍分布在臉、頸及軀幹部位，嚴重時甚至會伴隨有焦躁、盜汗、心悸、眩暈等症狀，頻率每日一次至數十次，平均持續時間約 2~4 分鐘，症狀可維持數月以上，甚至長達 5 年之久。停經後婦女發生比例約占 70~80%。症狀會受種族（黑人、拉丁裔女性）、吸菸習慣、日常生活作息和飲酒等因素影響。

（二）心血管疾病

隨著年齡老化，左心室壁厚度會稍微增加，心臟瓣膜與傳導系統會纖維化與鈣化。周邊血管阻力增加，壓力反射敏感度變差，而導致血管變硬，容易有姿位性低血壓的問題。收縮壓與脈壓則隨年齡增長而上升。婦女在停經期時，總膽固醇、低密度脂蛋白(LDL)膽固醇與三酸甘油酯皆會上升，高密度脂蛋白(HDL)膽固醇則會下降。女性在停經之後，心血管疾病的發生率 5 年增加一倍，大約在 70 歲會達到和男性相似的比例。

（三）生殖泌尿道症狀

乳房、子宮、輸卵管、陰道、外陰以及尿道終段等組織，都具有動情素受體(estrogen receptors)，若動情素不存在或缺乏，這些組織會因此而萎縮。停經後婦女因動情素(estrogen)、黃體素(progesterone)分泌量減少，使得陰道上皮黏膜變薄，容易因創傷出現充血或出血。陰道血流與分泌腺體減少，膠原蛋白與彈性素變化，尿道上皮萎縮及陰道酸鹼度的改變，陰道內肝醣含量減少，導致酸性黏液分泌減少，使抵抗感染的能力降低，容易出現陰道乾燥、性交疼痛、老年性陰道炎、頻尿、尿急、夜尿、尿失禁和泌尿道感染的症狀。也常會出現子宮和膀胱脫垂以及排尿機能異常的情形。

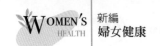
（四）骨質疏鬆症狀

　　骨質密度分布大約在 25~30 歲時達到最高峰，之後則隨年齡增長而逐漸遞減。女性在停經期前後，骨質會加速減少。終其一生可損失緻密骨 35%和海綿骨 50%。造成停經後骨質疏鬆最主要的原因是動情素缺乏，當動情素缺乏時會直接促進骨骼中鈣質的析出，造成維生素 D (Vit. D〔1,25-OH$_2$D$_3$〕)在血中濃度的活性降低，導致腸胃道鈣質吸收減少，間接影響骨質密度。停經後 3~4 年，骨質流失最為嚴重，每年約流失 2~3%，之後每年流失約 1%的骨質。早期的骨質流失主要是以脊椎骨為主。

　　骨頭內的膠原蛋白也會隨著年齡增長漸漸失去彈性，而身體修補顯微骨折的速率變慢，導致骨頭強度變差。當骨質流失速度過快時，破骨細胞活動力則會增加，造骨細胞製造新骨的活動力相對的減少，使得骨頭無法維持結構上的完整性，因而容易造成骨質疏鬆症(osteoporosis)。骨質疏鬆症臨床症狀大多以骨折最為常見，好發部位除脊椎骨之外，還有手腕骨和髖骨，後遺症除了會影響生活品質之外，嚴重時甚至會導致死亡。

（五）精神症狀

　　據調查台灣地區有許多更年期的婦女合併有失眠的現象。其原因可能是因為更年期的婦女體內動情素濃度不足，影響中樞神經系統內神經傳導物質的分泌，導致深睡期變短。而熱潮紅症狀嚴重時，亦會導致睡眠不足或失眠，甚至產生憂鬱症現象。

　　日常生活上，此期的婦女容易因生活壓力，如中年適應問題、老化體力衰退、職業轉換或是家庭空巢期等原因，間接造成心理適應不良，產生一些情緒不穩定、焦慮、注意力不集中等不適的反應。

（六）其他老化之症狀

人體因老化，出現眼球周邊彈性組織逐漸變差，而容易併有眼瞼鬆弛的現象。水晶體內蛋白質變性脫水，造成水晶體變硬，呈現不透明狀。淚腺製造淚液變少，眼睛容易乾澀。瞳孔對光反應變慢，視覺敏銳度變差。高頻和低頻聽力以及嗅覺逐年減退。皮膚內纖維母細胞及膠原蛋白含量減少，皮膚失去彈性，毛髮失去色素。汗腺及皮脂腺功能變差，皮膚容易乾燥和脆弱。

腦內神經元、腦內酵素及神經傳導物質的數目與功能皆因老化的影響，而產生大腦功能退化，造成記憶力減退；呼吸道纖毛活動力及數目減少，咳嗽能力變差，肺泡微血管數目減少，肺功能衰退；口腔黏膜萎縮，唾液腺泡細胞減少，容易有口乾舌燥的現象；食道蠕動力減少，腸道絨毛萎縮，腸道蠕動力與大腸收縮協調性變差，容易因藥物使用而產生便秘的現象（圖 8-1）。

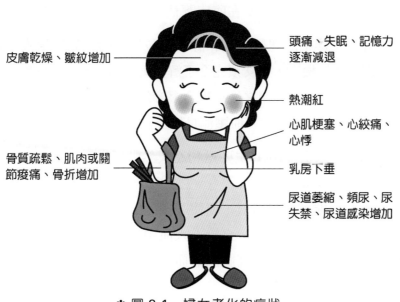

皮膚乾燥、皺紋增加

頭痛、失眠、記憶力逐漸減退

熱潮紅

心肌梗塞、心絞痛、心悸

骨質疏鬆、肌肉或關節痠痛、骨折增加

乳房下垂

尿道萎縮、頻尿、尿失禁、尿道感染增加

✴ 圖 8-1　婦女老化的症狀

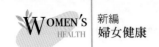
四、更年期的醫療處置

（一）西醫治療的觀點

　　更年期的症狀在西醫治療層面，主要是採用**荷爾蒙補充療法** (hormone replacement therapy, HRT)。北美更年期學會 (North American Menopause Society) 提到，HRT 主要是以治療中度到重度更年期症狀中的熱潮紅和血管舒縮症狀所造成的睡眠中斷為主。國際更年期學會也指出，HRT 主要的適應症仍為更年期症候群的婦女，但建議不使用在同時罹患心臟疾病的患者身上，且使用期間越短越好，劑量越低越好。

　　雖然 HRT 可以有效調整停經期間月經週期紊亂和異常的狀況，並改善熱潮紅及泌尿道萎縮等症狀。然而美國婦女健康研究 (Women's Health Initiative, WHI) 實證報告指出，長期使用 HRT，容易促使乳癌、子宮內膜癌、中風、肺栓塞和血栓性疾病大幅增加。因此，HRT 並非完全適用在每位更年期婦女身上，需要在臨床評估和定期追蹤之下才能進行。

1. 治療前評估：詳細的理學檢查和評估，包括血壓、乳房檢查、骨盆內診、子宮頸抹片檢查，婦女須完全了解荷爾蒙補充治療的好處和風險。開始使用荷爾蒙補充製劑之後須配合醫師每年定期做乳房攝影、腹部及骨盆腔檢查、子宮頸抹片、血壓測量以及監測血脂肪和肝功能。

2. 治療藥物：臨床上，HRT 主要是利用天然動情素合併人工合成的黃體素一起治療（表 8-1）。
   口服荷爾蒙會進入肝臟循環，促使肝臟酵素活化並加速代謝。全身性荷爾蒙則會略過肝臟代謝，直接進入血中。貼片或凝膠適用於肝功能不佳或是癲癇者。錠劑對高膽固醇血症或皮膚過敏者較為合適。長期使用須監測血中動情素濃度。

3. 治療方式：最常見的補充方式為動情素合併或不合併使用黃體素。開始使用動情素補充劑量(1 mg/day oral estradiol)四星期後就會有顯著的效果，但由於會造成子宮內膜出血和乳房脹痛，一般是由低劑量(0.3 mg/day conjugated equine estrogens or 0.5mg estradiol)開始使用。低劑量能緩解血管舒縮及外陰道不適的症狀，並具有保存骨質密度的作用。只補充單一動情素會增加子宮內膜增生和子宮內膜癌的發生機率，因此對子宮完整的停經期婦女，在臨床上常採用動情素和低劑量黃體素併用，以保護子宮內膜，避免子宮內膜過度增生和發生子宮內膜癌；對於無子宮的停經期婦女則以單一動情素治療。

4. 治療禁忌：婦女接受 HRT 治療的禁忌如下：
   (1) 絕對禁忌：罹患嚴重肝功能受損、乳癌、子宮內膜癌、不明原因的陰道或子宮出血、靜脈血栓病史、心肌梗塞、中風等婦女。
   (2) 相對禁忌：罹患子宮肌瘤、重度子宮內膜異位症、先天性血脂代謝異常等婦女。

✱ 表 8-1　常用的荷爾蒙製劑

組成和成分	商品名	用途	劑量和用法
動情素			
Conjugate equine estrogen	Premarin	改善熱潮紅	口服，0.625mg 或 0.3mg/day
Estrodiol valerate（植物萃取）	Progynova	預防骨質疏鬆	2mg/day
17-β estradiol Gel（植物萃取）	Oestrogel	緩解陰道及泌尿道不適	外用，2.5mg/day
Transdermal patch	Estraderm TTS	緩解更年期不適	貼片，4mg/片，2 次／週

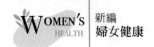
❋ 8-1　常用的荷爾蒙製劑（續）

組成和成分	商品名	用途	劑量和用法
黃體素			
Medroxyprogesterone acetate	Provera	可保護子宮，預防子宮內膜癌	1. 週期使用：5~10mg/day（每月使用12~14天） 2. 連續使用：2.5~5mg/day
Norethisterone	Primolut-Nor	具有男性化作用，可降低動情素所導致的高密度脂蛋白膽固醇升高	5mg/day
Norgestrel		與動情素合用可緩解更年期不適	0.5mg/day
非動情素性荷爾蒙			
Tibolone	Livial	具有輕微動情素、雄性素和黃體素活性的合成化合物，對乳房影響較小。可治療更年期症候群、預防骨質疏鬆症並可改善性功能	口服，2.5mg/day

（二）中醫治療的觀點

　　更年期症候群在我國古代即有論及。中醫認為更年期症候群是以腎虛為本，主要是腎的陰陽平衡失調。其理論認為腎通過衝、任二脈管理女性的月經與生殖。當腎氣漸衰，卵巢（衝任）機能衰退，氣血較虛，加上腦下垂體（天癸）分泌紊亂枯竭，而使月經停止（地道不通），引發各臟腑器官功能失於平衡（陰陽不調），而產生更年期各種臨床症狀。

　　臨床治療以補腎氣、調整腎的陰陽為主，同時兼顧柔肝、瀉心、健脾為輔，調節心、肝、腎三臟陰陽平衡，補腎、疏肝、寧心、理氣、活血才能有好療效。傳統中藥輔助療法，不但可以改善生活品質，也可降低心臟血管疾病和骨折的發生率，並可減緩老化和延長平均壽命，但每人的個別體質不同，均需經過評估而定。

（三）其他替代療法

　　荷爾蒙療法以外的替代療法介紹如下：

1. 植物性荷爾蒙(phytoestrogen)

　　植物中的大豆及黃豆類的成分主要為異黃酮(isoflavones)，其生物活性約為動情素的 1/1,000~1/500，對改善更年期症狀效用較不顯著，但對因缺乏女性荷爾蒙而造成骨質再吸收是有幫助的。因此婦女如想減輕熱潮紅的症狀，須於每天至少食用 40~80mg，持續 6 個月，緩解的效果約需數週才看得到。因為需要攝取大量黃豆製品，所以需注意熱量多寡的問題。

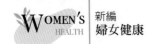
2. 黑升麻(black cohosh)

商品名為 Remifemin，真正作用機轉尚未清楚。有效成分可能為 acetein、27-deoxyactein 與 cimicifugoside。研究指出每日口服 40mg 黑升麻可減少更年期症狀，效果與動情素(conjugated estrogen) 0.6mg 相當。臨床上，只用於少於 6 個月的短期治療。

3. 當歸(Dong Quai)

具有擴張血管和抗痙攣的效用，但對更年期症狀沒有明顯改善效果。因為當歸含有 coumarin 成分，使用 Warfarin 者不可同時服用。

4. 穴位療法

是利用經絡調節作用來達到內並外治的治療效果。耳穴貼壓在耳廓穴道貼壓內生殖、皮質下、內分泌、交感等穴位，可以調節卵巢功能、健脾益腎、調理經氣、子宮下垂、血管舒縮之功效。心悸、失眠貼壓於枕穴和神門穴，可使暢通氣機、清熱熄風、鎮靜安神。煩躁易怒者貼壓於肝穴、耳尖穴，能壯骨補髓、清熱瀉火。

五、更年期的心理及社會變化

更年期是中年與老年之間的切點，是老年期的預備期。婦女常積於上有長輩，下有孫兒要照顧，再加上荷爾蒙改變的影響，導致身、心壓力猶如蠟燭兩頭燒一般，除了自身要面對生理的轉變，尚有家庭角色、社會功能的轉換，使得更年期婦女更容易因此產生疲憊感受。婦女的疲憊感在主觀經驗中是一種多層面、複雜的經驗，隨著年齡增加，生理改變和生活型態等相關因素而影響，其中睡眠受疲憊影響層面最大。更年期婦女所面臨的症狀困擾頻率與嚴重度越高，則憂鬱、焦慮、壓力感受越高。婦女對更年期的態度是影響心理安適因素之一，若態度是為負向，則更年期症狀越受影響，越顯嚴重。若婦女只關注在服用荷爾蒙製

劑上，只會讓生命經驗更缺乏，更容易使自己陷入焦慮和沮喪中，更有礙於女性老年心理社會的發展。

因此，提供有效改善方法，增進更年期婦女的身、心、社會的安適，給予正確的資訊和專業的教育，可協助婦女接納自己的人生並重新找到定位，迎向新的未來。

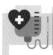
**知 識
補給站**

如果說女人青春的精華都奉獻給了丈夫、孩子與家庭，倒不如說，女人生命的燦爛是因為自己所愛而美麗。更年期也許是手足無措的起點、是生活混亂的開端，但何嘗不是一個平淡乏味日子的終點？國民健康署有感於更年期照護的需求性，從 92 年度開始，委託台灣更年期健康學會設立免付費更年期諮詢專線「0800-00-5107」。除了生理症狀的解惑之外，同時協助更年期婦女心理的成長、人際關係之拓展與健康行為的落實。

六、更年期保健

更年期是女性生命週期變化最劇烈的時期，除了身體基礎代謝能力變慢之外，甚至合併許多更年期症候群的困擾，所以更年期保健不再只是依賴荷爾蒙的使用和醫學治療而已，而是需要在這個轉變期當中，提供更年期婦女個別性的健康規劃、生活調養以及協助自我重新定位，促使更年期後婦女都能擁有更正向、更有活力和尊嚴的老年生活。

（一）適當規律的運動

持續規律運動的好處，可以降低血壓、血糖、血脂肪和心血管疾病的發生，且能預防骨質疏鬆和改善失眠問題，增強體力和耐力，緩解更年期的症狀。運動保健原則，需避免造成傷害，依個人體能狀況，漸進

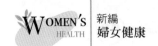
增加活動強度和活動量，維持有效持續規律運動，遵循 333 運動原則，每週運動量至少 3 次，每次至少 30 分鐘，運動時心跳能達每分鐘 130 次左右。健走運動可以減緩隨年齡增加而流失的骨量。每週至少三次且維持 30 分鐘以上的運動或負重運動，如：快步行走（37 分鐘內完成 4 公里的健行），騎腳踏車運動 25 分鐘，每週至少 3~4 次；其他如：游泳、太極拳及土風舞或爬樓梯等，皆有益於心肺功能保健。選擇參加適合自己的運動團體，較能持久，且能有利於拓展生活圈和人際關係的建立。

（二）均衡的健康飲食

建議更年期婦女每日攝取均衡的全穀雜糧類以及豆魚蛋肉類等六大類食物，總熱量約 1,400~2,200 大卡。每日攝取 2~3.5 份全穀雜糧類，可增加膳食纖維預防便秘問題；4~6 份豆魚蛋肉類，含有豐富的蛋白質可提供身體建造和修補，但須避免過多飽和脂肪酸，以免造成身體負擔；1.5 杯乳品類，可預防更年期骨質疏鬆；至少 3~4 碟以上的蔬菜和 2~3 份水果，多食用富含維生素、礦物質多的深綠色和深黃色蔬菜，補充身體所需要的量。維生素 D 攝取量為 5~10 (µg)。藥膳食療則以補益腎氣、養血涵肝、調養心脾為主。遵守少鹽少油烹調方式，細嚼慢嚥，控制外食熱量，避免過甜食物，均衡攝取各項食物，並能將體重控制於正常範圍。

（三）良好的生活習慣

維持良好的生活習慣，如不吸菸，飲酒不過量（每日不超過 20 公克的酒精量），咖啡適量，不過度隱憂勞神，不熬夜，並能有適當的休息與充足的睡眠。平常能適度曬太陽，可幫助體內維生素 D 的合成，並能促進鈣質吸收。定期接受健康檢查。

　　保持樂觀愉快的心情，做好生涯規劃，尋找精神寄託，培養有益健康的嗜好和興趣，讓自己的能量能有釋放空間和舒緩身心壓力。定期參與社會志工服務活動，擴大生活圈和充實自我的生活精神。適度美化儀容儀表，讓自己走向年輕化，促使精神愉悅，以自信樂觀的態度迎接更年期後生命轉變的樂趣（圖 8-2）。

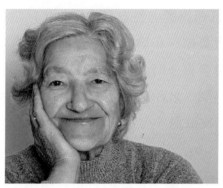

＊ 圖 8-2　以正向態度面對更年期

 思考
工作站

　　「美魔女」一詞源自於日本光文社所發行的時尚雜誌《美 STORY》，意思是指「35 歲以上仍然才貌兼備的女性，就像女巫般施展魔法使自己看起來年輕美麗（維基百科，2012）。不少女性希望自己可以變成美魔女，於是醫學美容診所有如雨後春筍般出現，不少保養品也主打除皺、淡斑，希望歲月不要在臉上留下痕跡。但老化是所有人必經的過程，皺紋也象徵歷練、成熟、智慧，用自信、氣質去包裝自己，熟齡也可以展現知性、優雅成熟的韻味。您認為呢？

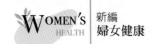
七、老年性問題

性欲的來源與大腦內的「性腺刺激素分泌激素與下視丘有關。腦內「性腺分泌素」有一部分分配到腦下垂體直接刺激卵巢與睪丸荷爾蒙，另一部分則分配到情緒中樞。更年期婦女的性欲會受生理及心理二層面影響。女性在更年期後的性功能障礙主要是與荷爾蒙有關，受雄性素(androgen)分泌量降低而影響。性器官的變化包括陰道壁彈性變差、陰核敏感度減低、大陰唇萎縮、小陰唇變薄、前庭大腺分泌減少、陰道潤滑能力降低、性生理需要更多時間才能使陰道潤滑、房事時感到疼痛不舒服、雙方性需求不協調、乳房萎縮等，再加上心理狀態改變，外觀風華不再的心態，造成性欲減退。

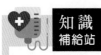

如何維持美好的性生活

維持老年性生活之道，多利用方法讓自己更美麗，保持良好的溝通，調適夫妻生活方式，選擇雙方喜歡的去做，互相安慰和體諒，適當的擁抱和親吻，讓對方知道彼此之間愛的存在，安排旅遊假期，換個環境，更換穿著，看愛情影片培養情緒。

可藉助輔助工具，可使用如 premarin vaginal cream（女性荷爾蒙陰道凝膠），使用時間需在距離性交時間較久之前，可避免男方長期吸收女性荷爾蒙，凝膠塗抹在陰道口及陰道壁，使用 2~3 個月，可以使陰道壁變厚，減少性交疼痛，同時也可以改善老年婦女頻尿困擾。陰道保濕劑，每週使用兩次左右，可使陰道不會太乾燥。在性交前使用水性潤滑劑，塗在陰道口或是男方的龜頭上，有助於插入時減輕疼痛感。

性可以讓良好的婚姻關係更好，只要用心，透過溝通，慢慢調整雙方的腳步，老年夫妻一樣可以享受美好的性生活。

更年期也許是手足無措的起點、是造成生活混亂的開端,但這也意味著是人生的另一個契機。

寬心、包容,是快樂的泉源。身體殘缺不可怕,可怕的是心靈殘缺。樂觀與悲觀是一體,只要心念一轉,也能將悲觀轉成樂觀。不要讓外境影響內心,要發揮毅力用心轉境。心能知足,不會彼此懷疑;心存感恩,則能以愛相待。只要自心有力量,就可以挑起使命,不怕外來的壓力。掃除心靈陰霾,則能顯現亮麗本性(釋證嚴,2009)。

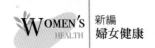
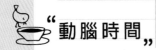

"動腦時間" BRAINSTORMING

1. 婦女更年期可能出現的熱潮紅與下列何者有關？(A)動情素減少　(B)黃
   體素增加　(C)動情素增加　(D)黃體素減少

2. 有關婦女熱潮紅的敘述，下列何者錯誤？(A)體溫調節中樞對熱反應較為
   敏感，藉由流汗、發熱來使體溫降低　(B)熱潮紅若發生在晚上，睡眠易
   中斷，白天會疲倦，可建議白天多喝茶及咖啡提神，以保持清醒　(C)應
   保持正常體重，如果太瘦，身體內的天然動情素量會減少　(D)教導盡量
   維持涼爽的環境和溫和的飲食，並保持心情穩定

3. 有關更年期荷爾蒙補充療法，下列敘述何者錯誤？(A)荷爾蒙補充療法為
   緩解停經症狀，而非預防疾病　(B)當更年期症狀緩解，可在 6~9 個月
   內逐漸減藥和停藥　(C)荷爾蒙補充療法與罹患乳癌相關　(D)使用荷爾
   蒙補充療法，即可確保更年期婦女身心健康、永保青春

4. 有關女性荷爾蒙的敘述，何者正確？(A)動情素可以防止熱潮紅　(B)黃
   體素可以提升精力　(C)動情素會使情緒低落　(D)黃體素可使陰道產生
   潤滑液

5. 更年期婦女內分泌系統的變化，包括下列何者？(1)黃體素分泌增加　(2)
   動情素分泌減少　(3) LH 分泌減少　(4) FSH 分泌增加。(A) (1)(3)　(B)
   (2)(4)　(C) (1)(2)　(D) (3)(4)

6. 荷爾蒙補充療法的目的是：(A)使月經週期規則化　(B)使情緒穩定　(C)
   緩和血管舒縮症狀　(D)減少靜脈血栓形成

7. 更年期婦女預防骨質疏鬆之護理指導應包括何者？(A)嚴禁喝咖啡　(B)
   鈣片每天攝取量為 1,200 mg　(C)避免進行負重性運動　(D)體重應維持
   於理想體重之下

8. 有關更年期婦女飲食衛教，下列何者不適當？(A)多攝取維生素含量多的蔬菜　(B)攝取足夠的維生素 D　(C)採用多鹽多油飲食　(D)每日飲用 1.5 杯乳品類

9. 婦女服用混合性動情素與黃體素製劑改善更年期症狀，初期可能出現下列哪些副作用？(1)體重增加　(2)膚色變淡　(3)乳房腫脹　(4)月經出現　(5)陰道分泌物減少。(A) (1)(3)(4)　(B) (1)(2)(5)　(C) (2)(3)(4)　(D) (3)(4)(5)

10. 有關更年期婦女變化之敘述，下列何者正確？(A)因黃體素減少，使骨母細胞活動力降低，易患有骨質疏鬆症　(B)因雄性素減少，導致陰道易發炎，有性交困難　(C)因動情素減少，使體內 LDL 增加，易患心血管疾病　(D)所有更年期婦女均可接受荷爾蒙補充療法

11. 停經後婦女生殖泌尿道的變化，何者有誤？(A)因動情素降低而導致陰道、尿道組織萎縮　(B)陰道上皮黏膜變薄，易因創傷出現充血或出血　(C)常出現子宮和膀胱脫垂及排尿機能異常　(D)陰道內肝醣含量減少，導致酸性黏液分泌增加

12. 更年期婦女出現失眠現象，其原因最有可能是：(A)黃體素減少，引起嚴重熱潮紅症狀，影響睡眠　(B)動情素濃度不足，影響中樞神經系統神經傳導物質分泌，使深睡期變短　(C)黃體素濃度不足，影響中樞神經系統神經傳導物質分泌，使淺睡期變長　(D)動情素增加，引起嚴重熱潮紅症狀，影響睡眠

13. 有關荷爾蒙補充療法的敘述，何者有誤？(A)主要治療嚴重熱潮紅引起的睡眠中斷　(B)可以有效調整停經期間月經週期紊亂狀況　(C)使用期間越長越好，才能有效改善更年期症狀　(D)建議不使用在患有心血管疾病的停經婦女身上

14. 下列何者不是荷爾蒙補充療法的作用機轉？(A)錠劑不適合皮膚過敏患者使用　(B)全身性荷爾蒙會略過肝臟代謝直接進入血中　(C)口服荷爾蒙會進入肝臟代謝　(D)貼片或黏膠適用於肝功能不佳者

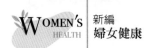
15. 補充單一動情素治療的風險為：(A)造成骨質疏鬆　(B)增加罹患心血管疾病機率　(C)嚴重損害肝功能　(D)增加子宮內膜癌發生機率

16. 有更年期的醫療處置，下列哪一項不正確？(A)大量食用黃豆製品，改善熱潮紅症狀　(B)黑生麻效果與動情素相當，多用於短期治療　(C)當歸具有收縮血管的能力，對更年期症狀有明顯改善效果　(D)利用穴位療法可改善失眠問題

17. 下列何者不是更年期婦女的心理變化？(A)荷爾蒙變化是造成心理變化的主要原因　(B)更年期症狀越嚴重，心理壓力越大　(C)家庭角色、社會功能的轉變，也易使更年期婦女產生疲憊的感受　(D)婦女對更年期的態度是影響心理安適的因素之一

18. 有關老年性問題，何者正確？(A)更年期後性功能障礙主要與動情素分泌降低有關　(B)更年期婦女性欲僅受生理層面影響　(C)性欲的來源與性腺刺激素分泌、基底核有關　(D)可使用女性荷爾蒙陰道凝膠減少性交疼痛

19. 有關常見荷爾蒙製劑，下列成分與用途何者有誤？(A) conjugate equine estrogen：改善熱潮紅　(B) estrodiol valerate：預防骨質疏鬆　(C) tibolone：對乳房影響較小，可預防骨質疏鬆　(D) norgestrel：具有男性化作用，可改善 HDL 升高情形

20. 婦女的停經年齡約在：(A) 40~45 歲　(B) 42~47 歲　(C) 47~52 歲　(D) 55~60 歲

掃描QR Code
觀看解答

"參考文獻" REFERENCE

中廣新聞網 (2013)．*一流身材六八臉龐的德國模特兒*。http://dailynews.sina.com/bg/news/int/bcc/20130928/23205020005.htm

內政部統計處 (2022)．*內政部統計月報*。https://ws.moi.gov.tw/001/Upload/400/relfile/0/4413/79c158fd-d51f-4061-b24b-fbcdb0fb92d9/month/month.html

王秀禾、周培萱、趙櫻花、鍾聿琳(2009)．應用耳穴貼壓改善更年期症狀困擾．*健康管理學刊*，7(2), 233-243。

王馨世(2008)．荷爾蒙在更年期之代謝與變化（上）．*中華民國更年期協會會訊*，28，1-6。

王馨世(2010)．荷爾蒙在更年期之代謝與變化（下）．*中華民國更年期協會會訊*，32&33，4-8。

江佳錡、陳建志、林光洋(2004)．女性更年期．*基層醫學*，19(1)，2-7。

牟珊珊、陳志明(2007)．停經症候群之處置．*基層醫學*，22(12)，450-455。

余珠琴(2006)．淺談更年期．*中醫婦科醫學雜誌*，7，57-59。

吳姿蓉、顏文娟、李選(2008)．更年期婦女症狀困擾、情緒狀態與健康需求之相關性研究．*中山醫學雜誌*，19(1)，51-65。

吳炫章(2009)．更年期症候群流行病學研究與現代中西醫治療觀點．*中醫婦科醫學雜誌*，12，40-45。

宋敏如(2006)．*瑜珈運動對更年期婦女疲憊：健康體能與更年期症狀困擾成效之探討*．未發表的碩士論文，國立台北護理研究所。

李佩珊、蕭伃伶、林淑玲、李奇龍(2005)．更年期婦女之實證護理－電話諮詢服務．*護理雜誌*，52(1)，55-59。

李建明、黃素妃、陳政友、羅應嘉、林昭光、游麗惠、潘佩君(2007)・健走運動對改善更年期婦女骨密度與健康體適能之研究・*北市醫學雜誌*，4(3)，235-244。

林燕卿(2006)・更年期婦女的"性與愛"・*中華民國更年期協會會訊*，20，8-19。

韋淑玲(2009)・從女性主義觀點談老年婦女相關的健康議題・*護理導航*，10(20)，7-13。

孫淑惠、曹麗英(2010)・深耕社區－落實關懷更年期婦女健康・*長庚科技學刊*，12，9-13。

張佑嘉、周輝政、蕭美君、曹麗英(2008)・婦科門診更年期婦女疲憊感及相關因素之探討・*實證護理*，4(4)，267-275。

張明揚(2008)・更年期後如何維持美好性生活・*中華民國內膜異位症婦女協會會刊*，15(7)，7-8。

張基昌(2008)・更年期之性與欲・*中華民國更年期協會會訊*，25，11-13。

陳人豪、郭旭格、嚴崇仁(2006)・老化之生理與檢驗數據變化・*中華民國更年期協會會訊*・17&18，18-30。

黃寬仁(2008)・更年期症狀與治療・*中華民國更年期協會會訊*，26，1-9。

葉蒨菁、王九華、馬素華(2007)・穴位療法作用的可能機轉・*護理雜誌*，54(4)，5-8。

維基百科(2012)・*美魔女*。http://zh.wikipedia.org/wiki/%E7%BE%8E%E9%AD%94%E5%A5%B3

劉怡里(2007)・更年期婦女的健康飲食・*中華民國更年期協會會訊*，23，6-9。

鄭丞傑(2006)・更年期婦女性功能障礙與對策・*中華民國更年期協會會訊*，17&18，41-47。

顏志峰(2008a)・更年期的症狀與治療・*中華民國更年期協會會訊*，15(8)，8-10。

顏兆熊(2008b)・更年期症狀的治療・*婦科常見疾病*（303-309頁）・金名。

蘇麗玲(2008)・中醫對更年期症候群的治療研究進展・*傳統醫學雜誌*，19(2)，17-24。

Joan, Pitkin, Alison, B., & Peattie, Brian, A. (2006)・*更年期之生理變化*（陳碧華編譯）・*婦產科學*（148-151 頁）・合記。

Cauley, J. A., Robbins, J., Chen, Z., Cummings, S. R., Jackson, R. D., LaCroix, A. Z., ...Watts, N. B. (2003). Women's Health Initiative Investigators. Effects of estrogen plus progestin on risk of fracture and bone mineral density: the Women's Health Initiative randomized trial. *JAMA, 290*(13), 1729-38.

Cheng, M. H., Lee, S. J., Wang, S. J., Wang, P. H., & Fuh, J. L. (2007). Does menopausal transition affect the quality of life? A longitudinal study of middle-aged women in Kinmen. *Menopause, 14*(5), 885-90.

Pines, A., Sturdee, D. W., Birkhäuser, M. H., Schneider, H. P., Gambacciani, M., & Panay, N. (2007). IMS updated recommendations on postmenopausal hormone therapy. *Climacteric, 10*(3), 181-94.

MEMO

09
CHAPTER

女性在照護行為中
的角色價值

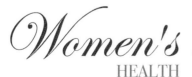

林靜佩 / 編著

前言

　　根據民國 105 年身心障礙者生活狀況及各項需求評估調查結果：身心障礙者之主要照顧者：生活起居主要照顧者以「女性」占 59.77%，較男性 40.23% 高出 19.54 個百分點（衛生福利部統計處，2017）。社會價值觀對女性的性別角色認為女性特質較為「細心、有耐心及愛心」，且在社會勞動角色中，女性的職位通常是低薪資、低升遷、非專業的，也因此常被委派為負有道德責任的家庭照顧者，但是，女性之於照護工作的框架是甜蜜的負擔或是沉重的框架？

9-1　生活中的特殊現象

　　記得在 70 年代台灣的國中教育，有所謂「木工班」與「家政班」，前者全班都是男生；後者清一色都是女生。其實這是人們對工作與性別的相關性所存在的一種刻板印象。藍采風與廖榮利二位學者在《醫療社會學》一書中提及「護士幾乎被認為是一種女性的職業」。中國人對於接生者稱為「收生婆」、「穩婆」；日本人稱護理人員為「看護婦」，婆與婦皆是女性。由此可見自古以來護理工作就是女人專屬。

　　長久以來照護的事一直被交託給女人，人們也都認為這樣的安排是好的。從一些社會現象可以證明人們是這樣安排的。

一、護理學校是女人的天下

　　長久以來護理學校招生都限女性方能就讀，直至民國 74 年教育部為了因應護理職場人才的需求及期許護理照護品質的提升，護理學校才開始招收男性學生。目前台灣每一所護理學校都有男生就讀，但是人數

畢竟不多，若以在護理職場上工作的男性護理人員，那就更少了。此應歸咎於「文化」因素。

當今歐美國家男性護理人員照顧病人是很尋常的，特別是精神科或急診室這類的單位。依照一般人的想法，精神科病患其行為及情緒並非如正常人一樣，有些時候會出現暴力行為，此時男性護理人員似乎比女性護理人員更能「制伏」病人。雖然護理人員給人們的印象是溫柔、善解人意。然而，護理工作並非只有溫柔、耐心這類特質就能做得好，在許多情境之下「力量」、「體力」也是必要的條件。例如：約束躁動的病人、協助肥胖病患移位等。儘管如此，女性護理人員仍然是執行照護工作的主要人員，尤其是亞洲國家。畢竟護理工作常常需要護理人員對病人做出身體接觸的行為。不論病患的是男是女，人們總是覺得被女性護理人員碰觸身體感覺比較自在，若被男人碰觸，總有些怪怪的感覺。

二、媒體的教育強化「女人是天生的照護者」的思維

電視上的某些廣告，例如：紙尿褲、奶粉，總是以媽媽為廣告的主體。雖然現在一直強調新好男人，不再只是身強力壯，為家庭賺進大把鈔票，而是要能幫忙家事，燒出可口佳餚。但是，再怎麼說男人永遠不會和女人調換角色，而且是永遠調換。而且如果做丈夫的成天只埋頭於照顧小孩、做家事，也會讓旁人懷疑「你是不是男人？」這並不是說男人不應涉足家事，而是他對家的責任是「養家」，所以從外面賺錢進來，讓家人不需挨餓、受凍、流浪街頭，這就是男人應盡的職責。

三、家庭生活中的經驗塑造出「母親是照顧者」的思想

從家庭生活來看，大多數人的記憶，小時候生病照顧者幾乎都是媽媽。若照顧工作由爸爸來，旁人大多會先懷疑這個孩子的媽媽到哪兒去

了？若孩子常生病，鄰人也會猜想是媽媽沒盡到照顧責任，總不會先想到爸爸沒好好照顧孩子。

從事學校教育的人應當都知道學生（特別是大學以下的教育）總有發生學習狀況不佳、品行不良、行為偏差、突發的身體不適等狀況。老師們在了解狀況之後，總是會打電話告知學生家長，而這位家長幾乎都是「媽媽」。在電話中必定是這樣講：「您好，我是○○○的導師，請問○○○的媽媽在嗎？」或是：「『您好，我是○○○的導師，您是○○○的爸爸嗎？』。『是的。』『○○○最近在學校的學習狀況不是很理想，今天⋯』『老師，您等一下，我叫他媽媽來聽』。」吾人似乎很習慣與「媽媽」這號人物談論孩子的學習狀況，而這種想法是經驗中學習得來的，這樣的行為是有原因可循的。

1. 嬰幼兒階段與媽媽的互動最多，於是媽媽對孩子的了解比爸爸更多。筆者在擔任臨床護理人員時，當產婦產下新生命，護理人員在完成新生兒的初步護理之後，必定將新生兒抱到產婦的眼前，好讓她能與自己所孕育的生命做首次「母子相見」，而後再與其他家人相見歡，但是兩者的反應截然不同。產婦總是安靜地端詳，不發一語。雖然只是片刻的相見，但是她與孩子的溝通卻是好多好多，這段溝通是「無聲勝有聲」、「盡在不言中」，她與孩子之間不需任何的話語，但是卻是所有人當中溝通最多的，彼此之間是心靈的對話，那是深遠的、幸福的、永恆的。但是其他家人的反應是多話的，例如：「你看，你看，眼睛是雙眼皮，跟他媽媽一樣。」「哇！這小小的嘴巴好可愛。」「皮膚好白，好漂亮！」這些人與孩子的互動是表面式的、短暫的、單方面的（只有家人對新生兒說話，新生兒並沒有與之回應）。

中國人的坐月子，是一個很美的過程。是媽媽與孩子的蜜月之旅，她們之間沒有人敢來隨意介入。彼此以兒歌、笑顏、親密的撫摸、懷

抱、哺乳、沐浴……來互動，這是很美的交流，彼此之間有「心」的呼應。所以孩子一生之中對母親的情與感念似乎比對父親來得更深入。

2. 孩子生病時大多由母親照顧。這是絕大多數人的經驗，不論孩子的性別，不論孩子是否已成年，當孩子生病時，在母親的心理上是一大壓力。就算只是感冒發燒，為人母者也會在半夜起身觸摸孩子的額頭，看看是否已退燒。社會上許多重病的人兒，或者已成為植物人、半身癱瘓或是智能不足，母親雖已年邁，視已茫、背已駝，但是仍舊盡其全力照顧她的孩子，直到她倒下為止。這份精神與責任讓世人相信母親是最佳照顧者，也奠定女性在家庭與社會中不可取代的價值地位。

母親與孩子的關係是緊密而微妙的，就像大地與神木的關聯。大地無盡地供應養分滋養屬她的神木，神木也以伸展開來的盤根伏貼大地，像嬰兒展其雙臂全然投入母親的懷中。神木是大地的傑作，孩子是母親的驕傲。這份來自上天賜予的關係，使世人崇敬照顧者對生命的貢獻。

四、文化的制約，使女性成為照護者的角色

古裝劇裡大夫要為女病患診脈，大夫不得直接碰觸病患手腕，必須以一條絲線綁在病人的腕部，而大夫只能碰觸絲線，從橈動脈的脈動傳到絲線上的感覺來斷定病人的病症。而我們都知道這是戲劇，不是真實的，中醫的診斷是靠「望、聞、問、切」來完成。但是從戲劇情節的表達顯示在傳統的思想裡，「兩性」界線是分明的，即使是「診斷」這種攸關生命的嚴肅事件亦是如此。可見中國人對男女互動模式的嚴謹度自不在話下。足見文化制約對個人行為的影響是極其深遠、持久。

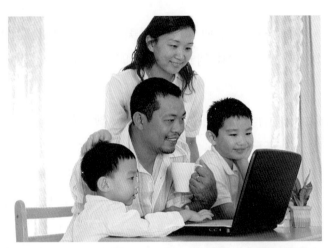

＊圖 9-1　文化的制約，使女性於成為照護者的角色

　　每個人雖然都是一個獨立的個體，他可以表達個人的思想，在合法的範圍內也具有行為的自由。但是，沒有一個人能不具備自己所屬的文化而生活得很自在、幸福。文化不屬於某一個個人所有，它是一個族群共同且共享的特色。例如：產後要坐月子，坐月子期間有許多禁忌（諸如：不得入廟、不得洗頭、不得看書等），這就是文化。它使個人有所「歸屬」，歸屬於一個族群，也就是說在這個族群中，個人是被該族群裡的眾人所接受。相同的道理，男人有屬於男人的文化，女人有屬於女人的文化。在生活中我們以男人的文化特質來評價男人，相同的，也會以女人的文化特色來看待女人。

　　每個人會期望自己被自己所屬的文化接納，所以男人會力求自己的行為、思想符合所謂「男人」的條件。所以會很難要求男人去從事屬於女人文化範圍的行為。也因此舉凡與照護有關的事物都會以女人為主。

　　社會對女人亦有所期許，一個族群對女人的期許就成為該族群中女人的文化。它也無形中教育女人的思想，讓女人認同這個文化對她所規範的行為。傳統的社會及家庭觀，界定好的女人是賢妻良母，當做為一

個母親，必要將自己的孩子妥善照顧，使其健康長大。這也包括當她懷孕時會特別謹慎自己的生活起居，不使胎體受到傷害。又例如：曾經有一個嬰兒患有先天性髖關節脫臼，因此小嬰兒被送至手術室裡施以全身麻醉，以進行石膏固定的治療。手術完成後，母親一見到自己的孩子被石膏覆滿了下半身，剎那間兩行眼淚止不住地落下。這個母親除了不捨孩子之外，也有對自己深深的自責感。

9-2　女性的照顧者特質

一、女性是生命的孕育者

　　人們把照護工作定位在女性身上，不無原因。讓我們來了解一下「護理」一詞的英文是 Nursing，其意為「哺乳」，而哺乳是母性的行為，亦是母性的價值象徵，執行哺乳者也同是擔負照顧責任，古代的奶媽便是一個例子。且讓我們思考以下的問題：「為何女人安於也樂於照護的工作？」「為何不將男人也賦予同樣的角色？」這問題也許能自男人與女人生命中最大的差異點—「懷孕」來解釋。

　　在〈懷孕的肉身化：主體性與異化〉一文中對懷孕做如下的闡釋：「…在懷孕的情色性中，女人感受到一種純真的自戀」(Iris Marion Young, 2007)。懷孕使個體從單一的生命（自己）裡經驗到另一個生命（胎兒），若說胎兒與自己是分離的兩個生命，但是胎兒卻是從自身而來。換句話說胎兒不同於我，它是另一個人；但是它屬於我的身體。舉例來說：胎動是胎兒自發的動作，但是感受到動作的卻是母體，這種微妙的感受是獨一無二的經驗。每個產婦都經歷過胎動的感受，但是每個孕婦的感覺是不同的。懷孕在女人的一生中是絕無僅有的經驗。

懷孕不只是「養」一個胎兒。若你有注意到孕婦走路，你會發現她會自然地撫摸肚子；當她清醒且獨處或安靜的時候，她會輕撫並端詳自己的肚子。這是在與自己所孕育的生命溝通。這裡的溝通可以是言語（對胎兒說話），也可以是非言語（心靈的交會）。不管是哪一種，懷孕中的母親總是相信也實在感知到胎兒在和說話，儘管這種感知是那麼真實，卻是旁人沒有辦法體驗到的。

藉著懷孕使女人了解生命。此處的了解不是對生命表象的認識，而是進入生命的核心。她創造生命，而且就存在自己體內，對孕婦來說，這個生命不是「他者」而是「自己」。因為懷孕使女人成為造命者，使其對生命有熱愛與包容的精神，也會對生命表現豐富的情感。能熱愛生命並對生命表現情感，這是成為照護者的基本要素。

二、女性易於表達憐憫

在孕育生命的角色基層上，女人不僅對生命熱愛、包容，更對受病痛之苦的個體有憐憫之情，當然，男人也有這樣的情操。然而女人易於將憐憫的情感以「行為」的模式表現出來。例如：撫摸、擁抱、親吻、餵食、身體清潔等。這些行為正好能提供病者身、心慰藉，也有助於加速疾病痊癒。

男人陽剛、果決的特質似乎難與照護角色並論。但是這並不意味著男人較不具有關懷的特質。二十四孝裡的〈彩衣娛親〉、晉代王祥的〈臥冰求鯉〉雖是故事描述，但是從事件之中亦可窺見男人對於照護一事仍然是竭盡心力。李(2008)在〈男女有別—家庭中的醫護活動〉中述及「傳統家庭中的男性並非毫不負擔醫護之責，然而若與女性兩相對照，則可發現其方式稍異而對象有別。…他們（指家中男人）通常在家人患病之後方始介入，而最關心的對象是母親」。這也許是儒家思想講求孝悌之故。李氏

又提到：「…尊長者對於卑幼，憂念者有之，照顧者則無。憂念不食又為男性照顧者所特有。」，男人之於照顧行為多以擔憂之心的表達多於護理上的行為。以女人來說，則較多為護理行為的表現。

三、女性善於用言語表達情感

　　為人父母者似乎有一種傾向，即是會去購買洋娃娃、熊寶寶之屬的填充玩具給年幼的女兒，對於兒子則購買機器人、戰車之類的玩具。另外，也常看到女孩子抱著洋娃娃，並且對它說話，而男性幼童則少有這現象。做母親者對襁褓中的嬰兒餵奶時也會同時對嬰兒說話，唱搖籃曲哄孩子入睡。許多生活中的現象顯示女性似乎較擅長以語言溝通情感。在病癒過程中除醫藥介入之外，也需要語言的慰藉。舉例來說：一位將要手術的病患，他也許充滿焦慮、害怕，此時充分的釋疑與適當地再保證，會比投予一顆鎮靜劑來得更有意義，也更被病人所接受。再者，如癌症或治癒無望的疾病，其護理重點是使病人平靜、坦然接受這一切，這也需要倚賴語言或非語言溝通來達成。女人本質上善於與他者溝通情感，也較願意聆聽訴說。基於這樣的特質，女性被認同成為照顧者的角色。

知 識
補給站

　　著名的心理學家 Carol Gilligan 認為女性的發展是一種「照顧原則」(an ethic of care)的發展過程，女性專注「照護之倫理」(ethics of care)，特別看重對他人之責任、愛護別人及趨避傷害等。這使得女性在做決定時通常會把自己放在次要的位置，例如選擇較能兼顧家庭的職業，或是在小孩生病時，母親請假或辭職在家中照顧孩子。

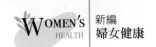

9-3　生病對個人的社會意義

一、提供情感交流、情感表達的機會

在人類歷史裡照護行為始終存在，生老病死皆與照護息息相關。所有的照護行為不單只是治療疾病，更重要的是它具有情感互動的特質。年邁的母親生病會促使遠在他鄉的兒女趕回來老母親的身邊，如此一來，令多年未見的母子、母女得以有相見互訴情懷的機會或營造家人團聚，這不僅使病者心理感到舒適，也讓彼此充滿幸福感。病人對疾病的反應會影響病人與其親者之間的人際關係模式（廖、藍，2001）。從照顧的情境，家人能表達對病患的關愛，病人也重新詮釋家人對他的意義。

二、暫時卸下社會責任

生病雖然令人痛苦，但是卻給個人帶來暫時免去責任或勞動的權益。廖榮利、藍采風(2001)指出：病人從生病的角色中不僅受到醫藥照護，同時也可以免除其日常生活中的社會責任。生病使人擁有依賴他人的藉口。此外，亦能藉此修復病者和家人的情感關係，特別當照顧者是家人的時候。

菩提善護尊者(Pra Bodhirak, 2001)在《人是什麼》中提及生命的四項要素，他表示：「生命中有四種不可或缺的事物：食物、衣服、住所、醫藥。除了這四類物品之外，其餘物質都是次要的。醫藥既是生命中不可缺的要物，這意指「生病」是生活之中必定發生的事，是避免不掉的。科技發達、生活條件改善，有許多傳染病消失了，但是緊張、不節制的生活卻也造成許多慢性病。自某些方面來看生病是不好的，例

如：會花費醫藥費。現代人工作忙碌，一旦有休假，卻是拿來就醫。辛苦賺來的加班費會因為看病而花掉。但是從某些角度看來卻是好的。例如：可以有請病假的機會，藉此可以獲得休息，也可以得到同事或朋友的關心、問候。

工作單位中有所謂「留職停薪」、「育嬰假」，皆是讓長年工作者有一段較為長久的喘息機會。也可以讓個人有重新思考的空間。工作只是生活中的一部分而非全部，人們需要有機會從工作中抽離開來，進入一個屬於單獨的空間。單獨可以是一個人也可以是和他所愛的人互動，它會強化人們再次面對壓力的能力與信心。生病休息實是能提供這種機會。試想，若只有全然的健康而沒有生病，那麼人們得不到額外的休息，也享受不到人際之間的關懷，也許對工作會產生厭惡感，更沒有工作成效。

暫時卸下工作責任也許有些人會認為是逃避責任，但是，某人會想從某職責中脫離開來，也表示該責任已超出他所能忍受的壓力與處理的能力。讓他休息也許能避免更嚴重的結果，諸如：精神崩潰、憂鬱症、事情弄得更糟。也許某些情況下讓人生病是上帝的恩澤。因為休息之後的再出發的成效，會比一直埋首其中更能有好的結果。

三、營造自省的機會

在患病的情境裡，暫時免除工作或勞力、時間多出來、思緒從繁忙的工作中抽離出來，而許多的靜思就在此種情境下開始。若所患的是重症或有死亡威脅的疾病，則也許會省思生命的價值、意義，或回顧一生，我做了哪些是非對錯的事，諸如此類的問題。自省的過程，使人生觀改變，可能變得具有包容、寬恕的精神，但是也可能變得更絕望或自暴自棄，尤其是在重大傷害之後，例如：癌症、燒傷、截肢、失明等。

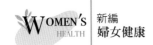
病後出現正向的生命態度確實是值得安慰的事，但是若呈現負向的人生觀，將給家人或照顧者添增愁苦與精神負荷。如何使病者跳脫負面思維，迎向積極，就成為照顧者的挑戰。

9-4　女性在照護領域中的行為類別

　　談到女人與照護，多半想到妻子或母親照顧生病的家人、護理人員照顧病人。然而，從典籍記載可發現女性在照護一事上其種類是多樣化的。

一、照顧生病家人

　　這是最普遍，也是為容易被聯想到的。清朝進士蔣士銓在回憶母親悉心照料病中的祖母，如此撰述：「庚戌外祖母病且篤，母侍之；凡湯藥飲食，必親嚐之而後進；歷四十晝夜無倦容。」（清・蔣士銓〈鳴機夜課圖記〉）。家人生病，照顧者多半為母親、媳婦、女兒，若欲究其因，也許可從傳統家族分工的「男主外、女主內」來分析。

　　昔日我國大家庭是農業社會的特色，眾多人同在一個屋簷下朝夕相處。若每個人重視自我主義，則家庭必陷入吵鬧、紛亂，終日不休，所以才有「男主外、女主內」的分工思想。傳統的治家理念講求分工合作，而非個人主義。為求家庭興旺，而非單一人的成就。家庭功能的維持，賴於每為成員的貢獻。所以女人順勢接受照護病人的職務。

二、教育家中幼小

中國人所謂「相夫教子」其中的教子即是教導家中的小孩，培養道德意識、增長知識、學習應對進退之道。宋代歐陽修在表彰母親的德行，曾著文：「修不幸，生四歲而孤。太夫人守節自誓；居窮自立於衣食，以長以教，俾至於成人。」（宋・歐陽修〈瀧岡阡表〉）。清代進士蔣士銓也寫下文章以感懷母親含辛茹苦：「銓四齡，母日授四子書四句。苦兒幼不能執筆，乃鏤竹枝為絲斷之，詰屈作波磔點畫，合而成字；抱銓坐膝上教之。」（清・蔣士銓〈鳴機夜課圖記〉）。從這些文章所述可知家中的女性，尤其是母親亦負有教育孩子德性及知識之責。廣義說來，這是女人對家庭的另一類照顧。

時下知識普及，教育機會大增，母親仍然繼續教育的職責。最普遍的例子即是「師長座談會」（以前稱為母姊會），大多仍是家中女性長輩出席，由她們與學校師長溝通孩子的學習。雖然不若古代母親身兼教師之責，但也頗為關心孩子的學習狀況。故現代女性亦參與教育孩子的任務。

個人一生之中教育養成來自「家庭」、「學校」、「社會」三方面，三者之中以家庭教育為最早開始，也是影響最深遠的一環。就台灣的家庭來說，家庭教育的施予者以母親為主，雖然不全然是，但在早年的時代大部分是如此。現在雙薪家庭眾多，許多小孩是由祖母照顧，但是不容否認的，絕大多數是由家中女性成員來教育晚輩。

家庭教育主要不是著力於灌輸知識而是行為態度的塑形。諸如：整潔、禮貌、自制力之屬，這些基本修養工夫將是未來學校學習與社會適應良劣的根基。足見女性的照護行為對國家的人民素質有重大的影響力。

三、支持及滿足家人的生活需求

　　昔日農業社會，人力是一項重要資產，家族延續有賴於家中眾多成員通力合作。男耕女織是普遍的分工模式。男人在田地裡勞動而婦女們則準備食物給田裡工作的家人。《詩經》〈豳風·七月〉描述這種分工的情境：「…三之日於耜，四之日舉趾。同我婦子，饁彼南畝，田畯至喜。」意思指趕緊修理農具，以便能在寅月之時下田耕種。在家中的妻兒也要忙著準備飯菜送到田裡，讓辛苦工作的人飽餐一頓。農業部門的官員前來巡視，見到這般分工協助的景象，心生歡喜。

　　飲食非只是圖個吃飽、免於饑餓，更是凝聚家庭意識的重要行為。現代人白天忙於上班、上學，早晨匆匆出門，外食是常見的事，午餐則在工作單位或學校打發掉，唯有晚餐是家人可以共聚一堂用餐的時刻。婦女們用心準備食物，營造和諧用餐氣氛，藉著晚飯時間與家人分享一天之中所遇見的點點滴滴。不僅滿足飽食之需，更使彼此心理得到慰藉，讓每個人擁有精神與力量迎接明天的任務。

　　「慈母手中線，遊子身上衣。臨行密密縫，意恐遲遲歸。誰言寸草心？報得三春暉。」（唐·陳子昂·〈遊子吟〉）這首人人朗朗上口的詩，深刻描寫母親對孩子的情感和關懷。藉由為即將遠行的孩子縫製衣服，表達為人母者的不捨、期盼與深切的母愛。同樣，在孩子的心目中，這番別離除了不捨之外，尚有無限的感恩。時至今日，家中女性長輩特地為子女添購新衣，即使子女們已有自行購置衣服的能力，無疑也是母親對孩子情愛的表現。為人子女者，在穿上新衣之時既是溫暖也是感謝。

　　多年前曾有一部連續劇，劇中描寫一位養子，對養父母甚是孝順，長大後到外地工作，結識一位女子並與之結婚，而後生下一個女兒。某

一年過年才返鄉,這個女兒已經六歲了。初次與祖母相見時,祖母甚是歡喜,並在當晚立即為她的孫女縫製一雙繡花鞋。這劇情的片段告訴世人:當孩子年幼的時候,做母親的可以為孩子做許多事,等到孩子長大,能獨立自主了,母親已老邁了,但是她盡其所能地為孩子做一切事的心仍然是不變的。因此,母親的照顧不單只是表面的衣食之需的滿足或疾病的照顧,最重要的是她那份無人能比的對孩子的愛。

有很多時候,人們會期望醫療人員對病患表現出視病猶親的態度。總覺得醫護人員本當就要有為病人而犧牲奉獻的精神。但是,醫療人員似乎只能做到憐憫、同情,至於同理心的表現,就顯得很不容易。其實原因在於醫護人員之於病人是醫病關係,這種關係的開始是不可預期的、是突然的,醫護人員不能期望今天來入院的病人是何等人物。此外,他們的任務是將病人的病治好,一旦出院後或病癒,這互動關係就結束。醫病兩者之間的情感關係並非能與母親照顧孩子相比擬,而且也不應如此。情感關係的深淺是有親疏之別的,因為母親與孩子之間的責任形態與醫療人員和病人之間的任務關係是截然不同,故不宜將兩者混為一談。我們可以期望醫護人員在醫療的過程中就其職務有負責任的精神,但是不宜過分要求情感的發放。

但是,人畢竟是有感情的,有些時候醫護人員與病患之間會產生某種比正當醫病關係更深的情感。而大多數人認為這是不妥的,但是,無可否認的兩件事是:「這是人之常情」、「有時候這會有利於疾病的痊癒」。因此,照顧行為能引起情感的開展與加深,這種情感會帶來一種無以法言語描述的力量,若要勉強為它做一番詮釋,那麼就應是「愛」使然。這不論是母親對孩子、妻子對丈夫、醫護人員對病人,都是相同的。

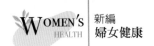

9-5 結 論

　　照護工作似乎是自有人類以來就一直存在。儘管兩性尊卑差異的思想已漸被摒棄。然而，照護工作仍舊是「女人為主」，這與女人具體諸多異於男性的特質有關。女人在照護工作中所帶給人們的貢獻是廣泛的，包括：(1)滿足物質享受之需求；(2)解除或減輕病痛、促進疾病痊癒；(3)培養子女道德意識及建立知識基礎；(4)撫慰人們的心靈。假如仔細體會照顧行為所帶來的「好」，則更能認同女性在人類社會中無可比擬的地位與重要，而被照護者亦從其中深深感知人性的真誠與美善，進而對所有的存在充滿感恩。

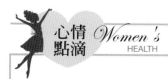

♥ 婦女在照護角色中的健康需求

付出與接受是一體的兩面，付出努力的同時也需要得到回報。因為有回報才會有再付出的動力。回報可以是物質上的報酬，也可以是精神心理慰藉及身心放鬆，諸如尊重、感恩、喘息、短暫的旅遊等。當前社會許多職業婦女也同時負擔照護職責，無疑致使身心備受壓力。如何紓解壓力，而不至於影響健康，也不耽誤工作，是現代婦女必須思考的課題，也是國家社會福利決策者要努力的焦點。在這一方面台灣目前社會擁有的策略如下（略舉）：

1. 公司行號有制定家庭照顧假。雇主應當相信員工，當員工題出這種放假需求時，雇主不應刁難、拒絕或要求提出證明。這是人際互尊互信的表現，也是進步的社會應有的行為。

2. 申請喘息服務或照顧服務員。可以讓照顧者短暫脫離職責，卸下壓力。另一方面，人們應該對照顧服務員予以敬重，不應該有「花錢者是大爺」這樣的心態。畢竟有敬重與感謝，才會有好的照護品質。

3. 家人分工、輪流照顧。這樣模式或許會較辛苦，但是可以維繫情感。病人去逝之後，家屬也較不會有遺憾、愧疚。

每一種方法或制度，都各有其利與弊。唯有正向看待、運用它，才會讓眾人得到最大的收益。

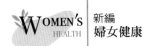
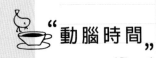
"動腦時間" BRAINSTORMING

1. 有關女性照護角色的塑造，下列何者錯誤？(A)照護是女性專屬的工作，男性不適合　(B)「女性是天生的照護者」的形象，與媒體不斷教育強化有關　(C)社會文化對女性的約制，使女性安於照護者的角色　(D)因家庭中照顧孩子多是媽媽的責任，因而給人一種「母親就是的照護者」想法

2. 女性具有何種照護者特質？(1)孕育者　(2)傾聽者　(3)易於表達憐憫　(4)善於言語表達。(5)多愁善感 (A)(1)(2)(5)　　(B)(1)(3)(4)　　(C)(2)(3)(4)　(D)(2)(4)(5)

3. 女性「照護之倫理」特別看重：(A)細心、溫柔等女性特質　(B)是否能扮演好照顧家人的角色　(C)對他人之責任、愛護別人及趨避傷害　(D)排除男性照護責任

4. 生病對一個人來說，可能帶來的意義不包括：(A)提供與親友情感交流的機會　(B)使個人有一段較常休息、重新思考的時間　(C)省思生命的價值、意義　(D)增加對工作的厭惡感

5. 女性照護行為中，最普遍的是：(A)照護生病的家人　(B)在醫院裡當護理師　(C)教育小孩　(D)料理家務

6. 傳統「男主外，女主內」的導因不包含？(A)古代務農社會需要更多人力　(B)兩性先天身體結構使然　(C)女性才智不若男性　(D)古代家庭人口中多，家事需投入充足人力

掃描QR Code
觀看解答

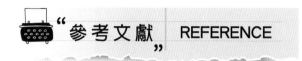

李貞德(2008)．漢唐之間的健康照顧與性別．*女人的中國醫療史*（307-347
頁）．三民。

菩提善護尊者(Pra Bodhirak) (2001)．生命的四項要素．*人是什麼*．妙空寺。

廖榮利、藍采風(1991)．*醫療社會學*（1-36 頁）．三民。

衛生福利部統計處 (2017) ．*105 年身心障礙者生活狀況及需求調查*。
https://dep.mohw.gov.tw/DOS/cp-1770-3599-113.html

Iris Marion Young. (2007)．懷孕的肉身化：主體性與異化．*像女孩那樣丟球─
論女性身體經驗*（何照定譯）．商周。

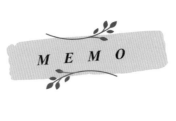

M E M O

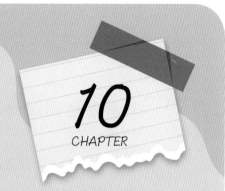

10
CHAPTER

婦女家庭性暴力
議題與創傷復原

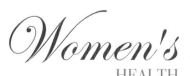

HEALTH

蘇俊賢 / 編著

社區心理諮商　30~49 歲女性最多

東森新聞雲 2013/03/06

現代人生活壓力大，心理健康課題越受關注。台北市衛生局針對 101 年接受社區心理諮商服務的 8,625 案次進行調查，結果發現，求助的女性民眾高達 71.7%，年齡層以 30~49 歲最多，占 47.8%，求助問題類型以親子問題、性別婚姻及人際議題分列前三名。顯見現代女性身負多重角色，常同時面臨工作與親子問題的雙重壓力夾擊。

該項調查顯示，女性求助問題中，親子問題占 33.3%、性別婚姻 26.2%、人際議題 22.6%；而男性求助問題類型的前三名，則為人際議題 25.6%、性別婚姻 25.1%、親子問題 22.6%，可見無論女男都需同時兼負工作、家庭兩頭燒的雙重壓力。

10-1　婦女議題的演進

台灣婦女權益能夠演變至今日的局面，從 1883 年台灣成立第一所女子學堂「淡水女子學院」、1928 年「台灣農民組合婦女部」成立，提倡婦女權益、1946 年「台灣省婦女會」成立，倡議婦女參政，到 1984 年優生保健法公告施行，針對人工流產、結紮等議題進行規範，都顯示對婦女權益逐漸受到重視。到了 1995 年兒童及少年性交易防治條例公告施行，在於防制消弭以兒童少年為性交易對象事件、1997 年成立「性別平等委員會」、「內政部性侵害防治委員會」、「行政院婦女權益促進委員會」及性侵害犯罪防治法公告施行。

到了 1998 年家庭暴力防治法公告施行、1999 年修訂妨害性自主罪章與內政部「家庭暴力及性侵害防治委員會」成立，結合司法、法務、社政、警政、衛生相關機關，共同推動家庭暴力防治工作，家庭暴力與性侵害的防範架構與處遇流程確立而真正步上軌道。2001 年正式啟用「113」婦幼保護專線、修訂「家庭暴力加害人處遇計畫」，並修訂「婦女人身安全政策及實施方案」，增列防制網路色情、援助交際及人口買賣為防治重點。2002 年修訂性侵害犯罪防治法與兩性工作平等法（2006年改為性別工作平等法）通過施行，且於當年 7 月 24 日，內政部將家庭暴力與性侵害兩委員會合併為「內政部家庭暴力暨性侵害防治委員會」，102 年 7 月 23 日衛生福利部成立，原本內政部家庭暴力及性侵害防治委員會的服務內容 7 月 23 日起移至衛生福利部；家暴、性侵害、性騷擾防治、老人身心障礙者、兒少保護、兒少性交易防治等，由保護服務司負責；加害人處遇則是由心理及口腔健康司負責。

基於恐怖情人／情殺案件頻傳，感情自殺或殺人的案件卻是逐年增加。衛福部保護服務司數據顯示，親密關係暴力案件數量，2014 年便已突破每年 6 萬件，平均每天 160 件以上，6 年間增加 3 成（天下雜誌，2018）。2015 年 1 月 23 日家暴法修正案三讀通過，增列防止恐怖情人條款，將非家庭成員或未同居之親密伴侶納入家暴法保護範圍，透過司法保障遭受情侶暴力或分手暴力被害人的安全，也就是未來一般男女朋友或同性伴侶即使沒有同居事實，如果有遭受對方肢體或精神的暴力，可以向法院聲請民事保護令，並尋求相關單位的協助與保護，不再求助無門。其目的在於彰顯與落實性別主流化、被害人保護等憲法人權價值及國家重大政策。

　　國內「婦女人身安全政策及實施方案」針對婦女人身安全問題定出六項婦女人身安全指標，可以發現政府對於婦女的人身安全，如生命權、自由權、性自主權以及因為性別有關而對其工作權的侵害，相當重視，並且建立相關法規與制度，積極推展。其中提到性侵害、家庭暴力與性騷擾等三項指標：

1. 性侵害

　　分析顯示有越來越多的女童及少女遭受性虐待、亂倫案件、被押賣為雛妓以及以兒童及少年作為性交易為對象等，不僅危害其身心安全，甚至導致更嚴重的社會問題（未婚媽媽、性暴力犯、施虐父母的產生），而家庭主婦則是另一類容易受侵害的對象。據研究資料顯示，婦女日常生活中對於性侵害存有高度焦慮感。

2. 家庭暴力

　　從受理家庭暴力的案件來看，婦女受到家庭暴力的現象，是一項攸關婦女人身安全之重大議題。

3. 性騷擾

　　工作或學習場所之性騷擾，造成婦女極大之困擾及壓力，且影響其工作或學習之意願、表現，及相關職位之獲得、升遷待遇、權益，顯有違男女工作平等之精神。

　　上述三項指標中，以「強姦犯罪」是婦女最為害怕的犯罪(Gordon & Riger, 1991)，有 70%的台北市婦女受訪者擔心受到性侵害（中時晚報，1993）。而家庭暴力及性侵害問題的嚴重性從「衛生福利部保戶服務司」統計 2016~2021 年性侵害及家庭暴力事件通報次數（圖 10-1）發現，2016 年的家庭暴力事件高達 117,550 件，性侵害案件 10,610 件；而於 2021 年時，家庭暴力事件增加為 149,198 件，性侵害案件減少為

8,532 件。家暴與性侵案件仍是婦女安全確實有迫切需要改善，亟待政府採取積極的作為予以導正，提升婦女生活安全的保障。

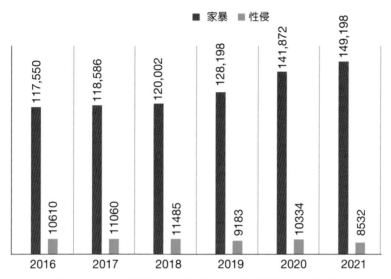

■ 家暴　■ 性侵

* 圖 10-1　性侵害及家庭暴力事件通報次數統計圖

10-2　家暴、受虐與創傷

Women's Health

　　自從性侵害防治法與家庭暴力防治法立法以來，加上防治中心極力宣導，國內民眾逐漸了解到遭遇性侵害與家庭暴力對受害者所造成的嚴重後果，以及相關的求助管道。

　　家庭暴力對於受暴婦女的健康和福祉有直接與即時的身心影響，依據家庭暴力及性侵害防治委員會 108~110 年度統計資料顯示，通報類型中以婚姻暴力（47.7~49.8%之間）最高，兒少保護（6.8~16.4%之間）居次，老年虐待（5.4~6.8%之間）最少（表 10-1）。其中 110 年(2021)開始出現同性婚姻家暴統計，占 7.9%，遠低於異性婚姻 47.7%。

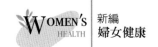

✷ 表 10-1　家庭暴力事件通報案件類型統計

通報類型＼年度		2019 年度	2020 年度	2021 年度
婚姻暴力（同性）	人數	無統計	無統計	11,351
	%	無統計	無統計	7.9%
婚姻暴力（異性）	人數	63,902	67,957	68,977
	%	49.8%	47.9%	47.7%
兒少保護	人數	20,989	25,181	9,821
	%	16.4%	17.7%	6.8%
直系血（姻）親卑親屬虐待尊親屬 65 歲以上	人數	6,935	8,520	9,821
	%	5.4%	6.0%	6.8%
直系血（姻）親卑親屬虐待尊親屬 65 歲以下	人數	7,649	9,645	11,147
	%	6.0%	6.8%	7.7%
其他家庭成員間暴力	人數	28,723	30,569	33,421
	%	22.4%	21.5%	23.1%
合計	人數	128,198	141,872	144,538

　　根據司法院釋字第七四八號解釋施行法於 2019 年 5 月 17 日三讀後，於同年 5 月 24 日施行，我國成為亞洲第一個開放同性婚姻的國家。此後就相同性別二人，得為經營共同生活之目的，成立具有親密性及排他性之永久結合關係。並以書面及二人以上證人之簽名，由雙方當事人，依司法院釋字第七四八號解釋之意旨及本法，向戶政機關辦理結婚登記，並發生身分法及身分法所衍生之財產法上關係。且根據司法院釋字第七四八號解釋施行法第 2 條規定發生同性婚姻關係的二人，在身份上準用夫妻與配偶的規定，因此同性配偶與其家庭成員間發生家庭暴力行為時，應準用家庭暴力防治法之規定（梁，2019）。而參照表 10-2

內政部(2022)同性婚姻結婚對數統計可知，同性婚姻於民國 108 年(2019)
公告實施後即有 2,944 對登記結婚。但是社會歧視或不理解依舊存在，
所以進入同性婚姻後的自我保護更加重要。

✽ 表 10-2　同性婚姻結婚對數

年度	2019 年			2020 年			2021 年		
總計 （對數）	計	男	女	計	男	女	計	男	女
	2,944	931	2,013	2,384	672	1,712	1,859	536	1,323

一、婦女受暴相關新聞事件

案例一：阿富汗少女－艾莎(Bibi Aisha)

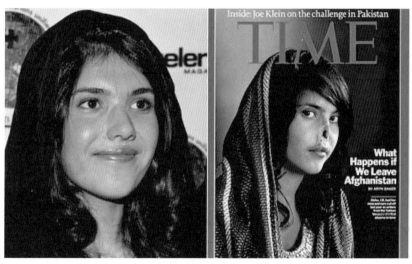

✽ 圖 10-2　遭受家庭暴力事件的阿富汗少女

　　【聯合報 2010/12/09 報導】阿富汗少女－艾莎(Bibi Aisha)，12 歲時被迫嫁人，18 歲時因參加神學士組織的丈夫對她施暴而逃家，在被夫家逮到之後，被神學士指揮官裁決要受到割鼻耳的酷刑懲罰，由她的丈夫、公公和小叔執行，艾莎的公公蘇萊曼拿槍對準她的頭，由艾莎的老公和小叔動手。蘇萊曼並拿起她被割下的鼻子向村民展示，然後將她棄置不管。她後來逃到喀布爾的阿富汗婦女組織收容所，並由該組織將她的遭遇公諸於世。

　　遭到夫家割掉鼻子和耳朵的阿富汗少婦艾莎的故事登上 2010 年 8 月 9 日的時代雜誌封面，震驚全球。阿富汗內政部 8 日表示，艾莎的公公蘇萊曼已被捕，關在烏魯茲干省監獄內。艾莎在美國大使館和救援組織的協助下，赴美完成整型手術，裝上新鼻子和耳朵。

　　上述新聞中的阿富汗村民以私刑處罰罪犯，警方很少干預，伊斯蘭律法甚至允許對不守婦道的婦女處以石刑（以亂石打死）。確實在某些文化當中，婦女權益曾經是不被重視的。例如中國傳統的男尊女卑制度，中國古代所謂婦女「三從四德」：在家從父、出嫁從夫、夫死從子，都是男性的依附與扈從。明、清律之「刑律」中訂出「凡妻告夫，要受杖一百，徒三年刑；若誣告者則絞。」；「妻妾毆夫條」規定：「凡妻毆夫者，杖一百，夫願離者聽。」反之，「其夫毆妻，非折傷，勿論。」西方思想家對女性也有所貶抑，例如亞瑟・叔本華(Arthur Schopenhauer)說：「女人存在基本上僅僅是為了人類的繁殖」，因此，「女性在任何方面都次於男性；必須考慮她們的弱點，若對她們表示崇敬是極其荒謬的。」古羅馬的《羅馬法》、伊斯蘭教《古蘭經》、法國大革命時期的《拿破崙法典》都以條文的形式規定了婦女必須絕對服從於丈夫。

二、為何會有家暴？

由於我們生存的社會上仍存著「以夫為貴」、「男尊女卑」的傳統觀念，這樣的傳統觀念，容易合理化家庭暴力，甚至認為是夫妻衝突僅是一種情緒的發洩，因此，更造成默許家庭暴力的社會氛圍。而林美薰等人(2004)以家庭系統互動觀點則指出，在家庭暴力環境中成長的小孩，會學到親子互動或夫妻互動的暴力模式，並把孩童時期所學到的帶入他／她的成人世界。顯然在暴力環境中的互動與學習是重要因素。

根據陳若璋(1992)歸納國內被婚姻暴力事件雙方爭執的原因，包括：先生收入太少、金錢使用；先生外遇、互相猜忌、性生活不滿意；孩子管教、婆媳問題；不良生活習慣、先生酗酒；精神出現問題；自卑感、先生為軍人、大男人主義等等。

Gelles(1982)曾就實務研究中的發現，歸結出四種家庭暴力的原因：

（一）暴力的代間循環

認為會暴力虐待或受害，或在有暴力行為家庭長大的人，更有可能對兒童或配偶施虐。Straus(1980)研究也指出夫妻雙方均成長於父親打母親的家庭容易婚後有家庭暴力發生。

（二）社經地位

指婚姻暴力較容易發生在低社經地位者。且 Straus(1980)研究指出丈夫是打工族或失業、家庭年收入低於 6,000 美元、丈夫是勞工階層、夫妻雙方均擔憂家庭經濟問題或妻子對於家庭生活水準不滿等因素與打太太的行為有關。

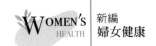

（三）社會壓力

　　社會壓力源，如社會、心理及經濟資源匱乏等也與婚姻暴力有關。例如：失業、裁員、孩子難以管教等壓力下都可能促使暴力發生。

（四）社會隔離

　　缺乏社會支持會增加家庭暴力。如經常搬家、未參加宗教團體等 (Straus, 1980)。

　　林、丁、劉、江(2004)指出，依據社會學習觀點指出施暴者的暴力虐待行為，部分是來自於對家庭中施暴者的模仿，或透過媒體學習，而形成以施暴解決問題的模式。而女性主義論者則認為男性透過暴力來達到對女性的控制，以維持「男人為中心」的現象。

　　因此可理解的是，當孩子在安全、包容與父母恩愛的家庭環境中長大，將會建立自信心、學會溝通表達技巧與情緒管理，懂得尊重異性，當面臨各種社會壓力時，會有較佳的自我調適能力，或是懂得尋求他人支持或是求助，更會降低家庭暴力事件的發生。

三、家庭暴力所造成的傷害

　　過去許多家庭暴力案件中發現，發生在家庭成員之間的暴力虐待行為除了最常見的肢體暴力、口頭暴力之外，常見的虐待的方式還包括實施身體或精神上不法侵害之行為、任何打擾、警告、嘲弄或辱罵他人之言語、動作或製造使人心生畏怖情境之行為，或是以人員、車輛、工具、設備或其他方法持續性監視、跟追之行為等（全國法規資料庫，2015）。

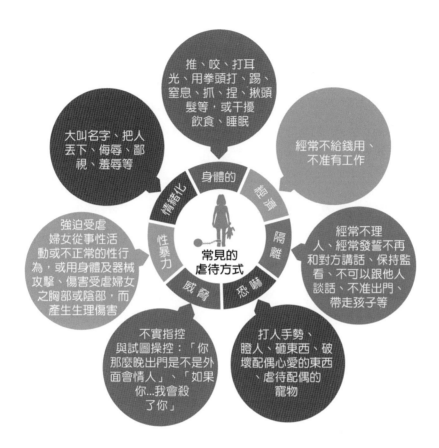

家庭暴力對被害者的影響，大致可分為生理的傷害及心理的傷害。受虐者常出現抱怨被打傷、遭受威脅恐嚇、被跟蹤、不敢出門、人際退縮，怕熟人發現她受暴。家庭暴力對身體常見的傷害包括擦傷、割傷、骨折、牙齒脫落、扯斷頭髮、流產或死胎等，更嚴重的結果便是死亡。也會導致或加重慢性健康問題，如失眠、消化道問題，偏頭痛，高血壓等。更會嚴重的影響心理健康，如害怕、緊張、憂鬱、焦慮、沮喪、喪失信心、自卑感或是悔恨等情緒，進而導致酗酒，藥物或其他物質濫用。有些個案會注意力不集中、陷入呆滯、解離狀態，無情緒反應。甚至造成憂鬱症、焦慮症、嚴重的創傷後壓力症候群、解離、暴食、厭食等精神症狀，甚至出現厭世的念頭（鄔，2008）。

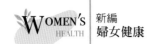
Walker (1979)研究指出，遭受丈夫毆打的婦女會產生所謂的受虐婦女症候群(battered woman syndrome, BWS)。由於在婚姻暴力中，以女性受害者居多，但也有少數是男性。因此有婚姻暴力專家建議將「被毆婦女症候群」改為「被毆配偶症候群」(battered spouse syndrome)，也有專家指出受虐小孩會出現「受虐小孩症候群」(battered children syndrome)。Walker (1979)也認為有些被毆婦女在屢次求援無效之後，則會完全放棄反抗或自衛，產生所謂的「習得性無助感」(learned helplessness)。而受創之後的心理狀態改變將會區分為否認、罪惡感、領悟、責任四個階段，說明如表 10-3。過去研究也顯示被虐婦女中有45%，曾出現創傷後壓力疾患；大約有 50%的患者在三個月之內復原(APA, 1994)。確定受創之後約有 30%的受創患者可以完全康復，40%患者持續有輕微症狀，20%患者有較嚴重的症狀，10%症狀持續不會改善甚至更惡化(Kaplan & Sodock, 1994)。

❋ 表 10-3　受虐婦女症候群心理階段

否認	該女子拒絕承認遭受暴力對待，即使是自己被打傷，她可能認為每個事件只是「意外」。她也為她丈夫的暴力提供了藉口，每一次堅定地相信它會不會再發生
罪惡感	她現在承認有問題，但認為自己該負責。她認為應該被打，因為她感覺她有性格缺陷，不該辜負丈夫的期望
領悟	這個女人不再承擔責任丈夫的虐待，認識到沒有一個人「值得」被毆打。她仍然保持與她的丈夫婚姻的承諾，希望他們能解決這些事情
責任	接受事實，她的丈夫不會或不能停止他的暴力行為。她決定不再屈服於暴力，並開始嘗試新的生活

案例二：趙岩冰殺夫案－「受暴婦女創傷症候群」成為判決證據

【立報 2008/6/25 報導】2006 年 2 月 1 日，有中國碩士學歷的趙岩冰 4 天未進食，又因子宮頸癌痛苦不堪，要求丈夫帶她就醫，但大他 23 歲的丈夫賈新民卻毆打趙岩冰，並以菜刀威脅，作勢要割掉趙岩冰的頭。趙岩冰在情急之下，以榔頭敲昏丈夫，再以菜刀割喉殺夫。律師賴芳玉指出，台北地方法院林孟皇法官以「受暴婦女創傷症候群」作為審判考量，並將「受虐婦女經驗」，是為正當防衛之反應而減輕刑責。

由於趙岩冰面對的是長期不人道的對待，導致身心受創，而在上述案件中，台北地方法院林孟皇法官以精神鑑定為「受暴婦女創傷症候群」與「正當防衛之反應」做為考量而減輕刑責，是台灣司法和受暴婦女運動的一大進步。

案例三：癡情狼跟蹤站崗 5 年 正妹崩潰

【自由時報 2015/02/10 報導】38 歲男子李家瑋，5 年來癡纏黃姓前女友的雙胞胎姊姊，跟蹤她上下班，還到公司及住處外站崗，女方出言制止，報警提告也擋不住。李男甚至複製黃女鎖鑰潛入黃女住處，竊取衛生棉及內褲，還畫出近百張示愛畫作投信箱；黃女痛批李男像蟑螂無所不在「令人作嘔！」

此外，過去也曾發生父親因女兒被計程車司機以站崗、打電話等方式糾纏一年多，為護女與司機口角，情緒失控殺死對方被訴；台北市則有一名離婚的男子，第十一次向已婚女子告白不成，狂砍被害人廿多刀致死等。

過去以社會秩序維護法、性騷擾防治法、家暴法等似乎無法完全嚇阻，期待糾纏防制法，可擴大保護範圍。糾纏行為（如下圖所示）視情

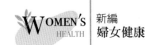
節輕重，可分四階段處置，並可處 1~10 萬罰鍰；再犯者可由法院核發防制令；違反防制令處 3 年以下有期徒刑、拘役或科或併科新台幣 30 萬元以下罰金。

❗ 哪些行為構成犯罪？

- 反覆或持續監聽
- 反覆或持續盯哨
- 撥打無聲電話
- 寄送物品
- 要求約會
- 出示有害個人名譽訊息
- 濫用個資代購貨物

⚖ 遇到糾纏的處理以及處罰

立即報警，若經調查屬實，可予加害人警告或處1萬元以上、10萬元以下罰鍰

↓

2年內若再出現糾纏行為，法院可核發防制令

↓

違反防制令可處3年以下徒刑、拘役或科或併科新台幣30萬元以下罰金

四、為何無法正視與求救

或許許多人都有過同樣的疑問，如同網路流傳的一篇文章，訴說一位婦女受暴的心境：

我今天收到花了…既非我的生日，也不是什麼特殊的日子。

昨晚我們發生了第一次爭吵，他說了很多很多殘忍的話，而那的確也刺傷了我。

我知道他很難過，對他所說的也不是有意的。

因為他今天送我花了…

***

我今天收到花了，既非我們的結婚紀念日，也不是什麼特殊的日子。

昨晚他對我拳打腳踢（摔我撞牆後又勒我脖子）。

就像是一場惡夢似的，我是不是做錯什麼？

早上醒來全身痠痛，到處是瘀青。我知道他該難過的。

因為他今天送我花了…

***

我今天收到花了，今天不是母親節，也不是什麼特殊的日子。

昨晚他又揍我了，而且比之前更狠、更嚴重…

如果我離開他，那我怎麼辦？我要怎麼照顧我的小孩？

我怕他，也怕離開。但我知道他該難過的。

因為他今天送我花了…

***

我今天收到花了，今天是個非常特殊的日子。

今天是我出殯的日子。昨晚，他終於殺了我了。

如果我有夠多的勇氣及力量離開他…

我今天就不會收到他的花了…

　　不少受暴婦女經常是在百般折騰煎熬的日子中度過，從震驚詫異、自責，害怕被知道，擔心丟臉、到願意尋求解決，甚至選擇離開這段關係，有人虛擲數十年青春，甚至喪命。我們不禁要問，難道受暴者不能離開嗎？法律幫不上忙嗎？不過，往往訴訟過程十分漫長而緩不濟急，或是過多面子問題、社會異樣眼光、生計、小孩照顧等因素考量，一再延誤。這種忽視婦女人權的狀況在國外某些文化中也是常見的，例如2010 年 12 月 14 日中央社陳怡君譯電中提到，俄國每小時有 1 婦女死於家暴，非政府組織 ANNA 負責人皮斯克拉可娃(Marina Pisklakova)指出，俄羅斯每 63 分鐘就有 1 名婦女死於家暴，且每年有 65 萬名女性遭到丈夫或親戚毆打，造成每年俄羅斯 1 萬 4,000 名婦女喪生。皮斯克拉

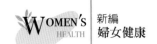
可娃認為，俄羅斯的家暴案例，原因部分可歸咎於俄國屬父權社會，「女性對家暴習以為常、甚至當作一般婚姻爭執」。

因此，我們更需要了解受暴婦女遭受困境與為難，絕非可以用一般人際衝突來解釋。筆者處理過的案例中曾有受暴 18 年的媽媽，終於在孩子升上高中之後願意選擇離婚來結束這一段悲慘的婚姻，我們不禁要問：為何要忍？為何不逃離？為何要繼續被毆打？而不是問「他老公為什麼可以留在家裡？」，這種質疑正好反應出我們傳統文化中對於婦女受暴的「男性中心主義」的觀念（劉，1996）。如果我們已經理解婚姻暴力的成因及婚暴婦女所呈現的「創傷反應」與「習得的無助感」等受暴的心理狀態，或許就能得到答案。

過去臨床上創傷容易被忽略的原因，不外乎症狀常在創傷事件後的數個月到數年後才出現，以致於無法在第一時間注意到與創傷事件的關聯性。或是相信受虐者一定可以克服、她一定不會出現問題、她一定有能力解決問題等，因此影響求助的時間。而部分婦女也因為罪惡感、自責、困窘或痛苦或是逃避任何與創傷有關的事情，而錯失了解自己需要治療的必要與求助的契機。趙岩冰殺夫案中，如果當事人能夠了解每個人都是獨立自主的個體，不受限於世俗觀點，懂得利用社政或警政等資源，或許她們不用受那麼多的苦，甚至動手殺人。但是時至今日，儘管女性的地位在現代社會因為教育、經濟及工作能力均有所提升，但家庭中，男性仍主導著政治、經濟、社會及教育等多數資源，當家庭暴力發生時，受暴婦女仍受到壓制而無力掙脫（潘，2007）。但是在許多受保護案例中對於處在婚姻暴力中的女性，保障其生命身體之安全無虞應是首要的目標。安置制度可讓受暴婦女暫時脫離家庭，但保護方案只是過渡階段的政策，安置之後受暴婦女如何回到家庭，或是面對冗長的訴訟，又是一場身心俱疲的嚴格的考驗。

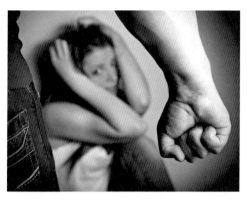

＊圖 10-3　家庭暴力使婦女身心受創

10-3　性侵害案件與創傷

　　2010 年間假釋中的丁姓男子又利用白天電子腳鐐未啟動時間連續犯下兩案。2011 年 3 月間雲林發生性侵害，加害人在刑滿出獄短短一個半月，在接受輔導教育之前除了性侵殺害國中女生之外，也以同樣手法涉及另 2 件性侵女子未遂案，引發各界關切。法務部新聞稿指出本件性侵出獄人前係於 2002 年犯性侵罪，依法律不溯既往規定，林某並不適用此刑後強制治療規定。顯示性犯罪防治出現不足之處，各界呼籲修法，以加強對性侵害加害人的社區處遇與監督機制。

　　據楊士隆教授的研究推估，性侵害犯罪的黑數約為實際發生數的十倍（楊，1999）。因此隨著性侵害案件不時的發生，性侵害的議題開始受到媒體的關注，而成為焦點話題，同時性侵害犯罪的嚴重性已成為台灣治安的一大隱憂，而廣受社會各階層的強烈關心與注意。相關部門莫不繃緊神經，檢討改善的策略。內政部於 100 年 3 月 25 日召開「強化性侵害犯罪加害人服刑期滿出獄後之監督處遇研商會議」，針對相關機關公文相互知會未掌握時效；當地警察機關在收到公文後，警覺性不足

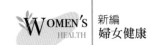
等缺失，要求「監獄於加害人出獄前，發文通知性侵害防治中心的時間由一個月提早到二個月，並以副本方式知會當地警察機關，同時於公文主旨敘明高再犯危險及其他應行注意事項。且服刑期滿、出獄之加害人，應於出獄隔天即向戶籍所在地的警察局婦幼隊報到，並定期至警察機關辦理登記報到，以防止在進入社區輔導教育之前再次加害他人。

一、性侵害案件的相關調查

根據 TVBS(1999)對 20 歲以上的女性，發現每六人就有一人在近一年內受到性騷擾，其中以電話性騷擾比率最高(27%)，其次為辦公室、馬路上、大眾運輸工具內。婦女權益促進發展基金會(1999)調查指出，有 71.4%擔心在公共場所或搭車時遭受性騷擾，也有 48.4%擔心在職場和校園內受到性騷擾，更有 50.2%擔心受到性侵害。顯示性騷擾案件的嚴重性。

國內外性侵害調查發現 53%女性一生至少有過一次性侵害（含未遂）經驗(Kilpartrick, 1987)。69%女性一生中至少受害一次(Norris, 1992; Resnicket al., 1993)。據統計 2008~2021 年平均每年約發生 7,236 件性侵害案件，以 2021 年為例，女性被害人高達 82.2%，12~18 歲占約 43.4%，18~24 歲占約 16.1%，其中關係為男女朋友占 19.1%，普通朋友占 9.2%，陌生人占 5.6%，網友占 10.2%，直系親屬占 6.1%，旁系親屬占 4.2%（衛生福利部保護服務司，2022）。如果再加上犯罪黑數，嚴重程度可想而知。

性犯罪行為從性騷擾、猥褻到強姦都是，社會大眾的緊張原因就在於性侵害加害人的高再犯率，也因為犯罪事件對性侵害被害人造成的嚴重傷害。周煌智(2008)指出家庭暴力與性侵害被害人反應有所不同，暴力犯罪受害者最顯著的情緒反應就是「恐懼」，性侵害被害人則是「羞恥」，但其嚴重程度，與受到的創傷後壓力症候群有很明顯的共通性。

二、為何會有性侵害？

性侵害犯罪的原因有很多種類，藉由探討性侵害的成因，讓我們更了解性侵害如何發生，並能知道如何預防性侵害犯罪的發生，以及對加害人進行治療。根據筆者整理多位學者研究如下。

（一）犯案前無性經驗、在熟悉的場合對熟人犯案

根據研究發現 92.5%少年犯案前未曾有性經驗（黃，2008）。有超過九成的少年與第一次性行為的對象互相認識（黃，2007），與黃富源(2008)研究相近（對象以女朋友者占 68.2%，朋友者占 10.1%，同學占 11.5%）。且超過七成以上對犯案現場熟悉，其中有超過四成的加害人在自家犯案、超過三成在朋友或對方家中犯案。

（二）欠缺法律常識

黃鴻禧(2007)研究結果發現對於妨害性自主的法律認知較為不足，超過六成的加害人有其他犯罪前科記錄，前科記錄中以竊盜罪最多。在妨害性自主少年中有 45.1%不知道不可與未滿 16 歲少女發生關係（黃，2008）。可知，「缺乏法律常識」及「好奇心驅使」為發生性侵害案件的主因，合計約占 60.87%（法務部，2011）。

（三）受到色情媒體影響

蔡德輝、楊士隆(1997)認為社區結構與環境不良因素與大眾傳播媒體暴力及色情渲染報導接觸之頻率等為少年犯罪重要因素。其中國中接觸色情媒體為最多，性侵組高達 63.0%（黃，2008）。且性加害人學校適應不良者占 68.75%（法務部，2011）。

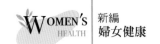
（四）父母管教與家庭因素

鄭瑞隆(2006)、黃鴻禧(2007)與黃富源(2008)研究均發現有超過 6 成加害人父母婚姻關係不佳，父母監督不足。且父母親教育程度普遍為高中以下，家庭社經地位較低。家庭「管教不當」及「破碎家庭」為主因，合計占 81.43%（法務部，2011）。

（五）其他特性

黃鴻禧(2007)與黃富源(2008)調查少年妨害性自主案件中發現：

1. 一人單獨犯案最多，約占六成，但有將近三成案件是由 2 人以上結夥共同犯案。

2. 六成多(61.3%)沒有使用暴力手段。

3. 犯案前之事件以沒什麼特別原因或以喜歡被害人最多(63.0%)，無聊占四成多最多，其次為性衝動與過度喝酒。

依據 Gottfredson 與 Hirschi 的犯罪一般化理論，認為犯罪性的最大特徵在於面對犯罪誘惑時的「低自我控制」(low self-control)。他們認為人為非道德的動物，在一般的社會控制下，人性仍傾向於守法。但人性在幼年，尤其在兒童時期若未受到良好的社會化(socialization)，則易產生「低自我控制」（張、鍾、黃，2009）（圖 10-4）。因此，自幼在完整家庭教養之下的人，自我控制愈高者，越能抗拒誘惑，高自制力減少了問題行為的發生。不過，自我控制力差並不意謂行為人將會犯某一種罪，還需視時的環境與機會而定，但自我控制愈低者，其犯罪率更高、更嚴重且長久（許，2007）。Gottfredson 與 Hirschi 指出，缺少自我控制並不是犯罪發生的必要條件與充分條件，犯罪仍必須要有環境條件的配合，其中又以犯罪機會最具重要，低自我控制者如果置身於充滿誘惑的犯罪機會裡，這時犯罪發生的機會就大。

根據陳若璋(2007)指出，性犯罪的相關因素包括：出生於暴力家庭、早期遭受性創傷或虐待、表達溝通能力有問題、與兩性相處能力差，情緒不穩定、成長過程形成偏差的兩性關係態度與信念、有強暴迷思否認淡化自己的過錯、工作經常變動、過去有前科，早發犯罪史、時常看 A 片，產生病態性幻想、有藥酒癮及有犯案計畫做準備等。

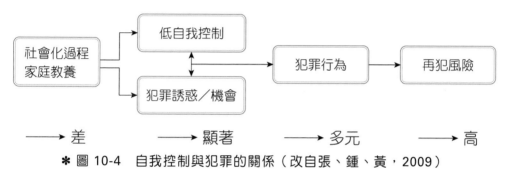

✱ 圖 10-4　自我控制與犯罪的關係（改自張、鍾、黃，2009）

如參照圖 10-5 再犯危險病理模式（引自沈，2010），更容易理解為何發生性侵害案件。性加害人的早年成長過程，可能存在犯罪遠因，如：出生於暴力家庭、早期遭受性創傷或虐待、親子依附關係有問題等。進而養成脆弱因子，如為有性犯罪史、多項犯罪前科、表達溝通能力有問題、與兩性相處能力差，情緒不穩定、偏差的兩性關係態度與信念、強暴迷思、缺乏性伴侶、認同性犯罪與男尊女卑、低自我期許不想自律等。當性加害人處於生理覺醒（性需求高、易性衝動）、滿腦子性幻想、渴望親密關係的狀態（急性動態因子）狀態下。此時，性犯罪已經一觸即發。如性加害人又缺乏有效監督（例如獨居），交往反社會同儕、接觸物質（酒精、藥物）濫用、社交混亂，又遇到可能的被害者之下，極可能就觸發性犯罪行為。

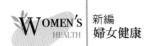

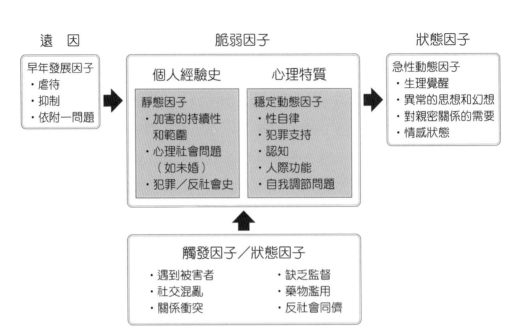

✱ 圖 10-5　再犯危險病理模式（引自沈，2010）

三、性騷擾、猥褻與性侵害的差異

　　媒體曾抨擊一審桃園地院以：「強吻他人屬國際禮儀，不算猥褻」，妨害自由罪判處拘役五十日。高院認為方某有猥褻犯意，並未以性器官摩擦或是撫摸身體，尚不足以引發告訴人性欲，亦不足以滿足被告性欲，因此認定為強制猥褻未遂。高院改判強制罪，判處四個月徒刑。這種判例顯示判決與社會觀感落差太大，但是你分得清楚哪種行為是騷擾、猥褻或性侵害嗎？

（一）何謂性騷擾？

係指任何不受歡迎之性示好、要求性方面的好處及其他帶有性方面之言語或身體行為，致影響他人之人格尊嚴、學習、或工作之機會或表現。或是以性或性別有關之行為，作為自己或他人獲得、喪失或減損其學習或工作有關權益之條件者均構成性騷擾。例如，在辦公室說黃色笑話、取笑他人身材、任意碰觸身體、暗示女性配合應酬可加薪或升遷等均是性騷擾。

〈案例：女童同意性交？〉

2006 年 3 月，高雄男子吳 X 義到友人家打麻將，便假裝好心幫忙帶小孩，結果將 3 歲女童帶回自己家中，強行脫下內褲，用手指、吸管和眼鏡架插入女童下體，女童哭著大喊：「不要！」卻無法阻止吳男獸行。吳男矢口否認性侵，但接受測謊卻未通過。

經過一、二審時，高雄地院、高分院都認為吳男違反女童意願，以加重強制性交罪判刑，重判吳男 7 年 2 個月。三審時，最高法院刑八庭法官施俊堯、李英勇認為，女童的證詞「無法證明被告違反其意願性侵」，將此案撤銷發回更審，重新調查吳男是否適用刑責較輕的「與未滿 14 歲男女性交罪」。

（二）何謂強制性交？

「性交行為」為：以性器、或以性器以外之其他身體部位或器物進入他人之性器、肛門或口腔，或使之接合之行為（刑法第 10 條）。如果是對於男女以強暴、脅迫、恐嚇、催眠術或其他違反其意願之方法達到性交目的者（刑法第 221 條），即構成強制性交罪。依民法第十三條第一項規定未滿 7 歲視同無行為能力人，因此 3 歲女童尚未有性生理的成

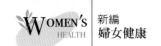
熟，理解力判斷力均嚴重不足，容易遭到誘騙，不懂自我保護，所以吳姓加害人違反意願之侵犯行為，即可確定為以加制手段達到性交目的，犯了強制性交罪，更無法認定女童有性需求而同意性交。

所以強吻、襲胸是猥褻嗎？

　　民國 89 年報載一位方姓中年男子帶著酒意闖進一家超商，強吻一位單獨看守櫃檯的 15 歲少女，達 1~2 分鐘。少女感到驚嚇、噁心、害怕而高聲呼救，方某驚慌逃離現場。您認為上述的情況算是猥褻嗎？

（三）何謂猥褻

　　依據大法官釋字 617 號指出：客觀上足以刺激或滿足性欲，其內容可與性器官、性行為、性文化之論述連結，須以引起一般人羞恥與厭惡感…有礙於社會風化者為限。又刑法 224 條立法理由指出：姦淫之外，一切客觀上誘發他人性欲，在主觀上足以滿足自己性欲之有妨害風化之色欲行為。

　　因此，可想而知社會新聞遛鳥俠，在公開場合性行為、碰觸他人性器官，但無性交的行為，均可視為猥褻。如果你有懷疑又分不清楚，有懷疑就請教學校老師或是向輔導中心詢問。也可以直接撥打 113 專線請教服務人員。

（四）性侵害對身心狀態的影響

　　大部分研究顯示面臨災難、創傷或重大壓力時，個體會顯現較多的心理障礙，甚至精神疾病發生。吳惠敏、胡淑貞(2001)指出 18 歲以前受

到性侵害的學生可能出現：經常生病、自傷、自殺受虐、逃學、逃家、藥物濫用、暴露在危險情境，且比其他人更容易被性侵害。現代婦女基金會研究 90~92 年間接受協助的 47 位 12 歲以上的倖存者，發現倖存者遇害後最擔心：如何平衡情緒、家人的反應與歹徒報復或再次受害等。

Teicher et al. (2002)研究顯示童年遇到身體虐待性虐待與精神虐待會出現大腦永久的結構性傷害。范國勇(2000)研究發現：性侵害受害者的恐懼為居家安全、男人、性行為等。其憂鬱會伴隨惡夢、易怒、報復心態、疲憊不堪與自殺傾向（研究顯示自殺意念約 50%，自殺行為約 20%）等，有的會擔心懷孕（約 5%）或得性病，或對於態度不好的警員十分在意，甚至出現對人不信任、羞愧感與罪惡感（自責，感到對不起家人或男友）等。國外學者 Reis & Vann (2006)研究發現性侵害的心理的影響還包括：情緒淡漠、感覺被羞辱、被貶低、對施暴者憤怒、性功能失常、害怕警察或是防治中心的接觸、抗拒談論受暴事件、涉及刑案、墮胎、創傷後壓症候群、焦慮症、飲食失常、自殘自殺行為等。而常見與災難或創傷相關的精神疾病包括創傷後壓力症候群、重鬱症、恐慌症、焦慮症與睡眠障礙等，其中創傷後壓力症候群及重鬱症彼此的共病性(comorbidity)比例很高。

10-4　受創之後的創傷後壓力疾患

一、創傷後壓力疾患(Post-traumatic Stress Disorder, PTSD)

雖然家庭暴力與性侵害的受害人都是遭遇極端的不人道對待，其所呈現的創傷型態略有差異，但是在精神醫療上，經常是依據依美國精神

醫學會(APA)出版之精神疾病診斷與統計手冊第五版（Desk Reference to The Diagnostic Criteria from DSM-5，簡稱 DSM-5）（表 10-4）作為診斷參考。PTSD 定義為：因為直接經歷或親眼目睹駭人的事件所引發。包含瀕臨死亡的威脅，例如綁架、兇殺、戰爭、天然或人為災難、嚴重的身體傷害、虐待或性暴力等，而引發創傷後壓力症後群，導致回憶、惡夢、嚴重焦慮及無法控制地想起創傷事件等症狀。

不少被害人就醫時常常不會提到遭受性侵害或受到家庭暴力，而是以最近常睡不好、容易做惡夢、容易哭泣、心情不好、注意力不集中等症狀來呈現。這可能是因為被受害人腦海中不斷縈繞著可怕的遇害歷程，會如同電視影像般的持續殘留。由於重複影像(re-experience)是創傷經驗持續被再度體驗，可能導致失憶(amnesia)、注意力不集中等症狀發生。也對創傷相關的刺激產生逃避反應或持續警覺等。

✻ 表 10-4　DSM-5 創傷後壓力疾患(PTSD)的診斷準則

(一) 準則 A：暴露於真正的或具威脅性的死亡、重傷或性暴力，符合下列一項（或多項）形式：
　1. 直接經歷這（些）創傷事件。
　2. 親身目擊這（些）事件發生在別人身上。
　3. 知道這（些）事件發生在一位親密的親戚或朋友身上，如果是真正的或具威脅性的死亡，這（些）事件必須是暴力或意外的。
　4. 一再經歷或大量暴露在令人反感的(aversive)創傷事件細節中（例：第一線搶救人員收集罹難者身體殘塊；警察一再暴露於虐童案細節下）。
(二) 準則 B：出現下列一項（或多項）與創傷事件有關的侵入性症狀（始於創傷事件後）：
　1. 不斷發生、不由自主、和侵入性地被創傷事件的痛苦回憶苦惱著。
　2. 不斷出現惱人的夢，夢的內容和／或情緒與創傷事件相關。
　3. 出現解離反應，例：回憶重現(flashback)，個案感到或表現出好像創傷事件重演（這些反應可以各種不同的程度出現，最極端的症狀是完全失去對現場周圍環境的覺察）。
　4. 當接觸到內在或外在象徵或與創傷事件相似的暗示時，產生強烈或延長的心理苦惱。
　5. 對於內在或外在象徵或與創傷事件相似的暗示時，會產生明顯生理反應。

(三) 準則 C：持續逃避創傷事件相關的刺激（於創傷事件後），顯示出下列一項以上的逃避行為：

1. 避開或努力逃避與創傷事件相關的痛苦記憶、思緒或感覺。
2. 避開或努力逃避引發與創傷事件相關的痛苦記憶、思緒、或感覺的外在提醒物（人物、地方、對話、活動、物件、場合）。

(四) 準則 D：與創傷事件相關的認知上和情緒上的負面改變，始於或惡化於創傷事件之後，顯示出下列兩項（或以上）的特徵：

1. 無法記得創傷事件的一個重要情節（典型上是因為解離性失憶，而非因頭部受傷、酒精或藥物等其他因素所致）。
2. 對於自己、他人或世界持續且誇大的負面信念或期許（例：我很壞、沒人可以相信、我永遠失去靈魂了、我整個神經系統都永久毀壞了、這世界非常危險）。
3. 對於創傷事件的起因和結果，有持續扭曲的認知，導致責怪自己或他人。
4. 持續的負面情緒狀態－例如：恐懼、驚恐(horror)、憤怒、罪惡感或羞愧。
5. 對於參與重要活動的興趣或參與明顯降低。
6. 感覺到與他人疏離(detachment)、疏遠(estrangement)。
7. 持續地無法感受到正面情緒（例：無法感受到幸福、滿足、或鍾愛的感覺）。

(五) 準則 E：與創傷事件相關警醒性(arousal)與反應性(reactivity)的顯著改變，始於或惡化於創傷事件後，顯示出下列兩項（或以上）的特徵：

1. 自怒行為和無預兆發怒（在很少或沒有誘發因素下），典型出現對人或物品的口語或肢體攻擊性行為。
2. 不顧後果或自殘行為。
3. 過度警覺。
4. 過度驚嚇反應。
5. 專注力問題。
6. 睡眠困擾（例：入睡困難、難以維持睡眠、或睡不安穩）。

(六) 準則 F：症狀（準則 B、C、D 和 E）持續超過一個月。

(七) 準則 G：此困擾引起臨床上顯著苦惱或社交、職業或其他重要領域功能減損。

(八) 準則 H：此困擾無法歸因於某物質的生理效應（例：藥物或酒精）或另一身體病況所致。

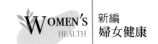
　　黃龍杰心理師將創傷反應常見特徵可以精簡為「驚」、「逃」、「神」、「靈」的口訣，相當傳神而容易記憶：

1. **「驚」**驗重現－觸景傷情，睹物思人，日思夜夢，驚悸再現，歷歷在目。
2. **「逃」**避麻木－不願回首，選擇遺忘，社交退縮，鬱鬱寡歡，萬念俱灰。
3. **「神」**經過敏－難以入眠，暴躁易怒，魂不守舍，草木皆兵，易受驚嚇。
4. **「靈」**異事件－繪聲繪影，疑神疑鬼，懼死怕黑，作祟托夢，沖煞中邪。

　　由於診斷準則的症狀判定需要一段時間的精神醫療相關訓練，所以也可以透過篩檢量表來協助評估被害人的身心狀態，表 10-5 是引自台北市心理衛生中心的事件衝擊量表，可以做為讀者練習使用。

　　該量表為 Horowitz 於 1979 年編製並建立良好信度效度，可對同一受試者持續比較，或同一事件不同母體的比較。根據 Horowitz 的臨床經驗及相關文獻，不論案主的個性特質如何不同在他們身上均會發現常見的意識經驗，主要為兩大類：侵入和逃避的反應內容。本量表主要在測量經歷重大事件後的主觀衝擊經驗的目前程度，指示語為回憶「前一週」的經驗，回憶時間過長會有所遺漏，太短則經驗有限。

❋ 表 10-5　創傷衝擊評估表

事件衝擊量表

姓名：　　　　　性別：　　　出生日期：　年　月　日

教育：　　　　職業：

在　年　月　日，您經歷了　　　　　　（創傷事件）

　　以下是經歷意外的人常有的反應，請一題一題看，並圈出「過去一週中」每一種反應發生的頻率。若沒有發生這些反應，則請圈選「沒有發生過」這一欄。

頻率：	沒有發生過 0%	很少 10%	有時 30%	常常 60%
1. 我不要想，卻會不自主想到這受創的種種	☐	☐	☐	☐
2. 我想到此受創事件時，會壓抑自己的生氣	☐	☐	☐	☐
3. 我想把受創事件的印象從記憶中拿掉	☐	☐	☐	☐
4. 腦海中湧現的受創景象使我睡不安	☐	☐	☐	☐
5. 我對此受創事件有洶湧的情緒	☐	☐	☐	☐
6. 我會做有關受創的夢	☐	☐	☐	☐
7. 我會避開接觸有關受創的事物	☐	☐	☐	☐
8. 我會覺得受創事件好像沒有發生或不是真實的	☐	☐	☐	☐
9. 我避免談論此受創事件	☐	☐	☐	☐
10. 有關受創的印象常會闖入我的腦海中	☐	☐	☐	☐
11. 別的事也會讓我想到此受創事件	☐	☐	☐	☐
12. 我對此受創事件有許多情緒，但我不想處理	☐	☐	☐	☐
13. 我努力不去想此受創事件	☐	☐	☐	☐
14. 任何相關線索都會引起此受創的情緒	☐	☐	☐	☐
15. 我對此受創的情緒是麻木的	☐	☐	☐	☐

計分說明：

1. 每題以頻率計算依次得分為：0，1，3，5 分，全部 15 題的滿分為 75 分。

2. 第 1、4、5、6、10、11、14 題為侵入(intrusion)的反應內容，第 2、3、7、8、9、12、13、15 題屬於逃避(avoidance)的反應內容。創傷組的平均數為 39.5(SD=17.2)，其中侵入反應的平均數為 21.4(SD=9.6)，逃避反應的平均數為 18.2(SD=10.8)，對照組中男性的平均數為 6.9(SD=6.8)，女性為 12.7(SD=10.8)。

3. 得分 24~34 屬準創傷反應，得分 35 以上就達顯著創傷反應。結果不得作為診斷使用，如果發現得分高於 35 分，建議尋求正規醫療協助。

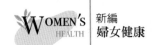
二、強暴創傷症候群(Rape Trauma Syndrome)

對於性侵事件的反應與調整，相似於生活中重大創傷事件之後的經驗。但是依據受害人的年齡，成熟度，生活經驗和支持系統的不同而有不同的受害反應。大多數性侵受害者遭遇襲擊後經驗到情緒反應是可以預測的。這整個群集的反應被稱為**性侵創傷症候群**(rape trauma syndrome)。

受創後倖存者常見的症候包括：

1. 羞恥、內疚、抑鬱

2. 感覺的骯髒和噁心。

3. 對加害人憤怒與對自己自責。

4. 害怕在課堂上，辦公室或其他地方面對歹徒。

5. 對未來進入約會或親密關係有恐懼感。

6. 頭痛、胃痛或其它身體症狀。

7. 睡眠不安、飲食障礙及無法集中精力。

8. 有時倖存者使用藥物，酒精或其他有害的方式來應對。

9. 一些受害者覺得生活太麻煩，或他們已經失去了太多。

上述創傷反應在目前性侵害被害人的訴訟過程中是重要證據，因此在被害人精神狀態鑑定時，除了精神狀態、行為時對於外界事務之判斷力、陳訴內容可信度之外，是否出現性侵創傷症候群，將被列為重要評估項目。但是遭遇創傷事件之後出現上述反應是正常身心反應，屬於急性壓力反應，多數人會在一個月內緩解。超過一個月之後仍有上述症狀則可能符合創傷後壓力症候群診斷。

三、性侵害創傷反應階段

筆者整理 The Orange County Rape Crisis Center、The Elgin Community Crisis Center、王燦槐(2009)與 DSM-5 等創傷相關概念，整理如下表。

✱ 表 10-6　性侵害創傷反應階段一覽表

階段	The Orange County Rape Crisis Center	The Elgin Community Crisis Center	DSM-5
一	預感期 (anticipatory phase)	—	—
二	影響期(impact phase)－受性侵害時反應期	攻擊(attack)	—
三	急性反應期 (acute reaction phase)－受性侵害結束後的立即反應期，約為 1 週~2 週	急性反應 (acute reactions)	急性壓力疾患 (acute stress disorder) 2 天~4 週
四	恢復期 (reconstitution phase)，約為 2 週~數月	重組反應(reorganization reactions)	創傷後壓力疾患 (post-traumatic stress disorder)持續時間超過四週，在創傷事件六個月後才出現稱為晚發型
五	解決期 (resolution phase)	解決或重組期 (resolution phase or Integration phase)	

（一）預感期(Anticipatory Phase)

這個階段是指遭遇立即攻擊之前，警覺到危險，快速評估的情況，可能解離。

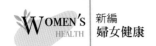

1. 被害人感到有危險性，含採用防衛機轉如：隔離(dissociation)，壓抑(suppression)，合理性(rationalization)，例如：「武斷男人不可能強暴我的，不用太擔心」。

2. 被害人採取的行為有：想逃走、與加害人理論或爭吵、反抗、想到要如何活下去、保持冷靜不要再激怒對方、記下細節特徵、回想過去別人給的建議、想到過去看到的暴力情境、祈禱有人來相救等。

（二）影響期(Impact Phase)

　　指被害人遭受性侵害時的立即反應。在攻擊中，被害人往往被恐懼癱瘓，無法採取任何行動，往往呆僵回應攻擊，這是為了求存，以避免進一步的傷害。可能採取必要的行動（可能是無效的）來度過這次襲擊。在攻擊可能會出現解離反應，以免於正在經歷的恐懼和痛苦。倖存者往往是：

1. 極端對死亡之或身體傷害的恐懼(fear)。

2. 無法對情境整合或反應。

3. 在壓力下無法將所學的行為表現出來。

4. 有時會嘔吐。

5. 震驚、麻木與不相信會發生。

6. 覺得無法逃脫。

（三）急性反應期(Acute Reactions Phase)

　　指遭受性侵害結束後的立即反應，大約是遭遇性侵後至 2 週之間。對照診斷準則相當於急性壓力疾患(acute stress disorder)。若症狀持續一個月時，則稱為創傷後壓力疾患(PTSD)。

1. 被害人身體的反應：包括一般的痠痛、瘀傷、癢和其他傷害。
   (1) 肌肉的傷害：包括頭痛、疲勞、睡眠失調、失眠。
   (2) 消化系統的不適：胃痛、想吐、沒有胃口、沒有味覺。
   (3) 生殖器官的症狀：陰道的分泌物、癢、小便時燒痛感、普遍的疼痛、長期的陰道感染、肛門流血與疼痛。

2. 在急診室時，被害人可能會有的反應
   (1) 表達型(expression styles)：哭泣，低吟，或不安表達他的害怕和焦慮。
   (2) 控制型(controlled styles)：用平靜，克制的方式來掩蓋他的感受。
   (3) 混合型(compounded styles)：將過去的身體疾病、精神的疾病或人際困難與這次的傷害一併表現，會加上憂慮，精神病，身心症，自殺行為，和酗酒，嗜藥或性行為。他們會談論過去的問題以及現在的問題。

（四）恢復期(Reconstitution Phase)或重組反應(Reorganization Reactions)

這個階段對基本生活的調整，為期 2 週至數月之久，最長的階段可以持續數年。伊利諾州艾爾金社區危機中心指出的重組反應(reorganization reactions)，倖存者經歷了一個時期的「重組」，這有助於了解發生了什麼、找到安全，並因應該事件引起關注的問題。這個階段經常伴隨出現「入侵的症狀」、「逃避症狀」與「警覺症狀」，如創傷症狀超過一個月，少於三個月，則屬於急性創傷後壓力疾患(acute post-traumatic stress disorder)。

這個階段也稱為症狀期(symptomatic phase)，被害人會再次感受到性侵害的感覺，如焦慮、惡夢、恐懼、憂傷、罪惡感或羞恥感、受害的幻想、感到易受傷害、無助、骯髒、疏離、隔離、性功能障礙和身心的症

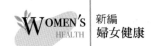
狀等。這段時期的長短與是否提出訴訟有關，要等訴訟過程結束，恢復
期才開始。這個階段經常伴隨出現入侵的症狀、逃避症狀與警覺症狀。

1. 入侵的症狀：這些症狀在侵入倖存者的生活，無論什麼倖存者試圖做
   的事。症狀包括：

   (1) 侵入式的思想和形象。

   (2) 週期性的夢境／惡夢。

   (3) Flash back（創傷事件的回憶再現，感覺就像攻擊再次發生）。

   (4) 對類似事件有強烈的創痛。

   (5) 焦慮發作或瞬間的強烈恐慌，感覺不能呼吸。

   (6) 失控的哭泣與流淚。

   (7) 感覺羞恥或尷尬。

2. 逃避症狀：這些症狀是如何的倖存者試圖把創傷放到身後，但他們的
   努力往往是無效的。症狀包括：

   (1) 避免創傷的思想和情感。

   (2) 避免想起創傷事件的活動。

   (3) 不能回憶起具體的創傷事件。

   (3) 渴望換工作、搬家或任何對例行事件的干擾。

   (4) 恐懼、憂鬱或減少興趣。

   (5) 缺乏性趣或樂趣。

   (6) 感覺和表達情感受限。

   (7) 困惑、無助和失去控制。

   (8) 人際退縮，缺乏與人互動的關係。

   (9) 感覺恍若隔世、感覺未來受限。

   (10) 在工作或學校活動有困難。

   (11) 生理或情感麻木。

3. 警覺症狀：這些症狀倖存者始終保持思維或意識到創傷及其影響，症
   狀包括：
   (1) 睡眠障礙。
   (2) 憤怒。
   (3) 注意力難以集中。
   (4) 任何時間在看周圍的一切時過度警戒。
   (5) 容易震驚。
   (6) 對提醒創傷事件刺激出現生理反應。
       A. 頭痛。
       B. 肌肉緊張。
       C. 噁心。
       D. 飲食障礙（進食過多或過少）。
       E. 呼吸困難。
       F. 冒冷汗。

　　被害人在這個階段外表看來大致已經穩定，但是因為高度不安全
感，焦慮不安，而衍生各種求存的適應行為，如改電話號碼、搬家、向
家人求助、日常生活的規律，機械式的過活等。

（五）解決期(Resolution Phase)或整合期(Integration Phase)

　　被害人在此階段，性侵的記憶不再挑動他，她／他以應對機制來處
理它。被害人能夠處理性侵創傷和整合同化這些經驗到他們的生活。到
這個階段，部分被害人從對加害者、社會、法庭、警察或男人感到憤
怒，從深度的絕望、無助和羞恥感轉變到對遇害事件能理性思考，明確
了解到這個創傷的責任是肇事者，漸漸的能夠繼續過自己的生活。

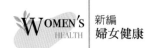

10-5　創傷危機處理與心理復健

　　受害倖存者的需求為何？根據駱宜安、梁建銘及林燦彰(1992)研究發現，包括盡快使歹徒繩之以法、接受心理輔導。其中需要得到支持與心理輔導占 48.9%，想聘請律師占 31.1%。顯示安全的環境、心理復健與法律均是重要議題。參照前述的創傷階段，不管是遭受家暴還是性侵害，即時危機處理將可幫助倖存者得到最佳照顧。

　　面對家暴或性侵害婦女的危機處理，可從精神、心理與行為層面介入，協助評估被害人遭受的心理衝擊與情緒困擾的程度，透過諮商技術，減緩該事件所造成的創傷症狀（如：情緒創傷、創傷後壓力或身體傷害），協助被害人發展個人的調適能力，學到新的因應技巧、新的人生觀或是增加生活的選擇，促進個人或家庭回復到危機發生前的正常功能狀態，度過危機帶來的混亂時期。並且協助當事人發展處理問題的能力，恢復個人的生活功能。

　　不管遭遇家庭暴力或是性侵害，倖存者都需要立即接受一段時間的治療，特別是已經受傷的就應該馬上處理。倖存者可以到就近的醫院或醫學中心急診室尋求協助。不僅要告訴他們如何發生的傷害，更要求他們記錄下來，未來可能需要這方面的證據後，特別是你從事法院訴訟（例如，如果您提出申請保護令，如果有接觸或孩子監護權爭議，或者對您的施虐者提出刑事訴訟）。診斷證明與醫療照片，可以請醫師簽名並註明日期，這往往是非常有用的補充證據。如果您有懷孕請告訴醫護人員，在這種情況下，您可能需要經過產檢以確保寶寶有沒有受到暴力的影響。

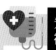

知識補給站

婦女保護專線

　　求助的第一步是最困難的，也是需要最多努力的；相信妳（你）的感覺，選擇妳（你）最舒服的方式先談一談。113 婦幼保護專線是可以幫助你的地方。

　　1995 年 12 月 18 日台灣世界展望會受省政府社會處委託成立「台灣省兒童少年保護熱線中心」，兒童少年保護熱線 080-422110，提供 24 小時保護的通報管道。

　　2001 年內政部將 080-422110 及 080-000600 二條專線整合為「113」婦幼保護專線，此項業務轉由內政部家庭暴力防治委員會主責督導。

　　目前「113」免付費專線電話，專人服務，24 小時全年無休。透過「113」專線，提供三種服務（家庭暴力、兒童保護、性侵害）通報。

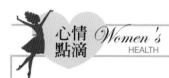

心情點滴 *Women's* HEALTH

♥ 復原路上我和你－重要他人陪伴手冊

這是一本翻譯的書籍，專門為過去、現在或未來曾經陪伴性侵害倖存者的重要他人(significant others)而寫。內容針對性侵害倖存者與重要他人在生活相處中所遇見的問題，提供許多實際的方法，幫助你成為倖存者的盟友，與她／他並肩走在復原的路上。

盼望可以為台灣所有的性侵害倖存者建構更和善的的環境，同時，也能實際幫助所有有心的「重要他人」，一起加入這場肯定生命的奮戰（勵馨基金會，1998）。

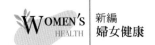
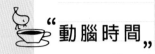 "動腦時間" BRAINSTORMING

1. 從社會脈絡來看，下列何者非家暴的成因？(A)施暴者都是精神病患者
   (B)男尊女卑的傳統觀念合理化家暴　(C)從小在家暴環境中成長，長大
   後成為施暴者　(D)社會默許家暴的氛圍

2. 下列何者較不可能是受虐婦女的生心理反應？(A)失眠　(B)欣喜　(C)常
   做惡夢　(D)胃痛、想吐

3. 婚姻暴力事件的原因，何者最不可能？(A)外遇　(B)婆媳問題　(C)先生
   高收入　(D)孩子教養問題

4. 女性主義者認為，男性對女性的暴力行為原因是：(A)對於家庭中施暴者
   的模仿　(B)為了能讓女性替家庭賺更多錢　(C)釋放壓力，學習如何自
   我調適　(D)表達對女性的控制，維持男人為中心的現象

5. 性侵害加害者與被害者的關係，比例最高的是？(A)陌生人　(B)男女朋
   友　(C)網友　(D)普通朋友

6. 性侵害的發生背景最不可能是？(A)知法犯法　(B)受大眾傳播媒體色情
   渲染　(C)酒後亂性　(D)對被害人有好感

7. 下列何者不是受虐婦女的心理階段？(A)否認　(B)罪惡感　(C)接受　(D)
   責任

8. 習得性無助感是指：(A)在家暴環境下成長的小孩常出現的症狀　(B)因
   長期受虐而出現自卑、失眠等症狀　(C)受虐婦女屢次求援無效後，放棄
   反抗或自衛　(D)受虐者孤立無援，因而產生厭世的念頭

9. 受虐婦女的創傷反應常被忽略，原因為何？(A)症狀在創傷事件後迅速出
   現又馬上消失　(B)相信受虐者自己能夠克服，而影響求助時間　(C)受
   虐婦女過於自信，不需要幫助　(D)創傷症狀出現後，沒有人相信她受虐

10. 政府可以如何協助婦女脫離暴力傷害？(A)利用社政、警政資源及時救援 (B)協助安置婦女，永遠與加害者隔離　(C)幫助制裁受害者判處死刑 (D)提升男性教育、社經地位，讓他們知道暴力是不可行的

11. 暴力受害者與性侵害被害人最顯著的情緒反應分別是？(A)自卑；內疚 (B)震驚；麻木　(C)焦躁；憂慮　(D)恐懼；羞恥

12. 性騷擾的發生場所，比例最高的是：(A)公車　(B)辦公室　(C)馬路上 (D)電話

13. 犯罪一般化理論認為，犯罪的發生乃源自：(A)高自我控制　(B)低自我控制　(C)高社經地位　(D)低社經地位

14. 承上題，其原因與何者相關：(A)置身於毫無犯罪誘惑的環境　(B)法律規劃不完善　(C)社會化與家庭教養問題　(D)個性問題，如固執、為人一絲不苟

15. 下列何者是再犯危險病理模式中的觸發因子？(A)社交混亂　(B)生理覺醒　(C)虐待　(D)心理社會問題

16. 下列何者非性騷擾的範疇？(A)強吻　(B)開黃腔　(C)強制性交　(D)任意觸碰他人身體

17. 有關性侵創傷反應階段，何者正確？(A)急性反應期是指性侵害結束後的立即反應，約受害後~2 週間　(B)影響期是對基本生活的調整，為期約2 週至數月　(C)預感期是指被害人遭受性侵害時的立即反應　(D)受害人在恢復期能將性侵創傷整合同化到生活中

18. 性侵創傷反應階段的恢復期伴隨出現的症狀，不包含？(A)身體症狀 (B)警覺症狀　(C)逃避症狀　(D)入侵症狀

19. 性侵後急性反應症狀持續多久，則可被稱為創傷後壓力症候群？(A) 2 週　(B) 1 個月　(C) 2 個月　(D) 4 個月

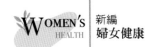

20. 性侵後急性反應期，被害者在急診室可能出現的症狀有？(A)表達型：會談論過去及現在的問題　(B)反應型：將過去的身體、精神疾病或人際困難與這次的傷害一併表現　(C)控制型：用平靜掩蓋真實感受　(D)混合型：用哭泣表達害怕和焦慮

掃描QR Code
觀看解答

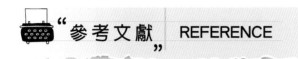

內政部(2022)．*同性婚姻結婚、終止結婚對數*。https://www.gender.ey.gov.tw/gecdb/Stat_Statistics_DetailData.aspx?sn=c6qMv7W9Ye0PiAP9dVE8gA%40%40&d=m9ww9odNZAz2Rc5Ooj%24wIQ%40%40

今日新聞(2010)．*3 歲童遭性侵喊不要！法官：「未違意願」撤回更審*。www.nownews.com/2010/09/01/91-2642065.htm#ixzz1FvKMLrcl

天下雜誌(2018)．*台灣半年 20 多件情殺案 我們的情感教育到底做得多失敗？*。https://www.cw.com.tw/article/article.action?id=5091338

王燦槐(2006)．*台灣性侵害受害者之創傷：理論、內涵與服務*．學富文化。

台灣性別人權協會 (2006)．*俄國每小時有 1 婦女死於家暴*。http://gsrat.net/news2/newsclipDetail.php?ncdata_id=2078

台灣精神醫學會(2014)．*DSM-V 精神疾病診斷準則手冊*．合記。

全國法規資料庫 (2015)．*家庭暴力防治法*。http://law.moj.gov.tw/LawClass/LawAll.aspx?PCode=D0050071

自由時報（2015，6 月 10 日）．*想通吃孿生姊妹 「蟑郎」瘋狂纏 5 年*。http://news.ltn.com.tw/news/society/paper/888016

林美薰、丁雁琪、劉美淑、江季璇(2004)．*家庭暴力防治工作人員服務手冊*．內政部家庭暴力及性侵害防治委員會。

法務部(2012)．*100 年少年兒童犯罪概況及其分析*．法務部。

胡寶玉(2002)．婦女定位及教育政策的思考－以女性主義的觀點．*社會教育學刊，31*，207-234。

張碧娥、鍾志宏、黃永順(2009)．從犯罪多元性比較性罪犯再犯風險及心理社會因子．*亞洲家庭暴力與性侵害期刊，5*(2)，223-238。

許春金(2007)．*犯罪學*．中央警察大學。

陳若璋(1988)·婚姻暴力引發因素及被毆打婦女的研究·*婦女研究暑期研習會論文集*，103-112 頁。

陳若璋(2007)·*性侵害加害人團體處遇治療方案－本土化再犯預防模式*·張老師。

梁維珊(2019)·*同性婚姻後的家庭暴力自我保護*。http://www.cdlaw.com.tw/modules/news/article.php?storyid=326

黃富源(2008)·*兒童少年妨害性自主罪之研究*·法務部。

黃鴻禧(2007)·男性少年性侵害加害人自我控制與日常活動型態之研究·*中央警察大學犯罪防治研究所碩士論文*。

鄔佩麗(2008)·*危機處理與創傷治療*·學富文化。

劉宏恩(1996)·心理學取向之法律研究－以住宅搜索、子女監護及婚姻暴力問題為例·台灣大學法律研究所碩士論文。

潘雅惠(2007)·婚暴婦女增權展能的學習－從女性主義教育學的觀點談起·*亞洲家庭暴力與性侵害（期刊 71）*，3(2)，71-96。

衛生福利部保護服務司 (2022)·*3.1.1 家庭暴力事件通報案件統計*。https://dep.mohw.gov.tw/dops/lp-1303-105-xCat-cat01.html

衛生福利部保護服務司 (2022)·*3.2.1 性侵害事件通報案件統計*。https://dep.mohw.gov.tw/DOPS/lp-1303-105-xCat-cat02.html

鄭瑞隆(2006)·少年性侵犯行之成因、評估與矯正處遇·*亞洲家庭暴力與性侵害期刊*，2(1)，65-92 頁。

勵馨基金會 (1998)·*復原路上我和你－重要他人陪伴手冊*。https://www.goh.org.tw/pr/復原路上我和你-「重要他人」陪伴手冊/

鍾宛蓉(2010)·*學校，請你這樣保護我：校園性侵害、性騷擾防治暨應對指南*·五南。

蘇慧玲(2006)·由生態系統看婚姻暴力之原因及理論·*網路社會學通訊期刊*，53。http：//www.nhu.edu.tw/~society/e-j/53/53-43.htm

ETtoday 新聞雲(2013)·*社區心理諮商，30~49 歲女性最多*·ETtoday 健康新聞。http://www.ettoday.net/news/20130306/170503.htm#ixzz2hO8OlFPp

Foa, E. B. (2005)·*有效治療創傷後壓力疾患：國際創傷性壓力研究學會治療指引*（楊筱華、李開敏、陳美琴、許玉來、董淑鈴譯）·心理。

Judith Herman, M. D. (2004)·*從創傷到復原*（施宏達、陳文琪譯）·遠流。（原著出版於 1997 年）

Karp, C. L., Butler, T. L. (2009)·*性侵害兒童的處遇策略－從受害者轉化成倖存者*（王文秀、謝淑敏、李沁芬、陳瑩珊、彭一芳譯）·心理。

Lew, M. (2010)·*哭泣的小王子：給童年遭遇性侵男性的療癒指南*（簡良純、李立文、鄭文郁譯）·心靈工坊。

Domestic Violence and Mental Health Policy Institute (DVMPHI). (2008). *Domestic violence, mental health,and trauma: research highlights.* http://www.dvmhpi.org/Research%20Highlights.pdf

Helpguide (n.d.). *Help for Abused and Battered Women.* http://helpguide.org/mental/domestic_violence_abuse_help_treatment _prevention.htm

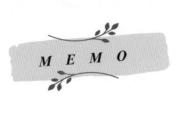

MEMO

11
CHAPTER

身體心像

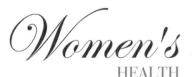

劉新莉／編著

當你照鏡子時，你是如何看待你自己呢？

在你的心中，你是如何畫出你自己身體的影像(mental picture)呢？

從你的記憶中，你是如何感覺你自己的外貌輪廓呢？

你自己心中，如何感受到別人是如何看待妳呢？

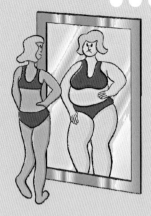

＊圖 11-1

11-1　身體心像與發展

　　簡單的說「身體心像」：是你對自己如何去感覺自己的身高、外型與體重；「身體意象」：是你察覺及控制自己的身體，不是只有你的身體、而是你如何感覺自己的身體與周遭環境的互動。

　　最早提出身體意象的為 Head & Holmes 所提出的概念。1911 年在他的書《Postural model of the body》中對身體心像的概念最早定義，他認為身體心像是個體對自己身體所形成的一種三度空間的意象或圖像(image)，此種意象包含個體對身體的各種姿勢、移動和位置的認知。

　　Schilder 在 1950~1970 年接著提出身體心像(body image)是個人在腦海中對於自我的身體外形的特徵，所呈現出的正向或負向之評價、認知和感受。而 Grogan (1999)則更進一步將 Schilder 所認定的身體心像「個人是如何看待自己」做了更細緻的描繪；Grogan 說「身體心像」是個人

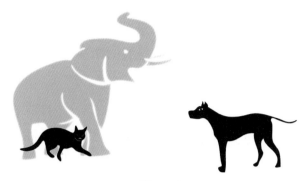

＊ 圖 11-2

對身體的尺寸、外型魅力及體型的感覺。也就是指自己對身體所形成的影像，或是自己感覺到別人對他身體外貌的看法，是個人對於身體各部位的一種主觀性、綜合性或評價性的概念，且與社會文化一直在互動，自己持續地在建構、組合與重建來做生活調適與動態的過程。Norris (1970)提出身體心像是個人對自己身體的態度與感覺，是這個人的內在經驗與感受，是一種個人對自己有意識或潛意識的知覺、感受、自我的人格與自我的認同。身體心像是由眾多層面與社會文化互動所形成的。身體心像也會受到社會文化互動的經驗所影響：它是有彈性的，且會受到新經驗或新訊息的影響而改變。環境與媒體也是影響個體如何看待自己外型以及如何評價身體的一種管道，而影響層面則依個體對這些訊息的重視程度而定。簡言之，身體意象是社會建構的產物，欲探討此議題，必需將其融入社會文化的情境中(Grogan, 2001)。

一、嬰兒時期

Selekman (1983)認為身體心像是經由學習與環境不斷的互動而形成的過程，身體的我以佛洛依德(Freud)的自我(ego)開始，嬰兒時期依據佛洛依德(Freud)的理論為口腔期的發展，所有東西都往嘴巴裡面塞，用自己的口腔去認識新的環境與自己。小嬰兒開始發展自我，依據艾瑞克森

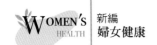
(Erikson)理論個體單純的感覺自己的層次，接著區分出自己和環境的不同，用好奇與試探的方式形成對自己身體的認識。

二、幼兒時期

此階段個體開始學習與環境互動，更多對自己身體與周遭環境的感受與認知，身體的我以佛洛依德(Freud)的肛門時期對自己的排泄器官及排泄物感到愉悅，也對其他人的排泄器官好奇，對身體會提出詢問與疑問，此時正在學習區分男女性別的差異。也正要發展出自主行為。

三、學齡前期

此期開始發展性別認同，根據環境與重要身邊人的訊息逐漸將自己歸類性別，依佛洛依德(Freud)的理論正處於「性蕾期」。兒童意識到周圍環境並開始建構他們對性別的概念。

四、學齡期

步入學齡期階段時就明確的從周圍的環境與文化等各方面的資訊傳遞下，認識什麼是美、醜、胖、瘦、高、矮。Bandura 的社會學習理論更說明閱聽人（不論是成人或是兒童）均會透過對電視的觀察，學習並模仿媒體中有關性別角色的行為。根據調查看電視已是現代兒童、青少年最主要的休閒活動。媒體就像是一個龐大的意識型態機器，不僅操縱他們該想些什麼，甚至告訴他們要怎樣想，什麼是好的，什麼才是社會的主流價值。個人在社會位置上所擔任的任務與從事的活動，都是透過社會化的過程所形成的自我行為表現，使每個人的性別吻合社會所認同的角色扮演，以決定所歸屬的「性別角色(gender role)」，而在社會學習論與女性主義者則認為：性別角色多半是社會建構下的產物（蕭，2000）。

五、青春期

　　進入青春期之後身體與心理的發展更趨穩定，個體從多元的環境去認知與感覺自己的身體與周圍的關係，經由潛意識與有意識心理認知的經驗與身體的感覺，結合兩者而逐漸發展形成身體的自我(body self)，個體自己身體的皮膚、肌肉、肌腱、各關節處、內耳的本體接受器去感受身體的每一部位及身體中每一個肢體擺放的位置、身體呈現的姿勢、身體某部位的活動等功能(Schilder, 1950)。接著透過眼、耳、鼻、舌及皮膚去感受環境中各種聽覺、觸覺、視覺、嗅覺和痛覺來獲得訊息，將所有的過程經由許許多多自己本身所經歷與經驗累積與想像而組成為有意義的自己，發展出多面向的概念，持續和環境一再的互動當中逐漸形成，不僅與個人的認知、思考、經驗有關，且易受外在環境影響，這個時期的青少年很在乎自己的身體和外貌，太高、太矮、太胖、太瘦或乳房太大，都可能被視為缺陷。心理發展學家認為個人的身體心像到了青春時期，因為身體變化大，所以身體心像最受重視，也是處於重組建構的關鍵時刻。

　　身體心像會影響個人思考、感受和行為。最後形成的「身體心像」就是自己的身體與心理兩者自我結合的呈現。從過程中發展我們自己的經驗及行為時，依據個人過去生活的親身體驗及別人對他的影響，並再與其他的感覺、欲望、意圖、知識、信仰與思想等一同建構而成。所以身體心像不是與生俱來的，而是經由家庭、同儕、雜誌、電影及電視媒體等的互動學習，建構出自己心理的影像。

　　基於青少年的認知能力尚處於發展階段，未能做獨立的判斷與思考，因此，即便大眾傳媒所傳遞的訊息未必適合自己，他們卻可能盲目的接受、一味的跟從，最後喪失了自我的主體性。尤其當與相處的同儕團體都認同某些流行文化的標準時，為了獲得他們的接納，青少年可能

會改變自已的態度，使之吻合團體的標準；或不敢表達內在的想法，當周遭環境與既定的期待被扭曲時，久而久之就會變成為衡量自己的標準，如果個人的條件無法與此相符，往往會感到自卑、難過、憂鬱。這種身體、心理都處於急遽轉變的階段，除致力於課業發展外，還需要為人師者給予更多的關切，使他們能正確的自我認定與評價。

1. 從出生後提供適當的感覺刺激，例如：輕搖運動（不可大力搖晃會造成危險）、全身按摩及玩水。用身體表達愛的感覺。當嬰兒需要時給予輕柔的身體接觸，教導嬰兒去感受身體最原始的舒適與喜悅。

2. 鼓勵兒童感受自己的身體，讓兒童經由各種活動去感受身體的本體感覺，例如：跳舞、打棒球、跑步、游泳、跳繩、跆拳道、打籃球或踢足球，盡量提供各種機會去移動身體的正向感受經驗，任何孩童經歷各種高效能的活動經驗均可以增強健康、協調與活力。

3. 在家中不要嘲笑孩子的外貌，研究顯示對自己身體負向且失望的強度較高的個案，通常都是孩童時期被嘲笑過的經驗。

4. 告訴孩童如何判斷或批判媒體是否具有建設性。媒體就像是一個龐大的意識型態機器，不僅操縱他們該像些什麼，甚至告訴他們要怎樣想，什麼才是最好的，什麼才是社會的主流價值，所以父母、師長或重要關鍵性人物都要盡早讓兒童與青少年意識到媒體是如何建構他們對性別、身體形象、族群的特徵、引導及想像文化的刻板化，讓他們對這些議題的態度有所認知，他們才能擴大自己的觀點與視野，幫助兒童與青少年體會人類真實的多元經驗。

5. 教育青少年有關身體的正常改變，鼓勵孩童定義自己的身體心像。

6. 建立健康的自我概念。雙親可以幫助孩童確認自己的外貌，外表會受到不同的基因背景，遺傳因素，骨骼結構及年齡等影響。讓他們學習到如何愛護自己的身體、如何吃的健康，讓青少年更加認同青少年階段。

　　青少女時期是介於兒童期與成年期之間的社會歷程，此時心理、生理、社會與人格等各面向都有其需求。就生理發展來看，此階段身高體重快速增加、肌肉骨骼快速成長、女性第二性徵的出現等生理方面的變化，使得青少女對自己的身體變化特別關心與敏感，也非常在乎外界對於自己外貌的看法。

　　此時期同儕對青少年具有很大的影響力，尤其是會互相比較彼此身體的外觀、特徵的差異，當同儕之間在言語中互相評價或嘲諷，都會影響個人身體心像的發展。王麗瓊(2001)的研究發現，身材外表遭受過同儕負面評價經驗越多，以及自我非常在意他人對自己的身材外表評價者，則對自己身體滿意度就越差。由此可見，同儕之間的負面評價是會造成身體滿意度降低的重要因素之一。莊文芳(1998)也發現，青少年階段容易將自我對身體的評價，建立在他人的意見及回饋的態度之上，青少年階段缺乏自我肯定的能力。

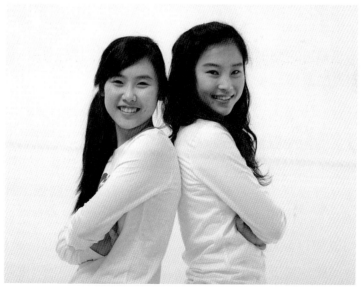

✽ 圖 11-3　同儕對青少年的身體心像具有很大的影響力

Furnham, Badmin, and Sneade (2002) 針對英國 235 名 16~18 歲青少年身體意象不滿意程度的研究，結果也支持自尊與體型不滿意之間是有相關性的。綜合上述文獻可知，多數研究發現身體意象與自尊關係密切，低自尊可能導致自我認同上的困難，進而影響青少年交友、生活適應等層面。青少年階段與同儕的互動在生活中是很重要的，同儕與朋友的態度行為皆會對個人產生影響。McCabe 和 Ricciardelli (2003)檢視青少年影響身體意象的相關因素時發現，青少年會在同性好友的影響或比較下，企圖去運用身體改變之策略，以達成理想

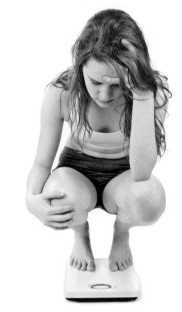

＊ 圖 11-4 青少女十分在意自己的外表及體重

中的身體意象。Paxton 等人(1999)深入探討 523 位青少女所在的同儕團體對個人減重意圖與自我意象的影響，發現同儕團體中的態度與價值觀更能影響個人的身體意象與減重意圖。

　　現實社會中，進入青春期的個人不斷的整合身體心像的歷程，此時非常需要外來的協助與輔導，而最好的支持來源就是父母、師長、同學和朋友。Lerner, Hess, and Schwab (1991)針對青少年研究發現，正向的身體意象能提升自我概念，促進良好的同儕關係與親子關係。社會心理學家 Kiesler & Kiesler (1969)曾指出，個人在面臨群體壓力時是會產生思想或行為上的改變以順應此群體；而青少年正處於「社會化過程」，青少年學習社會團體規範及如何符合社會期待，因此生活中的重要他人包括父母、老師及朋友等，將是造成青少年思想、行為改變的重要因素。換

言之，家長、健康教育者、教育者和青少年工作者都能成為青少女健康
與正向的身體心像教學的關鍵人物。因此，為促使更多青少年能順利地
朝正向發展身體心像，確實需要思考該如何協助與支持青少年建立正確
的身體心像概念。

11-2 身體心像與文化

　　從文化、學校、報章媒體到醫療體系，今天所稱的肥胖不只是外表
體態而已，並且經常與「胖就是醜陋、瘦就是美麗」畫上等號。從青春
期開始腦海中所呈現的理想體型就是苗條，女性隨著年齡的增長還是在
意體重，還要再加上要維持貌美。在大部分的西方社會，身材苗條被視
為快樂、成功及年輕有活力象徵，而肥胖被視為懶惰、缺乏意志力、沒
有自我控制能力。與男性比起來，社會對女性纖瘦的要求更大，對於女
性理想身材是苗條，可說已是一種歷史演進的產物，在過去豐腴的女性
被認為是性感的象徵（如：楊貴妃、瑪麗蓮夢露），中世紀認為豐滿就
是「多產的人」是理想的體型。而有關苗條的趨勢是最近才出現的象
徵，身材苗條潮流是開始於 1920 年代，此時開始使用照片在媒體雜誌
中進行廣告宣傳，以實體方式呈現出女性應有的模樣，漸漸的，纖瘦苗
條開始變成美麗、才華洋溢和年輕的象徵，這樣的標準身材漸漸被各階
層所接納，「苗條就是美」的標準成為主宰的趨勢(Grogan, 2001)。

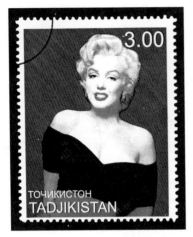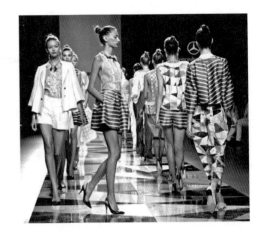

＊圖 11-5　古典美女與現代美女

　　從二十世紀末至近幾年來，有許多的研究探討那些因素會影響到個體對自己身體的主觀想法，認為身體心像是社會文化的產物。每個時代自有一套美醜的評判標準，甚至根據一個人的外表來評價其優劣，在社會中形成集體意識，個人的身心發展常受到這種社會評價所影響。現代社會的意識給予年輕人纖瘦才是美的觀念，加上大量暴露於媒體過度完美的情境下，對於體重過重的族群都有著負面的印象，認為體重過重是「難看」、「愚蠢」、「笨拙」、「不被喜歡」、「缺乏吸引力」，苗條論述更進一步擴展成道德論述；肥胖是惡、肥胖有罪。於是肥胖不僅被當成一種生理疾病，更被歧視為反映人格缺陷的心理疾病：肥胖的人如菸槍、酒鬼一樣必須為自己的外形負責；而其「臃腫走樣」的體態便成為懶散、無知、缺乏意志力不能自我約束的的罪證，只因在「苗條專政」的當代，人沒有肥胖的權利。這些刻板印象直接或間接的促成了社會大眾對體重過重者的輕蔑與歧視。瘦已經不是單純的身體心像，也不是只有社會看待女性的觀感，瘦身更是女性自我意識以及具體施行於身體的規範。

Charles & Kerr 在 1986 訪談了 200 位英國女性，竟然有 88.5%的女性對自己的體重不滿意，對自己身體心像也不滿意，多數女性會過度的扭曲自我身體概念。Marila Tiggemann 和 Esther Rothblum (1988)的研究發現美國與澳洲兩國文化不論男女都對胖子有負面的刻板印象：胖子看起來就比較懶惰、不快樂、沒有吸引力、較無自信心以及沒有控制力。Christian Crandal & Rebeccan Martinez (1996) 研究美國與墨西哥兩國學生對胖子的態度，發現不同文化對肥胖是有不同的態度與觀點，墨西哥學生比較少反胖子的態度且不會認為肥胖是個人責任問題，反觀美國學生就認為自我意志力不夠才會造成體重過重。對自己與自己的身體概念會因為社會文化與環境所給予的觀念來評價自我及自我概念（依據社會文化所界定美的理想）。Ogden (1992)的研究發現大部分進行節食的女生是自覺自己肥胖，而非真正的肥胖。尤其體重在正常或正常範圍以下的青少年，為了擁有美好的身材及形象，根本未仔細考慮自身是否真的需減輕體重。

隨著西風東漸，今日的台灣女性爭取女權、高唱經濟自主時代，看起來似乎已經擺脫父權、階級權威的桎梏與壓迫，事實上依然丟棄不了「他人」及「男人」的標準，拜現在傳播媒體、雜誌與網路的推波助瀾下，多數女性依舊穿起高跟鞋，被侷限在一個小小的範圍裡生存，談美容、化妝、身材及談如何抓住男人的心，我們可以從百貨公司賣的化妝品、電視媒體、女性雜誌、報紙以及網路廣告，到處都是送出完美女性的形象等訊息，「瘦即是美」的觀念也逐漸成為台灣社會的主流價值，Bartky (1990)就指出女性的身體已經被物化了，女性的身體已經像是一種物品，放在那裡被品頭論足。Ogden (1992)強調塑身產業先創造一個問題讓女性不滿意自己的外表，再提供解決方法如何讓自己更美。依據Brown (1977)認為影響個體對身體心像改變的看法之一，是身體部位是

否為個人外表視為很重要的部分或是引以為傲且是外觀可見的。塑身廣告業不斷的宣揚減肥的療效，使得女性朋友趨之若鶩，就是一再強調減肥就可立刻改變外表呈現美麗於世人的眼裡。

社會文化的尺度把形象之美標準化、推廣化，使得我們開始也以這樣的尺度衡量自己，追求美容的做法究竟是對人體是有損害或只是裝飾，是奇怪或正常，並非取決於這個行為本身的特質，而是取決於特定文化的美貌論述。中國傳統文化中的「三寸金蓮」，是硬生生拗斷小女孩的腳板，纏成小腳，對女性的殘虐，卻被男性認定是女性性感與美貌的象徵；同理，非洲長頸族，視女子的脖子越長越美，說明了美貌是依文化、地域而有不同樣貌。古今中外女體都是被物化的。儘管我們抱怨自己永遠不可能成為媒體所創造出來的樣版美女，然已經深受此思想的毒害了，以同樣的觀點批評並且要求自己去努力達成。當我們不自覺的看、聽、聞和感覺，大量有關形象之美的資訊傳遞給我們，可能會削弱我們對於自己身體的了解，混淆自我與外界之間的界限，忘了他人與我異同之分別，於是對於自我身體更不了解，終而喪失自信心(Rodin, J., 1992/1993)。

愛美是女人的天性，除了愛美外，也有許多人為了健康而減肥，出發點是好的，但卻可能因為不當的減肥反而傷身，甚至失去健康。正確的減肥速度是一星期減 0.5~1 公斤，當減肥的速度過快時，身體的健康就開始亮紅燈了（食品藥物管理署，2002）。「擁有窈窕與自信」的念頭，不只殘害了許多女性的身體，也傷害女性的心理，為了美一點、瘦一點，許多女性每天斤斤計較計算著卡路里，許多食物被誤認為不好的食物，對於所消耗的食物抱持著不正確的態度，認為高卡路里的食物不好，應吃纖維食物才對，緊張兮兮監控自己的身體，害怕那個部分不小心溢出一點點的肉，為了追求形象之美，而把一切不該忌口的食物都放

棄了(Rodin, J., 1992/1993)。其實，嚴苛的節食很可能是最糟糕的減肥方法，不但減不了肥反而傷了身，如造成沮喪、體重回升、暴飲暴食等，遺傳基因對於容貌身段的影響，遠超乎任何節食所產生的效果，然而，社會上流行的觀念，卻讓人相信節食是輕而易舉的事 (Rodin, J., 1992/1993)。為了讓自己的形象美，不但讓自己的身體沒有吃飽的一天，久而久之長期飢餓的身體為表抗議，將節食變形為暴食、厭食，殘害自己的身體，當她們發現失去控制後，精神上容易因焦慮、沮喪產生憂鬱症、身心症等。不管是暴食症或厭食症的女性，都太馴服於社會文化的女性角色，和社會對女性身體消瘦、軟弱的期待，這些為了自己身材而努力與做為可以看成是女性另一種無言的聲明，說她願意變成文化所要求的女性，意即成為瘦削不具威脅性的女人，就像是纏了小腳的古代女子展現弱小、楚楚可憐、無力的病態美，表示出她需要一個男人願意為她遮風擋雨、保護她，用她的殘弱的身體保證她不會走出大門與男性爭奪天下(Pipher, M., 1994/1997)。

　　不僅是長期減肥會傷害身體，快速地減肥也會對身體造成傷害，食品藥物管理署(2002)列出快速減肥容易產生危害身體的六大症狀：

1. 溜溜球症候群(Yo-Yo syndrome)

一般快速減肥可讓人在短時間內瘦下 5~10 公斤，但在極短的時間內減輕的體重很容易胖回來，甚至比減肥的前體重還重，而復胖後更難再瘦回理想體重，體重忽增忽減，就像溜溜球一樣，忽上忽下，這情形通常發生在習慣性多次減肥者。

2. 代謝率下降

快速減肥會造成代謝率下降，同時也是容易復胖的原因。一般快速減肥者以過低熱量的飲食供給一天所需，或是以節食、減肥食品等方式，以達到短時間內瘦下來的目的，當瘦到目標體重後，恢復正常飲

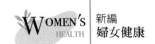
食時，雖仍注意熱量攝取，但還是會發胖，體重還是會增加，其實就是因為代謝率降低了。快速減肥者通常攝取過低熱量，當攝取熱量低於人體基本需求時，人體為了維持正常生理運作會調整代謝率，使代謝率降低以減少人體的基本熱量消耗，此時，若恢復正常熱量攝取，也就是恢復正常飲食時，會因為代謝率的下降相對造成過多熱量的攝取，當然，這些過多的熱量也就是復胖的來源。

3. 抵抗力減弱

由於快速減肥多為低熱量攝取，且營養不均衡或營養素攝取不足等，同時加上快速減肥造成的肌肉蛋白質的分解，以至於體力變差，而製造淋巴球的原料不足時淋巴球產量減少，當然也就產生抵抗力減弱的情形，同時容易感冒、腰痠背痛等。

4. 月經不規律

短時間內體重快速下降，對女性而言，最明顯的身體警告指標就是月經週期。正常的月經週期是 28~30 天，雖因個人體質而異，但仍會維持一個穩定的週期，可是在體重驟降的情況下，最常造成的是月經週期的混亂、不規則，嚴重者則會無月經。這些都是因為不當的減肥方式，造成對荷爾蒙代謝的影響，而引發停經，或經期混亂等情形。

5. 易掉髮、皮膚變差

快速減肥多數由於營養素攝取不足，造成體內新陳代謝不正常，嚴重會引起掉髮、髮色枯黃、髮質乾燥等，而皮膚也會因營養素的不足或荷爾蒙的代謝不正常，而發生膚質變差、變粗糙、易生痘痘等情形。

6. 器官功能失調

在長期飢餓情況下，因攝取熱量及營養素的不足，同時加上身體水分大量流失，肌肉蛋白質分解，易造成暫時性的肝、腎功能失調，並且

因為反覆減重、代謝率下降而影響腸胃功能，易發生消化不良或腸胃疾病等不良後果。

其實對於體重過重甚至肥胖的人來說，減肥是對於自己健康負責的一種方式，但若選擇快速看到效果的不當減肥方法，反而會對身體產生不良影響，最好是依醫師及營養師的建議，利用正確的減重方式，以均衡營養飲食為基礎，改變以往大魚大肉、暴飲暴食、零食、宵夜等習慣，輔以適量且適當的運動，相信窈窕而健康的瘦身非難事，不但不易復胖，還可以維持健康，何樂而不為呢？

知識
補給站

您了解您的 BMI 值嗎？了解自己的身體，不盲目亂減肥才是最健康的哦！身體質量指數計算方式：

$$BMI＝體重（公斤）／身高（公尺）×身高（公尺）$$

＊ 表 11-1　BMI 範圍值

18 歲（含）以上的 成人 BMI 範圍值	健康概念
BMI＜ 18.5 kg/m²	「體重過輕」，需要多運動，均衡飲食，以增加體能，維持健康！
18.5 kg/m² ≤ BMI＜ 24 kg/m²	恭喜！「健康體重」，要繼續保持！
24 kg/m² ≤ BMI＜ 27 kg/m²	哦！「體重過重」了，要小心囉，趕快力行「健康體重管理」！
BMI ≥ 27 kg/m²	啊～「肥胖」，需要立刻力行「健康體重管理」囉！

（國民健康署，2013）

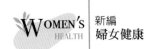

11-3　身體與美容

一、化妝

俗話說愛美是女人的天性，追求外貌及穿著打扮成為女性形塑外表自我形象的重要一環(Jones, 2002; Martin & Gentry, 1997; Thomsen, Weber, & Brown, 2002)。

在商業操弄下；使現代社會的女人成為美貌崇拜的信徒，女人們渴切的想要知道美麗的標準。電視、廣告、雜誌等與商業結合的媒體早已做好準備，它形塑出美貌的樣板，再製造出女人對不美貌的恐懼感，它指導女人朝向美貌前進。在大量媒介訊息的威脅逼迫及因循善誘之下，女人們無可自拔地著迷於美麗的影像，並對電視、廣告、雜誌等所建構出的美貌價值觀深信不疑。

「美」一直是人們最為關注的課題之一，而傳播媒體的推波助瀾，更助長了「美」意識的盛行，外表「美」已經變成一種整體的社會價值，外表「美」漸漸成為我們自我評價與評審她人的標準，無論妳的身材、臉蛋是否符合標準，都會受到「美」標準的約束與監視。台灣近幾年來針對女性的美容美體研究，這些研究都在敘述女性如何受到女性美貌迷思的影響（周，1994；吳，1994；高，1996；趙，2005），接著女性進行化妝、瘦身、整容等追求美體的行為。打開時尚女性雜誌閱讀的女人，大部分是期望獲得有關於美妝、美體及時尚方面的知識，尤其以美妝及時尚資訊分占第一及第二位；媒體（特別是時尚雜誌）對女性外貌及穿著打扮的過度重視，強調「時尚美麗的外表」是成為成功以及快樂女性不可或缺的條件(du Pré, 2000; Englis, Soloman, & Ashmore, 1994; Frith et al., 2005; Guillen & Barr, 1994)，因此，更加深了女性對外貌穿著

是否合乎時尚流行的在意程度。正如 Wolf 認為，許多的雜誌所提供的美麗神話，導致讀者產生瘋狂渴望購買商品的欲望，這個欲望變成一種持久的幻想(Wolf, 1991/1992)。

化妝是一種很主觀的藝術，不易區分對或錯，市面上的雜誌，例如：ef 東京衣芙、VOGUE、BEAUTY 大美人、魅麗 camelia、柯夢波丹等，每年每月每一本都有流行的彩妝，在這一本雜誌上大力地介紹彩妝，另一本雜誌的模特兒塗上濃濃的粉底和紅紅的腮紅，再加上很多種顏色的眼影。受到媒體的影響，透過化妝來使自己的「臉部」更加細緻與好看，跟著時尚雜誌走流行，彩妝會買個不停，當然荷包也會失血，也是商人最樂意見到的結果。

擁有一張乾淨好膚質的臉是重要的事，女人會學習根據自身肌膚需求去選擇保養品，甚至透過化妝來使自己的「臉部」更加細緻與好看。很少人的肌膚是天生麗質的，所以需要靠化妝來掩蓋難看的地方，或者突顯五官，微調不滿意的地方，讓自己變得有精神又好看。化妝品可以掩蓋缺陷，看起來很有精神，很亮眼，很美好。有些女生是化完妝很有自信所以堅持不素顏，不論去哪裡一定要頂著彩妝。

網路調查發現一個女人每個月化妝品花費需要上千元不等，筆者認識一個女人每次不化妝絕對不出門，為了追求美麗減肥，每次只吃一小碗飯；而另一個朋友，因為嫌自己胸部太平了，不能讓先生滿意，自己花了很多錢偷偷去做了隆胸，結果手術失敗苦不堪言，面目憔悴還要接受更多的重整手術。一個女人怎麼樣才能做回自己呢？那就是有自信的眼神和心靈，不用受他人與男人的控制，了解身體是自己的，一個女人是有自己的磁場，這種磁場來源於她自信與充實的內心，不改變自己，不取悅別人。

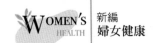
　　最美的彩妝是色彩不多，重點在簡單自然。美麗是要能自己主宰自己的生活，能散發出獨特的能力和魅力，使心理與生活美麗，外在才會美麗（齊，2003）；一個充滿自信的女人不會為了每天要如何化妝及穿著而傷透腦筋，因為自信就是最好的心靈化妝品。

二、抗痘

　　電視與電影女明星總是在我們眼前提醒或暗示擁有完美的皮膚是美麗、善良與高尚，臉上有疤痕的總是用來提醒觀眾，這個人是壞人。因此青少女開始追求「完美的容顏」與「無暇的皮膚」就是從別人的眼睛，看到甚麼樣的才是美麗。因為受到社會上的美貌論述影響與召喚，沒有痘痘的臉才是好看的，所以「臉上長痘痘」是許多女性的困擾，大部分的女性想透過保養方式來避免長痘痘的重要因素。對於臉上痘痘的關注，是他們進行臉部改造的開始。

　　青少女臉上有青春痘（痤瘡）就如同與難看畫上等號，嚴重影響身體心像。協助女性對抗痘痘就是幫助女性重整身體心像一樣的重要。青春痘是常見的皮膚疾病，無論是黑頭粉刺、白頭粉刺、青春痘或膿皰，都會影響皮膚的完整性。

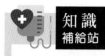

青春痘的成因

1. 肌膚皮脂腺油脂分泌過於旺盛：正常皮脂腺會分泌半固體油脂，油脂會慢慢流出毛孔外，在皮膚的表面形成一層薄膜可以保護皮膚表面預防水分流失，然而油脂分泌過於旺盛使得排空不順利，毛孔就會被油脂與老化的角質所堵塞，形成粉刺。

2. 荷爾蒙內分泌因素：造成肌膚皮脂腺油脂分泌過多就是荷爾蒙，尤以女性月經前的惡化最為常見，可能與動情素的減少有關。

3. 皮膚表面或毛孔內老化的角質過多：皮膚製造太多的油脂之後，皮膚表面和毛孔中的角質混合在一起就不容易脫落，凝固成白色的物質而堵塞毛孔，毛孔閉鎖就是白頭粉刺，毛孔是開的，凝固成白色的物質與空氣氧化而變黑就是黑頭粉刺。

4. 毛孔裡的痤瘡桿菌：痤瘡桿菌喜好油脂，皮脂腺油脂與老化堆積毛孔的角質正好提供痤瘡桿菌的生長環境與溫床，痤瘡桿菌大量繁殖，細菌孳生青春痘開始發炎紅腫的現象(Leyden, J. L., 2001)。

5. 過敏反應或其他：關於青春痘形成原因仍有許多未知。

　　對抗青春痘不外乎針對長青春痘的因素下手，減少油脂的分泌、清潔衛生、殺菌、去角質與控制荷爾蒙等方法。

三、整形手術

　　美容整形目的是為了增加外觀的吸引力，可以使人看起來更加年輕，改善外觀的樣貌(Davis & Vernon, 2001; Frey, 2002)。

　　對女人而言，相貌不只是她自己個人的事，家人、朋友重視的程度絕不下於她本人，聊天時常常繞著這話題轉，當女人無法達到家人或朋友的期待時，或是無法達到社會價值約定成俗的審美標準，無論是電

影、電視、廣告或是周圍的人，總是不斷的提醒女人應該有的模樣，只有長的美麗、身材苗條，才能博得他人的重視，如果太胖、太醜，表示這女人是懶散的人，因為只有懶女人而沒有醜女人，這樣的觀念最後讓女人羞於自己的外表。因而產生負面身體心像的自卑感的圈套中，其實是過於太在意自己的長相而產生自卑的心理(Rodin, J., 1992/1993)，或是無法達到我們理想中的形象之美，就會有羞於見人、無地自容的心態，因為自卑感是源於「真實我」與「理想我」的不平衡狀態(Rodin, J., 1992/1993)。美容整形的風潮越來越風行，過去美容整形多以有錢有閒族群為主，目的是期望藉由美容整形留住青春容貌，而今美容整形族群有普及化且有年輕化的趨勢，期望經由美容整形看起來更完美（邱，2001；莊，2003）。

這是一個追求美麗的時代，個人身體的外觀與體型深受社會文化的影響。一些國內外的學者在分析女性對自己身體心像的看法，發現大多女性對自己的身體心像多抱持著負面的看法。Muth 和 Cash (1997)針對277 位大學男女學生進行的研究，探討性別差異在身體心像態度（包括評價、認知－行為的投資和情感）中有何不同，研究結果發現女性比男性有較消極的身體心像評價、會花費較多的投資於她們的外表上、以及有比較高頻率的身體意象的煩躁不安（賈，2001）。Katz、Blumler 與 Gurevitch (1974)的「使用與滿足理論」(uses and gratifications theory, U & G)指出，個人會主動透過媒介尋求所需要的資訊，進而滿足本身的需求。現代社會的女人在美貌神話媒介的控制下，已經無法正視自己的身體，女人們將目光投射到別的女人身上（通常是媒體上的美女），而漸漸疏離自己的身體。因此疏離之後的空虛感，就依靠模仿學習理想中的他人來填補自我的形象，進而認同自己的心像。

大眾媒體成為提供影像的主要來源者，彷彿成為一面廣大的「鏡子」，使人們得以在媒體這面鏡子「照見／找尋」自我所要的影像，進

而從自我想像到自我轉換，將自己建構為自我想要的影像（張，2005）。

　　媒體、廣告商業已經將女性變為他們的商品，交易的籌碼是女性的容貌，在現代社會裡，女人的美貌可被視為一種流通的貨幣，一個女人的臉蛋便是她的財產，一個美貌的女人等於擁有財富(Wolf, 1999)。但請問美貌的標準是由誰來評判？社會心理學家與心理分析學家分別提出女性追求美的分析觀點，一般女孩子往往從小就覺得自己長的不夠漂亮，比不上其他女孩，這種自慚形穢的自卑感，隨著年歲增長，與日遽增，國色天香與相貌平凡的女孩往往對自己的相貌有同樣的不滿意感，社會心理學家認為因為這些女性自尊心薄弱，她們內化男尊女卑的社會規範，即使天生麗質也無法鞏固她們的自尊心。社會心理學家認為從社會化的角度來看，如果社會要求女人必須美麗，女孩子就會養成愛美的第二天性，更認為美麗是女人追求幸福的先決條件。但是社會心理學往往淡化美貌這問題對女人的複雜性，卻責備女人太在乎自己的外表。(Davis, K., 1995/1997)。張錦華(2002)針對瘦／塑身廣告與相關傳播現象進行的研究指出，大眾媒介的大量曝光效果造成普遍的社會壓力，進而影響女性對於自己外貌的評估、改變自我樣貌的計畫。化妝品廣告、減肥機構、整形診所透過媒體塑造出的美麗樣板，說服女性必須不惜代價、忍受整形、調整體型的痛苦，於是將自己塞入那華麗而窈窕的雕塑模型中；社會的眼光易主導女人們應該具備的姿容體態，包括擁有無暇的肌膚、豐滿的乳房、圓翹的臀部、纖細的腰身，在商業操作與控制下塑造出對美貌無限的崇拜下，美貌儼然成為女人的生存要件。

　　為了追求美麗而改變身體的做法，由來已久，法國歷史學者裴瑞特(Perrot, 1984)指出：在人類歷史上，男人也曾經和女人一樣費心的美化與裝扮自己的身體。18 世紀，只有貴族才會精心打理自己的外表，18 世紀末，性別已成為社會權力不平等的主軸，男人開始講究穩重，女人則越加

忙著美麗工程；束腹成為 19 世紀的表徵，把女人束縛在身體裡頭，到了 20 世紀，愛美已變成女人的天性，不分階級、地域、種族，女人都忙著修飾自己的身體，且成為白種、上流社會女人的標準，區隔了不同階級與種族的女人。20 世紀，女性美的標準，不斷因時制宜，以美國為例，50 年代流行兔女郎，60 年代流行纖細柳腰，70 年代至今流行健康肌肉與明亮外型(Davis, K., 1995/1997)。台灣的林黛玉纖弱女性典型流行在 60 年代，約 80 年代始，則與國際同步，明亮健康是美女的主流典型，卻又參雜柔弱細緻等不同典型，多元混合，是後現代的場景。美女文化的典型雖然持續在變，有一點則是換湯不換藥，為了美麗，就算花再多時間、金錢與整型開刀的痛苦，甚至付出生命也在所不惜，但求符合女性美的文化標準，雷寇夫和薛爾(Lakoff and Scherr, 1984)指出：西方美貌的痛苦往往持續很長時間，甚至一輩子，女人得穿著緊繃繃的蕾絲束腹，忍痛踮著腳尖走路，日復一日，永無休止(Davis, K., 1995/1997)。

社會男女的審美觀有極高的共識，身材纖瘦又凹凸有致、皮膚白皙完美、眼睛大、豐唇的女性是一般公認最標準的美女，因此美女標準的訂定，從媒體中的模特兒呈現出纖瘦、白皙、眼睛大、五官端正，美女都差不多長這樣，「凱渥、伊林的名模們成為女孩追

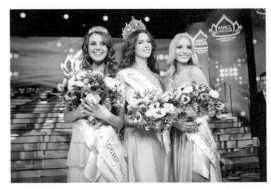

* 圖 11-6　世界小姐

逐崇拜的目標。」；「漂亮的女生通常都是纖瘦、身材凹凸有致、雙眼皮、皮膚白皙、笑起來最好能像林志玲最好。」；「世界小姐每年選美都有共通點：高挑、纖瘦、豐滿的乳房、大眼睛、長髮、古銅色無暇的肌膚（西方文化喜愛古銅色皮膚）、完美的笑容」（圖 11-6）。

　　為了符合現代審美觀而女性不惜花費時間、金錢來改變自己身形容貌，最快的方法是手術整型。女性能成為美貌的女性，不但可以增加自信且心情愉悅，更能獲得他人的讚賞，期待以美麗的外貌吸引其他男生的注目。

　　美貌崇拜的社會價值觀已然形塑在現代社會文化下，當所有人皈依於美貌神話並對其深信不疑，悖離教義者不但難以融入社會，也會遭受異樣指責的目光。當越來越多人告訴妳這樣才好看，而且大家也都這麼做的時候，自己也會在不知不覺中妥協，處於社會巨大的籠牢下，順應著所謂美貌之主流觀點和輿論緩緩前進，成為女性最輕易、簡單的安身之道。

　　從美容手術的例子，我們可以重新反省現代女性的兩難，改變身體外型帶給個人一種生活的控制感，個人卻也可能因為改變外型是可以被控制，而更容易受困於（而不是接受）他人對自己外型的評價。具體渴望成為美女照片一樣，期待整型之後照片得以蛻變美貌的身體心像，美女照片成為女性用來定義美麗的標竿，整型時都希望自己可以期待透過外在條件，諸如容貌、身形、服裝、髮型、妝容等的模仿學習，使自己更能趨近於他人眼中的「完美」。

　　社會學家發現，「受困於」他人對自己身體的程度有明顯的性別差異。男性也會在乎他人對自己身體的批評，但「受困」情形比較不嚴重，一方面對於男性身體的社會期望，壓力並沒有那麼大。另一方面，男性為了要達到被期望的身體形象是強壯的體格，為達此目的所採取的手段，比較不會引起嚴重的負面後果。然女性則是在這種自我監控的「影像」世界中陷入最深，一方面因要女性維持身體的性吸引力的壓力多於男性有關。另一方面很弔詭的是，這和現代社會中鼓勵女性盡情享受生命、善待自己的需求也有關，身體被修飾成為她們追求個人生活風格的一部分。

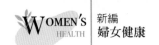
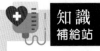

美容整形上癮症

　　在精神科診斷中，有一個診斷叫身體畸形性疾患，英文原名為 body dysmorphic disorder，不斷的藉由美容整形的方式，來達到更多的改變及需求，醫生也稱為「意象毀滅」的症狀(broken mirror) (Kron, 2002)。要符合這種診斷標準的關鍵在於：當事人過分關注於自己感覺到有缺陷的身體外觀，而且因為這樣的過分關注已經影響到當事人的職業、社交或其他功能。當然一旦產生這些情形，容易合併有焦慮或憂鬱甚至不敢出門的狀況，有自殺想法的人，據統計約占八成左右，據估計大約占總人口 1~2% 的人有這樣的困擾。如果說到原因，目前還未有確切的證據，一般醫師相信這是由生理、心理及環境所造成的影響，過去有些研究發現童年有受虐經驗的人，容易有此困擾(Didie et al., 2006)。

四、表面殘缺

　　由於疾病或重大傷害造成身體外觀與功能的殘缺，例如：乳癌、燒燙傷、口腔癌、截肢等病患都會影響身體心像的改變。由於身體外觀的改變是因意外所致，在自己的內心對其形象深受困擾，長期下來可能造成失眠、壓力過大、自卑、焦慮、憂鬱、孤僻及缺乏自信的症狀。許多患者產生情緒困擾，出現負向及沮喪的心理狀態，病患除了必需面對身體外觀改變的殘酷事實，若受傷處是顯而易見之顏面或外觀更要面對外界投出的異樣眼光的內在情緒創傷，除了造成社交隔離外，甚至會導致病患自殺。病患出現身體心像改變而紊亂時，醫護人員需要適時的協助身體心像紊亂的患者再一次重建適應(coping)與調適。

11-4 結 論

　　女性從小到大接受許多的整體社會文化，其中對於美貌洗禮的認知；就是如何使她成為一個美麗女人的心理，占有著極大的負擔。

　　心理發展學家認為：「個人的身體意象從幼兒時期就逐漸明顯」。到了青少年時期，因為身體變化大，所以身體意象更受重視。女性成年後，職場、家庭、社會各方面所賦予的形象更加地將女性侷限在些制式的形狀、外貌中，各階段的身體心象發展對女性來說都是非常重要的，若遭受負面的影響，或身體因疾病或事故而遭受重大改變，是指一個人對自己身體結構、功能或外觀等所發生的改變，無法去適應與接受所出現的情緒困擾，甚至影響到生活與工作，使個體出現「身體心像紊亂」。可從個案的支持網路及開發或身體的功能，來強化其適應力。

　　同時要了解，在女人的心裡面最美的，永遠不是自己。他們常被瘦身美容業者洗腦，認為胖就是醜，也被醫療體系恐嚇，相信肥胖不健康，更因為社會文化觀念影響，多數人都討厭肥胖，美容瘦身業不斷的渲染減肥的療效，使得女性朋友趨之若鶩，這種風氣要如何去遏止。我們也常常批評自己，認為自己不夠美，其實「美」，是一個很抽象的東西，要說它的定義，實在不太容易。所以我們應該塑造正向的身體心像環境，一定先愛自己，做一個自己喜歡的人，而不要受到大眾媒體的影響。青少年們請勿陷入身體意象的泥沼中，勿受外界的影響，相信自然就是美與健康，每天過著安穩的生活，何樂而不為。

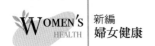
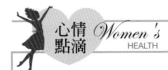

❤ 乳房重建 63 歲阿嬤走秀

聯合晚報 2002/01/05

　　對周定樺及羅麗容來說，乳癌所帶給她們的苦難都已成過去，現在她們言語舉止充滿自信，不再避談病史，今天將穿著美裳，參加捐贈義乳及舞台走秀活動。周定樺笑箸說：陪伴一年多的義乳已經送人，對象就是她的媽媽。

　　周定樺的媽媽在四十幾歲時罹患乳癌，不得不切除乳房，伴隨母親度過悲慘歲月的周定樺，很清楚這也可能是自己難以掙脫的宿命與夢魘，但怎麼也沒想到兩年前新婚還不到一個月，居然就在乳房附近觸摸到硬塊，這時她才只有 26 歲。

　　63 歲的羅麗容也有同樣的感受，洗澡不敢直視鏡中的自己，更是無法裸身面對先生，心中滿是創傷，經過一年多，才逐漸恢復平靜。在醫師介紹下，配戴國外進口的義乳，一個要六千多元，雖然從外表看不出來，但還是深怕出糗。雖然五、六千元，但還是有人無法負擔這筆錢，羅麗容表示，有些病友把衣服墊肩當成義乳使用，或者拿塊布塞在胸罩底下。只是這些沒有形狀、沒有重量的義乳，常常移位，造成兩邊高低不平、大小不均的窘境。

　　去年夏天周定樺順利完成乳房重建手術，終於可以再度穿上無袖T 恤以及領口較低的漂亮襯衣，與姊妹淘們一起洗三溫暖、泡泡溫泉。至於義乳如何處理？周定樺說 10 年前母親罹患乳癌，切除乳房後，一直捨不得花錢使用品質較好的義乳，去年她接受乳房重建手術後，就把義乳送給母親配戴，未來還希望媽媽也可以接受乳房重建。

　　為了今天舞台走秀演出，羅麗容準備一套全黑的褲裝，上身點綴著透明的網紗，十分性感。希望能夠拋磚引玉，鼓勵其他病友走出人生陰霾，另外，她也將捐出陪伴自己六、七年的義乳，讓需要的人使用（台灣乳房重建協會，無日期）。

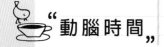

1. 何謂身體心像？(A)感覺自己的身體如何與環境互動　(B)覺察及控制自己的身體　(C)自己如何感覺自己的外型、身高、體重等　(D)社會如何看到自己的外型、身高、體重等

2. 心理學家認為，身體心像在哪個階段最受重視？(A)青春期　(B)學齡期　(C)成年期　(D)老年期

3. 協助個人形成正確的自我認定及評價，下列作法何者錯誤？(A)在自健康的自我概念　(B)出生後提供適當的感覺刺激　(C)不要取笑孩子的外貌　(D)鼓勵青少年從媒體學習如何自我認同

4. 身體心像的形成，與文化關係何在？(A)人們對美感的評價標準自古皆同，使「苗條就是美」成為世界準則　(B)身體心像是個人意識，與社會文化無關　(C)每個時代對美的定義不同，因而成就一套不一樣的身體心像　(D)負向的身體心像與文化無關，是個人自卑之故

5. 快速減肥易產生的危害症狀，不包括？(A)體重忽胖忽瘦　(B)抵抗力增強　(C)無月經　(D)皮膚變粗糙

6. 正常 BMI 的範圍是？(A)＜18.5　(B)18.5~24　(C)24~27　(D)＞27

7. 有關女性對於自己身體心像的看法，何者有誤？(A)青春痘對女性來說與難看畫上等號　(B)女性受困於他人對自己身體的評價程度小於男性　(C)化妝是女性追求完美的方法之一　(D)女性常覺得自己不夠漂亮，和內化的男尊女卑社會規範有關

8. 何者不是青春痘的形成原因？(A)毛孔內的金黃色葡萄球菌滋生　(B)過敏反應　(C)月經前動情素減少　(D)老化角質阻塞毛孔

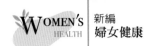
9. 有關身體畸形性疾患，下列敘述何者錯誤？(A)藉由不斷整形達到改變的需求　(B)易出現憂鬱、焦慮症狀　(C)過分不在乎自己的身體外觀　(D)可能是生理、心理、環境所造成

10. 身體意象從哪個時期開始就已發展？(A)嬰兒時期　(B)幼兒時期　(C)青少年時期　(D)成年時期

掃描QR Code
觀看解答

"參考文獻" REFERENCE

王麗瓊(2001)‧*國中生身體意象之相關因素分析研究*（未發表的碩士論文）‧國立台灣師範大學衛生教育研究所。

台灣乳房重建協會（無日期）‧*乳房重建 63 歲阿嬤走秀*。http://www.nicebreast.com.tw/g_set.htm

吳光中（2004 年 2 月 19 日）‧*瘦身節目 不換湯不換藥*‧民生報。

吳家翔(1997)‧*解讀美體瘦身廣告的身體形塑意涵*（未發表的碩士論文）‧世新大學傳播學院傳播研究所碩士論文。

吳凱琳(2003)‧減肥大作戰‧*Cheers 快樂工作人雜誌，39*，146-148。

周怡君(1994)‧*化妝實踐中女性認同的構成*‧國立清華大學社會人類學研究所碩士論文。

邱麗珍(2001)‧*女性雜誌中美容美體論述的解構*‧國立師範大學家政教育研究所碩士論文。

高木蘭(1997)‧*減重女性的身體形象構成與實踐*‧高雄醫學院行為科學研究所碩士論文。

張玉佩(2006)‧從媒體影像觀照自己：觀展／表演典範之初探‧*新聞學研究，82*，41-85。

張錦華(2002)‧*女為悅己者「瘦」？媒介效果與主體研究*‧正中。

莊文芳(1998)‧*影響台北市青少年對身體意象認知相關因素之探討*‧國立陽明大學衛生福利研究所碩士論文。

陳玉梅(1999)‧減肥的美麗與哀愁‧*康健雜誌*，12。

陳明來(2001)‧*臺北市公立國中生課外閱讀行為之研究*（未發表的碩士論文）‧政治大學圖書資訊研究所碩士論文。

陳淑芬(2000)‧*她們的美麗與哀愁－女性雜誌的美貌建構與讀者使用之研究*（未發表的碩士論文）‧政治大學廣告研究所碩士論文。

陳儒修、高玉芳(1994)・我美故我在：論美體工程、女性身體、與女性主義・
　　傳播文化，*3*，195-208，

黃囉莉（編）(1999)・*跳脫性別框框—兩性平等教育教師／家長解惑手冊*・女
　　書。

楊喻婷、盧鴻毅、侯心雅（2009，7 月）・*影響閱讀行為的因素及其結果：以
　　日系時尚女性雜誌為例*・海報發表於中華傳播學會年會・玄奘大學。

趙景雲(2005)・*共謀或抵抗？瘦身女性身體的主體性與客體性*（未發表的碩士
　　論文）・東吳大學社會學研究所碩士論文。

齊藤薰(2003)・*美麗教科書*・商周。

劉艾蕾(2007)・*蘋果日報讀者閱報動機與人格特質之研究－以台北市為例*（未
　　發表的碩士論文）・世新大學新聞研究所碩士論文。

Davis, K. (1997)・*重塑女體：美容手術的兩難*（張君玫譯）・巨流。（原著出
　　版於 1995）

Grogan, S. (2001)・*身體意象*（黎士鳴譯）・弘智文化。

Kaufmann, J. C. (2002)・*女人的身體男人的目光*（謝強、馬月譯）・先覺。

Klein, R. (2002)・*後現代瘦身主義*（張明貴、蔡佩君譯）・時報出版。

Nead, L. (1995)・*女性裸體*（侯宜人譯）・遠流。（原著出版於 1992）

Pipher, M. (1997)・拯救奧菲莉亞（*張慧英譯*）・平安叢書。（原書出版於
　　1994）

Pittman, F. (1995)・*新男性－掙脫男子氣概的枷鎖*（楊淑智譯）・牛頓。（原
　　著出版於 1994）

Rodin, J. (1993). Cultural and Psychosocial Determinants of Weight Concerns.
　　(Review) *Annals of Internal Medicine*, *119*, 643-645.

Rodin, J. (1993)・新美麗主義（*林蓼攸譯*）・自立晚報。（原書出版於 1992）

Wolf, N. (1992)・*美貌的神話*（何修譯）・自立晚報。（原著出版於 1991）

Barker, C. & Galasinski, D. (2001). *Cultural Studies and Discourse Analysis: A Dialogue
　　on Language and Identity*. Sage Publications Ltd.

Bartky, S. L. (1990). *Femininity and domination: studies in the phenomenology of oppression*. Routledge.

Brumberg, J. J. (1998). *The Body project: An intimate history of American girls*. Random House.

Currie, D. H. (1999). Girltalk. University of Toronto Press.

Didie, E. R., Tortolani, C. C., Pope, C. G, Menard, W., Fay, C., & Phillips, K.A. (2006). Childhood abuse and neglect in body dysmorphic disorder. Child Abuse & Neglect, *30*, 1105-1115.

du Pré, A. (2000). Communication about health: Current issues and perspectives. Mountain View. Mayfield Publishing.

Duke, L. L., & Kreshel, P. J. (1998). Negotiating femininity: Girls on early adolescence read teen magazines. *Journal of Communication Inquiry, 22*(1), 48-71.

Englis, B. G., Soloman, M. R., & Ashmore, R. D. (1994). Beauty before the eyes of the beholder: The cultural encoding of beauty types in magazine advertising and music television. *Journal of Advertising, 23*(2), 49-64.

Frith, K. (2005). *How advertisements in global women's magazines in China use stereotypes*. http://www.allacademic.com/meta/ p12871_index.html

Frith, K., Shaw, P., & Cheng, H. (2005). The construction of beauty: A cross-culturalanalysis of women's magazine advertising. *Journal of Communication, 55*(1), 56-70.

Guillen, E. O., & Barr, S. I. (1994). Nutrition, dieting, and fitness messages in a magazine for adolescent women, 1970-1990. *Journal of Adolescent Health, 15*(6), 464-472.

Jones, D. C. (2002). Social comparison and body image: Attractiveness comparisons to models and peers among adolescent girls and boys. *Sex Roles, 45*(9/10), 645-665.

Katz, E., Blumler, J. G., & Gurevitch, M. (1974). Utilization of mass communication by the individual. In J. G. Blumer, & E. Katz (Eds.), *The uses of communications* (pp. 19-32). Sage.

Kiesler, C. A., & Kiesler, S. B. (1969). *Conformity. Reading, MA: Addison-Wesley. beauty and fashion magazines and the use of pathogenic dieting methods among adolescent females. Adolescence, 37*(145), 1-18.

Kimmel, M. S. (2003). *"Introduction" to MEN"S LIVES*. Allyn and bacon.

Koff, E., Rierdan, J. (1991). Perceptions of weight and attitudes toward eating in early adolescent girls. *J Adolesc Heatlh, 12*, 307-312.

Leyden, J. L. (2001). The Evolving Role of Proprionibacterium Acnes in Acne. *Seminars In Cutaneous Medicine And Surgery, 20*(3), 139-143.

Martin, M. C., & Gentry, J. W. (1997). Stuck in the model trap: The effects of beautifulmodels in Ads on female pre-adolescents and adolescents. *Journal of Advertising, 26*(2), 19-33.

McCabe, M. P., Ricciardelli, L., Mellor, D., & Ball, K. (2005). Media influences on body image and disordered eating among indigenous adolescent Australians. *Adolescence, 40*(157), 115-127.

Nixon, Sean (1997). Exhibiting masculinity. In S. Hall (Ed.), *Representation: Cultural representations and signifying practices* (pp. 293-336). Sage.

Ogden, J. (1992). *Fat Chance：the Myth of Dieting Explained*. Routledge.

Ozer, E. M., Brindis, C. D., Millstein, S. G., Knopf, D. K. & Irwin, C. E. (1998). *America's adolescents: are they healthy?* San Francisco: National Adolescent Health Information Center. University of California, School of Medicine.

Schilder, P. (1950). *The image and appearance of the human body*. International Universities Press.

Thomsen, S. R., McCoy, J. K., & Williams, M. (2001). Internalizing the impossible: Anorexic outpatients' experiences with women's beauty and fashion magazines. *Eating Disorders, 9*(1), 49-64.

Thomsen, S. R., McCoy, J. K., Gustafson, R. L., & Williams, M. (2002). Motivations for reading beauty and fashion magazines and anorexic risk in college-age women. *Media Psychology, 4*(2), 113-135.

Weedon, C. (2003). Subjects. In M. Eagleton (Ed.). *Feminist theory* (pp. 111-132). Blackwell.

Wolf, N. (1999). *The beauty myth: How images of beauty are used against women.* William Morrow and Company.

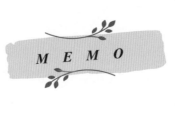

MEMO

12
CHAPTER

婦女提倡團體對性別平權及促進健康之影響

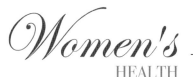

Women's
HEALTH

盧玉嬴、林辰禧 / 編著

依據 2020 年世界人口統計，男女性別比例為 1.04：1，以台灣為例，內政部公告男女性別比例為 0.98：1，亦顯示女性的預期壽命較男性長（84.7 歲／78.1 歲），因女性獨有的角色功能，其健康不僅影響個人，更對家庭及下一代的健康有深遠之影響，因此婦女的健康議題不容忽視。世界衛生組織更於第四屆世界婦女會議「北京宣言」提出性別主流化的全球性策略，鼓勵各國政府能夠審視並制訂相關政策與法律、預算與資源，並落實於勞動、福利、教育、環保、警政、經濟、國防、醫療等各層面，以達到性別平等，而在推動性別平等的過程中，婦女提倡團體則扮演著相當重要的角色，本章節將從認識台灣婦女的健康處境與健康政策、婦女提倡團體的演進、以及其對於提升性別平權及促進健康之角色，逐一撰述。

12-1 台灣婦女的健康處境與健康政策

　　過去婦女健康多著重於女性生育相關的議題，目的是保護將出生嬰兒並且非以婦女為主體，台灣亦然，將「婦幼衛生」或「家庭計畫」視為主要之婦女健康政策。然而許多先進國家自 1970 年後，已廣義的定義婦女健康，強調婦女多方面的健康需求，並指出女性與男性因年齡、特殊生理及心理的差異，其健康需求亦不同，不應僅侷限於生育相關健康問題，隨著社會、經濟發展，女性由家庭走入社會，其社會參與、職場傷害等健康議題亦需要重視，生殖科技進步對女性衍生的健康議題也隨之產生，此外，婦女因其社會、文化及經濟不平等，造成在保健資源取得的不平等及醫療場所不平等對待，這些社會文化或環境對女性健康的影響，皆是現代政府在擬定婦女健康政策時所應考量的重點。

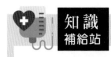

第四屆世界婦女大會「北京宣言」概要

- 男女的平等權利和固有的人的尊嚴以及「聯合國憲章」所載的其他宗旨和原則，「世界人權宣言」和其他國際人權文獻、尤其是「消除對婦女一切形式歧視公約」和「兒童權利公約」以及「消除婦女的暴力行為宣言」和「發展權利宣言」。

- 確保充分實施婦女和女童的人權，作為所有人權和基本自由的一個不可剝奪、不可缺少、不可分割的部分。

- 在聯合國歷次專題會議和首腦會議——1995 年在奈羅比的婦女問題會議、1990 年的兒童問題首腦會議、1992 年在里約熱內盧的環境與發展會議、1993 年在維也納的人權會議、1994 年在開羅的人口與發展會議和 1995 年在哥本哈根的社會發展問題首腦會議——所取得的協商一致意見和進展的基礎上再接再厲，以求實現平等、發展與和平的目標。

- 使「提高婦女地位奈羅比前瞻性戰略」得到充分和有效的執行。

- 賦予婦女權力和提高婦女地位，包括思想、良心、宗教和信仰自由的權利，從而滿足婦女和男子個人或集體的道德、倫理、精神和思想需要，並且因此保證他們有可能在社會上發揮他們的充分潛力，按照自己的期望決定他們的一生。

參考資料：中文版網站 http://taiwan.yam.org.tw/womenweb/file9_1.htm
英文版網站 http://www1.umn.edu/humanrts/instree/e5dplw.htm

為實行憲法第十條第八項所定「國家應維護婦女之人格尊嚴，保障婦女之人身安全，消除性別歧視，促進兩性地位之實質平等」之憲政精神，台灣政府在 1997 年成立「行政院婦女權益促進委員會」，將婦女團體代表與學者專家的倡議正式納入國家最高的決策機制，有計畫的持續提升婦女權益，並於第十八次委員會議，通過具前瞻性的「婦女政策綱

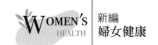
領」，將其政策目標著重在婦女政治參與、婦女勞動與經濟、婦女福利與脫貧、婦女教育與文化政策、婦女健康與醫療、婦女人身安全等六大領域。其中有關於婦女在健康與醫療領域之政策目標包含：

1. 制定具性別意識的醫療政策，建立有性別意識的醫學倫理與醫學教育。

2. 強化性教育，提升女性身體自主權與性自主權，避免性病以及非自主的懷孕。

3. 醫療決策機制中應考量性別的平衡性。

4. 落實對婦女友善的醫療環境，並充分尊重女性的就醫權益及其自主性。

5. 全民健康保險制度的決策及資源分配，應力求地區、階級、族群及性別的平衡。

6. 從事具性別意識的女性健康及疾病研究。

7. 檢視並改善女性健康過度醫療化的現象。

8. 肯定女性對促進及維護健康的貢獻，對家庭及職場的女性照顧者提供充分的資源及報酬。

由此可見婦女提倡團體對於婦女健康政策推動之影響性，以及台灣婦女在健康與醫療領域之應持續努力之目標。

12-2 台灣婦女提倡團體的演進

　　台灣婦女提倡團體的發展歷史從晚清、日治、解嚴，到目前的百家爭鳴，為台灣婦女開創了新的觀念、新的法律與制度，也帶動台灣社會的進步與發展，不同時代階段婦女團體的耕耘與成長，為台灣婦女權益發展留下美好的記錄，以下就影響台灣婦女平權與婦女健康政策的重要婦女提倡團體簡介如下。

1. 台灣基督長老教會總會婦女事工委員會（1922 年）

　　1884 年馬偕博士設立淡水婦學，1887 年於台南設立「女學」，至 1922 年在台北設立「女宣道會」，1983 年更名「婦女事工委員會」，其旨在透過信仰的力量提升婦女的能力與權益，透過國內外婦女交流經驗與努力，來建造一個更具公義和平、沒有暴力和歧視，充滿愛的教會與社會。

2. 財團法人台北基督教女青年會（1949 年）

　　基督教女青年會緣於 1855 年英國倫敦，為全球性國際婦女組織。1949 年台北基督教女青年會成立，為台灣第一個國際性、宗教性、服務性的婦女團體，其旨在以基督教信仰長期以來提供婦女各種成長機會，培育台灣婦女的領導能力與國際視野，使台灣婦女有機會接觸社會各個層面，計畫性的培育台灣婦女成為領袖人才。

3. 中華民國婦女聯合會（1950 年）

　　由蔣夫人宋美齡女士結合軍公教眷屬及企業家夫人創立中華民國婦女聯合會，以「為民眾增進社會福祉，為婦女爭取合法權益，為國家從事國民外交」為服務宗旨，為三軍及軍眷服務。1990 年代婦聯會轉型為從事社會福利工作，擴大服務領域，包括舉辦「婦聯關懷專

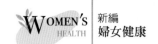

案」補助從事直接服務的績優社福團體；提供獎學金補助學子以及榮譽子女；更成立許多基金會、學校、醫學中心等公益單位致力於教育及社福工作。

4. 財團法人婦女新知基金會（1982 年）

由一群婦女朋友為了實現喚醒婦女自覺、爭取婦女權益、推動性別平等的理想，著手創辦「婦女新知雜誌社」，並於 1987 年 10 月立案為「財團法人婦女新知基金會」。婦女新知基金會倡議各項性別平權的體制改革，推動通過了「性別工作平等法」、「民法親屬篇」修正條文等多項法案，並在反人口販賣、聲援受暴婦女、檢視教科書和推動性別教育、聲援遭受性騷擾與職場歧視之當事人等婦運議題上扮演開拓和倡導的角色，以提倡和監督婦女政策、遊說立法、推動女性參政、培力女性參與公共事務等作法，逐步改造體制和性別文化。

5. 社團法人台灣婦女展業協會（1983 年）

由教會熱心人士成立「台北婦女展業中心」，於 1999 年立案成立「台灣婦女展業協會」，以單親家庭婦女以及長期脫離職場之婦女為主要對象，協助其進入職場。近年來開始轉向培植婦女能力，增強技藝訓練，助益弱勢婦女脫離貧困的惡性循環，另提供新移民家庭服務。同時與全國 27 個中區會婦女事工部合作，積極參與台灣婦女運動，與各界婦女共同倡議台灣婦女之人權與權益。

6. 社團法人台北市晚晴婦女協會（1984 年）

由東吳大學林蕙瑛副教授與數位離婚婦女，成立「拉一把協會」，給予婦女心理支持，並在施寄青女士積極奔走下，於 1988 年正式成立「晚晴婦女協會」，培養婦女獨立與自主的人格，並同時化小愛為大愛，積極投入社會服務工作，以不斷推動立法改革的方式，進

行夫妻財產制、分居等民法親屬編修法與倡議，期透過體制的健全來保障婦女權益、促進兩性平權。

7. 財團法人台北市現代婦女基金會（1987 年）

由台北市議員潘維剛女士結合多位熱心人士，共同籌組現代婦女基金會，以推動兩性平權、保障婦幼人身安全之社會教育為宗旨，透過個案服務、法案研修、制度倡導、教育宣導等方式，為社會推動婦女人身安全與性別平等制度改革。1996 年與馬偕醫院合作成立第一個醫療強暴危機處理中心，陸續完成「性侵害犯罪防治法」、「家庭暴力防治法」及「性騷擾防治法」等重大法案之推動與修正，2002 年首創法院家庭暴力事件服務處，整合司法系統協助受害婦女解決法律、經濟和心理各層面的問題，建構完整的保護與協助。

8. 財團法人台北市婦女救援社會福利事業基金會（1987 年）

一群熱心的律師、學者及社會工作者成立「台灣婦女救援協會」，協助遭逢父母販賣從娼的不幸少女救援行動，提供法律協助，幫助她們重返家庭及社會，此開啟台灣終止婦女買賣的先驅。近年來擴展到慰安婦、婚暴及人口販運被害婦女、目睹暴力兒童等關懷，提供被害人法律扶助、庇護轉介、就醫、就業、心理輔導等多項服務，並藉由法律制度倡議、社會教育宣導，讓政府與民間共同投入救援行動，幫助婦女及兒童遠離傷害。

9. 財團法人主婦聯盟環境保護基金會（1987 年）

由一群主婦從家庭推動生活環保，並於 1989 年正式成立「財團法人主婦聯盟環境保護基金會」，結合婦女力量，關懷社會，提升生活品質，促進兩性和諧，改善生存環境。主婦聯盟秉持「勇於開口，敏於行動，樂於承擔」的信念，以觀察社會脈動，關心公眾議題為己

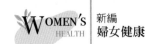
任，分別成立環境保護、婦女成長、教育、消費品質等委員會，這是女性集體參與環境保護與社會改革的重要力量展現。

10. 財團法人勵馨社會福利事業基金會（1988 年）

　　在全國各地設置服務據點，致力於性侵害與受暴女性權益工作，並運用專業人力針對性交易防制、性侵害防治、家庭暴力防治、未婚懷孕防治、遭受人口販運等進行預防宣導、社會倡議、社工與心理諮商服務。近年來更以性別充能為出發點，致力於婦女、少女充能服務與倡議工作，目標在追求公義與愛的決心與勇氣，預防及消彌性侵害、性剝削及家庭暴力對婦女與兒少的傷害，並致力於社會改造，創造對婦女及兒少的友善環境。

11. 台灣基層婦女勞工中心（1988 年）

　　由台灣第一個女性工會「遠東新埔製衣工會」成立，為支援女性勞工會組織，1989 年正名為「台灣基層婦女勞工中心」，提供基層勞工法律扶助與維護勞工人權，倡議與推動勞工法令與制度，啟發女性勞工意識，發展具女性意識的工會組織與勞工運動。1992 年中心將關懷觸角擴展至外勞權益維護，提供工作諮詢、法律支援、雇主溝通與返國協助服務，辦理各項勞工法令、成長教育宣導，出版英文電子報，宣導教育外勞工作權益。

　　台灣婦女提倡團體歷經百年發展，展現其旺盛的能量，將平等的訴求逐步落實為結構的、制度的改變，全台至今已超過 700 多個婦女團體，平日各自分工，必要時因議題結盟，透過立法遊說到參與國家決策，對推動婦女平權及健康政策具有重大且深遠之影響。

12-3 台灣婦女提倡團體於性別平權及促進健康的角色

在 1987 年台灣解嚴之前，幾乎沒有婦女提倡團體參與健康相關政策的制定，直到 1984 年才有婦女新知等團體表達對人工流產合法化的呼籲，此一民間力量乃是促使政府將婦女健康列入政策規劃的動力。1997 年行政院婦女權益促進委員會會議責成內政部逐年挹注預算，成立基金會的方式以符合永續發展原則，於是 1998 年底正式成立「財團法人婦女權益促進發展基金會」，基金會以婦女權益的促進與發展為目的，成為政府與民間在婦女權益相關議題上的對話平台，建構婦女資源與資訊交流的中心，支援婦女團體行動力、促進婦女團體意見溝通的資訊交流，透過共同參與、溝通與互動，凝聚政府與社會的共識，建立性別統計指標、訂定「婦女政策綱領」、「婦女健康政策」、「婦女勞動政策白皮書」、通過行政院所屬各委員會任一性別比例至少三分之一原則、推動中央各部會成立性別平等專案小組、建立國家重要政策性別影響評估指標、通過性別友善的交通政策、設立國家婦女館及訂定性別工作平等法、性別平等教育法、性別平等教育白皮書、消除對婦女一切形式歧視公約施行法及「性別平等政策綱領」等。為強化推動性別平等工作之措施，呼應國際性別平等議題之潮流，於 2012 年將「行政院婦女權益促進委員會」擴大為「行政院性別平等會」，步步推動性別主流化，以建構性別平等的國家社會為目標。

自此台灣政府諸多重要的婦女健康政策擬訂，開始廣納各界的意見，此更有賴於婦女倡議團體的努力投入之成果，例如：

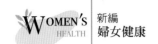
1. 1984年通過優生保健法／婦女新知等團體在立法過程中表達意見。

2. 1992 年母乳推廣計畫、1998 年國際母乳週宣導活動／主婦聯盟加入。

3. 1994 年台灣地區新家庭計畫第二期工作／台大婦女研究室、婦女新知、女權會舉辦社區婦女健康講座。

4. 1995 年孕婦列為輔導禁菸的對象，女性被列入愛滋病防治的宣導對象／高雄婦女新知與信心基金會等合辦女性醫學研討會。

5. 1998 年通過性侵害防治法及家庭暴力防治法／現代婦女基金會及許多婦女團體投入。

6. 1998 年台北市政府出版「台北市廿一世紀婦幼衛生白皮書」／女權會舉行台灣婦女健康高峰會。

7. 2000 衛生署（現為衛生福利部）公告婦女健康政策／婦權會出版婦女健康藍圖。

8. 2002 年兩性工作平等法通過／婦女新知推動。

　　除了上述的婦女倡議團體之外，近十年來許多以追求婦女在醫療與性別平權之倡議團體，例如：台灣婦女團體全國聯合會、婦女團體資訊平台、台灣母乳哺育聯合學會、台灣生產改革聯盟、台灣女人連線、中華民國乳癌病友協會、以及與女性疾病有關並有關懷支持團體等，亦陸續蓬勃發展。婦女健康已是全球化議題，台灣婦女健康處境仍舊因社會父權的體制與醫療體系問題，潛藏著被忽略及過度醫療化等現象，要改善此台灣婦女健康處境，除強化女性自我身體健康自覺外，婦女提倡團體的力量對於促進性別平權，及健康醫療政策制訂上更彰顯其必要性與重要性。

✽ 表 12-1　婦女提倡團體網站資源

名稱	網站
行政院性別平等會	https://gec.ey.gov.tw/
婦女事工委員會	http://women.pct.org.tw/
台北基督教女青年會	http://www.ywca-taipei.org.tw/
中華民國婦女聯合會	http://www.nwl.org.tw/
婦女新知基金會	https://www.awakening.org.tw/
社團法人台灣婦女展業協會	https://www.twdc.org.tw/
社團法人台北市晚晴婦女協會	http://www.warmlife.com.tw/
台北市現代婦女基金會	https://www.38.org.tw/?gclid=EAIaIQobChMIoZ3e-Mm05wIVE7eWCh3lKgDUEAAYASAAEgJhufD_BwE
婦女救援基金會	https://www.twrf.org.tw/tc/index.php
主婦聯盟環境保護基金會	https://www.huf.org.tw/
勵馨社會福利事業基金會	https://www.goh.org.tw/tc/index.asp
台灣基層婦女勞工中心	https://zh-tw.facebook.com/GWWC.tw/
高雄婦女新知	https://awakaohsiung.org.tw/
台大婦女研究室	http://gender.psc.ntu.edu.tw/Gender/
台灣婦女團體全國聯合會	http://www.natwa.org.tw/
婦女團體資訊平台	http://www.womengroups.org.tw/tc/index.aspx
台灣母乳哺育聯合學會	http://breastfeedingtaiwan.org/
台灣生產改革聯盟	https://www.facebook.com/BirthReformAllianceTW?fref=ts
台灣女人連線	http://twl.ngo.org.tw/
中華民國乳癌病友協會	http://www.tbca-npo.org.tw/

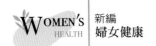
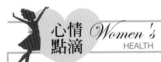

心情
點滴

保障女性健康，政府做了多少？

為什麼女性骨鬆性骨折高於男性，如何保障老年婦女健康？因性交造成的子宮頸癌，為何要女性施打疫苗承擔風險？瘦身美容違規廣告泛濫，女性健康如何維護？這些在日常生活中觀察到的現象，因隱藏於醫學科學中立的認知下，忽略了醫療領域的性別議題，婦女團體於 5 月 28 日(2010)發表「第十三屆台灣婦女健康行動宣言」，要求國家擔負民眾老年照護責任等七大內容。

1. 國家應擔負民眾老年照護責任，建置高品質、價格可負擔且性別友善的長期照護制度。

2. 國家有承擔生育風險的義務，應建置生育風險補償基金，減少產婦與醫師（助產師）之間的對立及傷害。

3. 政府應正視瘦身美容不實廣告泛濫問題，瞭解不實廣告的新興樣態，建立完整監督機制，並主動稽查，以遏止不實廣告。

4. 家庭暴力、性侵害及青少女意外懷孕是危害女性健康的三大重要因子，衛生署、教育部與內政部應進行跨部會合作，提供完整的照護及相關教育。

5. 國家應加強落實提供婦女得到充足完整健康資訊的可近性，讓婦女能掌握知的權利，落實身體自主權，並避免因偏頗資訊造成錯誤判斷與不必要的焦慮。

6. 國家應積極落實醫學領域中的性別主流化，包括疾病的研究、診斷、治療及政策擬定均需納入性別觀點。

7. 婦女健康包括生理、心理及社會層面，因此婦女健康政策應做跨部會整合，並定期監測政策執行成效。

參考來源：罔氏女性電子報 http://bongchhi.frontier.org.tw/archives/11163

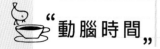
"動腦時間" BRAINSTORMING

1. 以下有關第四屆世界婦女會議「北京宣言」的敘述，何者正確？(A)提出性別主流化的全球性策略，鼓勵各國政府能夠審視並制訂相關政策與法律　(B)賦予婦女權力和提高婦女地位　(C)確保充分實施婦女和女童的人權　(D)以上皆是

2. 性別工作平等法的中央主管機關為：(A)教育部　(B)勞動部　(C)衛生福利部　(D)內政部

3. 下列對性別主流化的描述何者不正確？(A)是女權運動的代名詞　(B)所政策的計畫與執行都需具有性別觀點　(C)是一個過程及策略　(D)最終目標是實現性別平等

4. 行政院婦女權益促進委員會訂定的「婦女政策綱領」中，關於婦女在健康與醫療領域之政策目標包含下列何者？(A)落實對婦女友善的醫療環境　(B)醫療決策機制中應考量性別的平衡性　(C)強化性教育，提升女性身體自主權與性自主權　(D)以上皆是

5. 台灣第一個國際性、宗教性、服務性的婦女團體為下列何者？(A)台北基督教女青年會　(B)中華民國婦女聯合會　(C)台灣婦女展業協會　(D)台北市現代婦女基金會

掃描QR Code
觀看解答

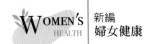
"參考文獻" REFERENCE

中華民國內政部 (2021)・*國人平均壽命 81.3 歲再創新高*。https://www.moi.gov.tw/News_Content.aspx?n=4&s=235543

民間婦女團體名單（無日期）。http://sex.ncu.edu.tw/course/young/school/pdf/34.pdf

行政院性別平等會 (2020)・*性別平等政策綱領*。https://gec.ey.gov.tw/Page/FD420B6572C922EA/性別平等政策綱領(106 年 1 月修正函頒).pdf

張玨 (2002)・*婦女健康權益報告書*。https://www.iwomenweb.org.tw/Upload/RelFile/58/22/dc0921fb-242a-4b89-bce4-e6dea8900bb7.pdf

維基百科 (2022)・*世界人口*。https://zh.wikipedia.org/wiki/%E4%B8%96%E7%95%8C%E4%BA%BA%E5%8F%A3

台灣國家婦女館 2011 年台灣女人特展 (2011)。http://www.taiwanwomencenter.org.tw/upload/website/twc_2d886bc8-3937-4159-b8f9-be8240056d6a.pdf

UN Women (2020). *Forth World Congress on Women.* https://www.un.org/womenwatch/daw/beijing/pdf/BDPfA%20C.pdf

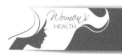

附錄一　人工生殖法

民國 96 年 3 月 21 日公布

民國 107 年 1 月 3 日修正公布

第一章　總　則

第 1 條

　　為健全人工生殖之發展，保障不孕夫妻、人工生殖子女與捐贈人之權益，維護國民之倫理及健康，特制定本法。

第 2 條

　　本法用詞定義如下：

一、人工生殖：指利用生殖醫學之協助，以非性交之人工方法達到受孕生育目的之技術。

二、生殖細胞：指精子或卵子。

三、受術夫妻：指接受人工生殖之夫及妻，且妻能以其子宮孕育生產胎兒者。

四、胚胎：指受精卵分裂未逾八週者。

五、捐贈人：指無償提供精子或卵子予受術夫妻孕育生產胎兒者。

六、無性生殖：指非經由精子及卵子之結合，而利用單一體細胞培養產生後代之技術。

七、精卵互贈：指二對受術夫妻約定，以一方夫之精子及他方妻之卵子結合，使各方之妻受胎之情形。

八、人工生殖機構：指經主管機關許可得施行人工生殖相關業務之醫療機構及公益法人。

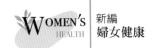
第 3 條

本法之主管機關為衛生福利部。

第 4 條

主管機關應邀集相關學者專家及民間團體代表,斟酌社會倫理觀
念、醫學之發展及公共衛生之維護,成立諮詢委員會,定期研討本法執
行之情形。

前項委員會成員之女性委員人數不得少於全體委員人數二分之一。

第 5 條

以取出夫之精子植入妻體內實施之配偶間人工生殖,除第十六條第
三款及其違反之處罰規定外,不適用本法之規定。

第二章　醫療機構施行人工生殖之管理

第 6 條

醫療機構應申請主管機關許可後,始得實施人工生殖、接受生殖細
胞之捐贈、儲存或提供之行為。

公益法人應申請主管機關許可後,始得接受精子之捐贈、儲存或提
供之行為。

前二項許可之有效期限為三年;期限屆滿仍欲繼續實施前項行為
者,應於屆滿三個月前申請許可;其申請許可之條件、申請程序及其他
應遵行事項之辦法,由主管機關定之。

第 7 條

人工生殖機構於實施人工生殖或接受捐贈生殖細胞前,應就受術夫
妻或捐贈人為下列之檢查及評估:

一、　一般心理及生理狀況。

二、　家族疾病史，包括本人、四親等以內血親之遺傳性疾病記錄。

三、　有礙生育健康之遺傳性疾病或傳染性疾病。

四、　其他經主管機關公告之事項。

　　前項之檢查及評估，應製作記錄。

第 8 條

　　捐贈人符合下列各款情形者，人工生殖機構始得接受其捐贈生殖細胞：

一、　男性二十歲以上，未滿五十歲；女性二十歲以上，未滿四十歲。

二、　經依前條規定實施檢查及評估結果，適合捐贈。

三、　以無償方式捐贈。

四、　未曾捐贈或曾捐贈而未活產且未儲存。

　　受術夫妻在主管機關所定金額或價額內，得委請人工生殖機構提供營養費或營養品予捐贈人，或負擔其必要之檢查、醫療、工時損失及交通費用。第一項第四款所定情形，人工生殖機構應向主管機關查核，於核復前，不得使用。

第 9 條

　　人工生殖機構接受生殖細胞捐贈時，應向捐贈人說明相關權利義務，取得其瞭解及書面同意，始得為之。人工生殖機構接受生殖細胞捐贈，應製作記錄，並載明下列事項：

一、　捐贈人之姓名、住（居）所、國民身分證統一編號或護照號碼、出生年月日、身高、體重、血型、膚色、髮色及種族。

二、　捐贈項目、數量及日期。

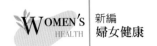

第 10 條

　　人工生殖機構對同一捐贈人捐贈之生殖細胞，不得同時提供二對以上受術夫妻使用，並於提供一對受術夫妻成功懷孕後，應即停止提供使用；俟該受術夫妻完成活產，應即依第二十一條規定處理。

第三章　人工生殖之施行

第 11 條

　　夫妻符合下列各款情形者，醫療機構始得為其實施人工生殖：

一、　經依第七條規定實施檢查及評估結果，適合接受人工生殖。

二、　夫妻一方經診斷罹患不孕症，或罹患主管機關公告之重大遺傳性疾病，經由自然生育顯有生育異常子女之虞。

三、　夫妻至少一方具有健康之生殖細胞，無須接受他人捐贈精子或卵子。

　　夫妻無前項第二款情形，而有醫學正當理由者，得報經主管機關核准後，實施人工生殖。

第 12 條

　　醫療機構實施人工生殖時，應向受術夫妻說明人工生殖之必要性、施行方式、成功率、可能發生之併發症、危險及其他可能替代治療方式，取得其瞭解及受術夫妻雙方書面同意，始得為之。

　　醫療機構實施前項人工生殖，對於受術夫妻以接受他人捐贈之精子方式實施者，並應取得受術夫之書面同意；以接受他人捐贈之卵子方式實施者，並應取得受術妻之書面同意，始得為之。

　　前項之書面同意，應並經公證人公證。

第 13 條

醫療機構實施人工生殖，不得應受術夫妻要求，使用特定人捐贈之生殖細胞；接受捐贈生殖細胞，不得應捐贈人要求，用於特定之受術夫妻。醫療機構應提供捐贈人之種族、膚色及血型資料，供受術夫妻參考。

第 14 條

醫療機構實施人工生殖，應製作記錄，並載明下列事項：

一、 受術夫妻之姓名、住（居）所、國民身分證統一編號或護照號碼、出生年月日、身高、體重、血型、膚色及髮色。

二、 捐贈人之國民身分證統一編號或護照號碼及在醫療機構之病歷號碼。

三、 人工生殖施術情形。

醫療機構依受術夫妻要求提供前項病歷複製本時，不得包含前項第二款之資料。

第 15 條

精卵捐贈之人工生殖，不得為下列親屬間精子與卵子之結合：

一、 直系血親。

二、 直系姻親。

三、 四親等內之旁系血親。

前項親屬關係查證之申請人、負責機關、查證方式、內容項目、查證程序、及其他應遵行事項之辦法，由主管機關另行會同中央戶政主管機關定之。

已依前項規定辦法先行查證，因資料錯誤或缺漏，致違反第一項規定者，不適用第三十條之規定。

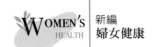
第 16 條

實施人工生殖，不得以下列各款之情形或方式為之：

一、 使用專供研究用途之生殖細胞或胚胎。

二、 以無性生殖方式為之。

三、 選擇胚胎性別。但因遺傳疾病之原因，不在此限。

四、 精卵互贈。

五、 使用培育超過七日之胚胎。

六、 每次植入五個以上胚胎。

七、 使用混合精液。

八、 使用境外輸入之捐贈生殖細胞。

第 17 條

醫療機構實施人工生殖屬人體試驗者，應依醫療法有關規定辦理。

第 18 條

醫療機構於受術妻懷孕後，應建議其接受例行之產前檢查並視需要建議受術妻接受產前遺傳診斷。

第四章　生殖細胞及胚胎之保護

第 19 條

生殖細胞經捐贈後，捐贈人不得請求返還。但捐贈人捐贈後，經醫師診斷或證明有生育功能障礙者，得請求返還未經銷毀之生殖細胞。

第 20 條

人工生殖機構接受捐贈之生殖細胞，經捐贈人事前書面同意得轉贈其他人工生殖機構，實施人工生殖。

第 21 條

捐贈之生殖細胞有下列情形之一者，人工生殖機構應予銷毀：

一、　提供受術夫妻完成活產一次。

二、　保存逾十年。

三、　捐贈後發現不適於人工生殖之使用。

受術夫妻之生殖細胞有下列情形之一者，人工生殖機構應予銷毀：

一、　生殖細胞提供者要求銷毀。

二、　生殖細胞提供者死亡。

三、　保存逾十年。但經生殖細胞提供者之書面同意，得依其同意延長期限保存。

受術夫妻為實施人工生殖形成之胚胎，有下列情形之一者，人工生殖機構應予銷毀：

一、　受術夫妻婚姻無效、撤銷、離婚或一方死亡。

二、　保存逾十年。

三、　受術夫妻放棄施行人工生殖。

人工生殖機構歇業時，其所保存之生殖細胞或胚胎應予銷毀。但經捐贈人書面同意，其所捐贈之生殖細胞，得轉贈其他人工生殖機構；受術夫妻之生殖細胞或胚胎，經受術夫妻書面同意，得轉其他人工生殖機構繼續保存。

前四項應予銷毀之生殖細胞及胚胎，經捐贈人或受術夫妻書面同意，並報經主管機關核准者，得提供研究使用。

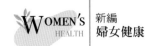
第 22 條

　　依本法捐贈之生殖細胞、受術夫妻之生殖細胞及受術夫妻為實施人工生殖形成之胚胎，人工生殖機構不得為人工生殖以外之用途。但依前條第五項規定提供研究使用之情形，不在此限。

第五章　人工生殖子女之地位

第 23 條

　　妻於婚姻關係存續中，經夫同意後，與他人捐贈之精子受胎所生子女，視為婚生子女。

　　前項情形，夫能證明其同意係受詐欺或脅迫者，得於發見被詐欺或被脅迫終止後六個月內提起否認之訴。但受詐欺者，自子女出生之日起滿三年，不得為之。

　　民法第一千零六十七條規定，於本條情形不適用之。

第 24 條

　　妻於婚姻關係存續中，同意以夫之精子與他人捐贈之卵子受胎所生子女，視為婚生子女。

　　前項情形，妻能證明其同意係受詐欺或脅迫者，得於發見被詐欺或被脅迫終止後六個月內提起否認之訴。但受詐欺者，自子女出生之日起滿三年，不得為之。

第 25 條

　　妻受胎後，如發見有婚姻撤銷、無效之情形，其分娩所生子女，視為受術夫妻之婚生子女。

第六章　資料之保存、管理及利用

第 26 條

第七條第二項、第九條第二項、第十四條第一項所定之記錄，應依醫療法有關病歷之規定製作及保存。

第 27 條

人工生殖機構應向主管機關通報下列資料，並由主管機關建立人工生殖資料庫管理之：

一、 依第七條第一項規定施行之檢查及評估。

二、 依第九條第一項規定捐贈人之捐贈。

三、 依第十二條第一項規定實施人工生殖。

四、 依第二十一條第一項至第四項規定所為之銷毀。

五、 每年度應主動通報受術人次、成功率、不孕原因，以及所採行之人工生殖技術等相關事項。主管機關應定期公布上述資料。

前項通報之期限、內容、格式、流程及其他應遵行事項之辦法，由主管機關定之。

第 28 條

人工生殖機構實施人工生殖、接受生殖細胞之捐贈、儲存或提供，應指定專人負責前條之通報事項。

第 29 條

人工生殖子女，或其法定代理人，遇有下列情形之一者，得向主管機關申請查詢：

一、 結婚對象有違反民法第九百八十三條規定之虞時。

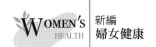

二、 被收養人有違反民法第一千零七十三條之一規定之虞時。

三、 違反其他法規關於限制一定親屬範圍規定之虞時。

　　前項查詢之適用範圍、查詢程序、內容及其他應遵行事項之辦法，由主管機關定之。

第七章　罰　則

第 30 條

　　違反第十五條、第十六條第一款或第二款規定者，處其行為人五年以下有期徒刑，得併科新臺幣一百五十萬元以下罰金。

第 31 條

　　意圖營利，從事生殖細胞、胚胎之買賣或居間介紹者，處二年以下有期徒刑、拘役或科或併科新臺幣二十萬元以上一百萬元以下罰金。

第 32 條

　　違反第十條、第十三條第一項或第十六條第三款至第八款規定之一者，處新臺幣二十萬元以上一百萬元以下罰鍰。

第 33 條

　　違反第六條第一項、第二項、第八條第一項或第十一條規定者，處新臺幣十萬元以上五十萬元以下罰鍰。

第 34 條

　　違反第七條第一項、第八條第三項、第九條第一項、第十二條、第二十條、第二十一條、第二十二條或第二十七條第一項各款規定之一者，處新臺幣三萬元以上十五萬元以下罰鍰。

違反第二十一條第一項至第四項規定之一者，除依前項規定處罰外，並得限期命其改善；逾期未改善者，得連續加重處罰。

第 35 條

違反第六條第一項、第二項、第八條第一項、第十條、第十一條、第十五條或第十六條規定者，其行為醫師，並依醫師法規定移付懲戒。

第 36 條

以詐欺或脅迫之方式使人為第二十三條第一項或第二十四條第一項之同意者，處三年以下有期徒刑。

前項教唆犯及幫助犯罰之。

本條之罪，須告訴乃論。

第 37 條

人工生殖機構有下列情形之一者，主管機關得廢止第六條第一項、第二項之許可：

一、 依第三十二條規定處罰。

二、 醫療機構之負責人、受雇人或其他執業人員犯第三十條之罪，經判刑確定。

人工生殖機構違反第八條第一項、第三項、第十一條、第二十條、第二十一條第五項或第二十二條規定者，除依第三十三條、第三十四條規定處罰外，主管機關並得限定其於一定期間停止實施人工生殖、接受生殖細胞之捐贈、儲存或提供。

人工生殖機構依第一項規定受廢止許可處分者，自受廢止之日起二年內，不得重新依第六條第一項、第二項規定申請許可。

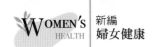
第 38 條

本法所定之罰鍰，由直轄市或縣（市）政府處罰之。

第八章　附　則

第 39 條

本法施行前經主管機關依人工協助生殖技術管理辦法核准從事人工生殖之醫療機構，應自本法施行之日起六個月內，依本法規定申請許可；屆期未申請或未經許可者，不得從事人工生殖；其有違反者，依第三十三條規定處罰。

第 40 條

本法自公布日施行。

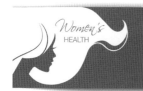

附錄二　人類免疫缺乏病毒傳染防治及感染者權益保障條例

民國 79 年 12 月 17 日公布
民國 110 年 01 月 20 日修正公布

第 1 條

為防止人類免疫缺乏病毒之感染、傳染及維護國民健康，並保障感染者權益，特制定本條例。

第 2 條

本條例所稱主管機關：在中央為衛生福利部；在直轄市為直轄市政府；在縣（市）為縣（市）政府。

第 3 條

本條例所稱人類免疫缺乏病毒感染者（以下簡稱感染者），指受該病毒感染之後天免疫缺乏症候群患者及感染病毒而未發病者。

第 4 條

感染者之人格與合法權益應受尊重及保障，不得予以歧視，拒絕其就學、就醫、就業、安養、居住或予其他不公平之待遇，相關權益保障辦法，由中央主管機關會商中央各目的事業主管機關訂定之。

中央主管機關對感染者所從事之工作，為避免其傳染於人，得予必要之執業執行規範。

非經感染者同意，不得對其錄音、錄影或攝影。

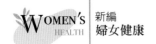

第 5 條

中央主管機關應邀集感染者權益促進團體、民間機構、學者專家及各目的事業主管機關代表，參與推動人類免疫缺乏病毒傳染防治及感染者權益保障事項；其中單一性別不得少於三分之一，且感染者權益促進團體、民間機構及學者專家之席次比例，不得少於二分之一。

前項防治及權益保障事項包括：

一、 整合、規劃、諮詢、推動人類免疫缺乏病毒傳染防治及感染者權益保障相關事項。

二、 受理感染者權益侵害協調事宜。

三、 訂定權益保障事項與感染者權益侵害協調處理及其他遵行事項之辦法。

第一項之感染者權益促進團體及民間機構代表由各立案之民間機構、團體互推後，由主管機關遴聘之。

第 6 條

醫事機構應依主管機關規定，辦理人類免疫缺乏病毒感染之篩檢及預防工作；其費用由主管機關編列預算支應之。

第 7 條

主管機關應辦理人類免疫缺乏病毒之防治教育及宣導。

中央各目的事業主管機關應明訂年度教育及宣導計畫；其內容應具有性別意識，並著重反歧視宣導，並由機關、學校、團體及大眾傳播媒體協助推行。

第 8 條

　　有下列情形之一者，應接受人類免疫缺乏病毒及其他性病防治講習：

一、 經查獲有施用或販賣毒品之行為。

二、 經查獲意圖營利與他人為性交或猥褻之行為。

三、 與前款之人為性交或猥褻之行為。

　　前項講習之課程、時數、執行單位及其他應遵行事項之辦法，由中央主管機關定之。

第 9 條

　　主管機關為防止人類免疫缺乏病毒透過共用針具、稀釋液或容器傳染於人，得視需要，建立針具提供、交換、回收及管制藥品成癮替代治療等機制；其實施對象、方式、內容與執行機構及其他應遵行事項之辦法，由中央主管機關定之。

　　因參與前項之機制而提供或持有針具或管制藥品，不負刑事責任。

第 10 條

　　旅館業及浴室業，其營業場所應提供保險套及水性潤滑劑。

第 11 條

　　有下列情形之一者，應事先實施人類免疫缺乏病毒有關檢驗：

一、 採集血液供他人輸用。但有緊急輸血之必要而無法事前檢驗者，不在此限。

二、 製造血液製劑。

三、 施行器官、組織、體液或細胞移植。

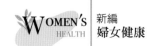
前項檢驗呈陽性反應者，其血液、器官、組織、體液及細胞，不得使用。

但受移植之感染者於器官移植手術前以書面同意者，不在此限。

醫事機構對第一項檢驗呈陽性反應者，應通報主管機關。

第 12 條

感染者有提供其感染源或接觸者之義務；就醫時，應向醫事人員告知其已感染人類免疫缺乏病毒。但處於緊急情況或身處隱私未受保障之環境者，不在此限。

主管機關得對感染者及其感染源或接觸者實施調查。但實施調查時不得侵害感染者之人格及隱私。

感染者提供其感染事實後，醫事機構及醫事人員不得拒絕提供服務。

第 13 條

醫事人員發現感染者應於二十四小時內向地方主管機關通報；其通報程序與內容，由中央主管機關訂定之。

主管機關為防治需要，得要求醫事機構、醫師或法醫師限期提供感染者之相關檢驗結果及治療情形，醫事機構、醫師或法醫師不得拒絕、規避或妨礙。

第 14 條

主管機關、醫事機構、醫事人員及其他因業務知悉感染者之姓名及病歷等有關資料者，除依法律規定或基於防治需要者外，對於該項資料，不得洩漏。

第 15 條

　　主管機關應通知下列之人，至指定之醫事機構，接受人類免疫缺乏病毒諮詢與檢查：

一、　接獲報告或發現感染或疑似感染人類免疫缺乏病毒者。

二、　與感染者發生危險性行為、共用針具、稀釋液、容器或有其他危險行為者。

三、　經醫事機構依第十一條第三項通報之陽性反應者。

四、　輸用或移植感染人類免疫缺乏病毒之血液、器官、組織、體液者。

五、　其他經中央主管機關認為有檢查必要者。

　　前項檢查費用，由中央主管機關及中央各目的事業主管機關編列之，前項第五款有檢查必要之範圍，由中央主管機關公告之。

　　第一項所列之人，亦得主動前往主管機關指定之醫事機構，請求諮詢、檢查。

　　醫事人員除因第十一條第一項規定外，應經當事人同意及諮詢程序，始得抽取當事人血液進行人類免疫缺乏病毒檢查。

第 15-1 條

　　有下列情形之一者，因醫療之必要性或急迫性，醫事人員得採集檢體進行人類免疫缺乏病毒感染檢測，無需受檢查人或其法定代理人之同意：

一、　疑似感染來源，有致執行業務人員因執行業務而暴露血液或體液受人類免疫缺乏病毒感染之虞。

二、　受檢查人意識不清無法表達意願。

三、　新生兒之生母不詳。

因醫療之必要性或急迫性，未成年人未能取得法定代理人之即時同意，經本人同意，醫事人員得採集檢體進行人類免疫缺乏病毒感染檢測。

第 16 條

感染者應至中央主管機關指定之醫療機構接受人類免疫缺乏病毒感染治療及定期檢查、檢驗。

感染者拒絕前項規定之治療及定期檢查、檢驗者，直轄市、縣（市）主管機關得施予講習或輔導教育。

感染者自確診開始服藥後二年內，以下費用由中央主管機關予以全額補助：

一、 人類免疫缺乏病毒門診及住院診察費等治療相關之醫療費用。

二、 抗人類免疫缺乏病毒之藥品費。

三、 抗人類免疫缺乏病毒藥品之藥事服務費。

四、 病毒負荷量檢驗及感染性淋巴球檢驗之檢驗費。

五、 其他經中央主管機關指定之項目。

前項費用於感染者確診開始服藥二年後，全民健康保險保險對象應自行負擔之費用及依全民健康保險法未能給付之檢驗及藥物，應由中央主管機關編列預算支應之。

前兩項補助之對象、程序、廢止及其他應遵行事項之辦法，由中央主管機關定之。

第 17 條

　　醫事人員發現感染者之屍體，應於一週內向地方主管機關通報，地方主管機關接獲通報時，應立即指定醫療機構依防疫需要及家屬意見進行適當處理。

第 18 條

　　（刪除）

第 19 條

　　（刪除）

第 20 條

　　（刪除）

第 21 條

　　明知自己為感染者，隱瞞而與他人進行危險性行為或有共用針具、稀釋液或容器等之施打行為，致傳染於人者，處五年以上十二年以下有期徒刑。

　　明知自己為感染者，而供血或以器官、組織、體液或細胞提供移植或他人使用，致傳染於人者，亦同。但第十一條第二項但書所定情形，不罰。

　　前二項之未遂犯罰之。

　　危險性行為之範圍，由中央主管機關參照世界衛生組織相關規定訂之。

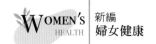
第 22 條

違反第十一條第一項或第二項本文規定者，處新臺幣三萬元以上十五萬元以下罰鍰，因而致人感染人類免疫缺乏病毒者，處三年以上十年以下有期徒刑。

第 23 條

違反第十一條第三項、第十二條、第十四條、第十五條第一項及第四項、第十五條之一或第十七條者，處新臺幣三萬元以上十五萬元以下罰鍰。但第十二條第一項但書所定情形，不罰。

醫事人員違反第十三條規定者，處新臺幣九萬元以上四十五萬元以下罰鍰。

違反第四條第一項或第三項、醫事機構違反第十二條第三項規定者，處新臺幣三十萬元以上一百五十萬元以下罰鍰。

第一項及前項之情形，主管機關於必要時，得限期令其改善；屆期未改善者，按次處罰之。

醫事人員有第一項至第三項情形之一而情節重大者，移付中央主管機關懲戒。

第 24 條

違反第十條規定，經令其限期改善，屆期未改善者，處營業場所負責人新臺幣三萬元以上十五萬元以下罰鍰。

違反第八條第一項不接受講習者，處新臺幣一萬元以上五萬元以下罰鍰。

第 25 條

本條例所定之罰鍰，由直轄市或縣（市）主管機關處罰之。但第二十三條之罰鍰，亦得由中央主管機關處罰。

第 26 條

提供感染者服務工作或執行本條例相關工作著有績效者，中央主管機關應予獎勵。

提供感染者服務工作或執行本條例相關工作而感染人類免疫缺乏病毒者，其服務機關（構）應給予合理補償；其補償之方式、額度及其他應遵行事項之辦法，由中央主管機關定之。

第 27 條

本條例自公布日施行。

本條例第十六條第三項及第四項之修正條文，自公布後二年施行。

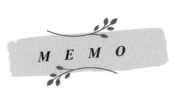

M E M O

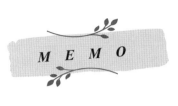

MEMO

國家圖書館出版品預行編目資料

新編婦女健康／林靜佩, 黃良圭, 陳麗玲, 房琦,
　蘇怡娟, 黃淑真, 吳文正, 陳怡靜, 蘇俊賢,
　劉新莉, 盧玉贏, 林辰禧編著. -- 二版. --
　新北市: 新文京開發出版股份有限公司,
　2022.11
　　面；　公分

　ISBN　978-986-430-882-8（平裝）

　1. CST: 婦女健康

417.1　　　　　　　　　　　　　111016207

新編婦女健康（二版）　　　　　　　　　　（書號：**B425e2**）

編 著 者	林靜佩　黃良圭　陳麗玲　房　琦　蘇怡娟　黃淑真
	吳文正　陳怡靜　蘇俊賢　劉新莉　盧玉贏　林辰禧
出 版 者	新文京開發出版股份有限公司
地　　址	新北市中和區中山路二段 362 號 9 樓
電　　話	(02) 2244-8188（代表號）
F A X	(02) 2244-8189
郵　　撥	1958730-2
初　　版	西元 2020 年 04 月 25 日
二　　版	西元 2022 年 11 月 15 日

New Wun Ching Developmental Publishing Co., Ltd.

New Age · New Choice · The Best Selected Educational Publications — NEW WCDP

新文京開發出版股份有限公司

NEW
WCDP

新世紀・新視野・新文京 — 精選教科書・考試用書・專業參考書